Hippokrates

QuickStart Homöopathie

Matthias Wischner

101 Abbildungen
10 Tabellen

Hippokrates Verlag · Stuttgart

Bibliografische Information
der Deutschen Nationalbibliothek

Die Deutsche Nationalbibliothek verzeichnet diese
Publikation in der Deutschen Nationalbibliografie;
detaillierte bibliografische Daten sind im Internet
über http://dnb.d-nb.de abrufbar.

Anschrift des Autors:
Dr. med. Matthias Wischner
Hempbarg 26
21680 Stade

© 2009 Hippokrates Verlag in
MVS Medizinverlage Stuttgart GmbH & Co. KG
Oswald-Hesse-Straße 50, 70469 Stuttgart
Unsere Homepage: www.hippokrates.de

Printed in Germany

Zeichnungen: Regina Bracht, Witten
Umschlaggestaltung: Thieme Verlagsgruppe
Umschlagfoto: Thieme Verlaggruppe
Innengestaltung und Satz: deblik Berlin
Satzsystem: Adobe InDesign CS2
Druck: AZ Druck und Datentechnik GmbH, Kempten

ISBN 978-3-8304-5393-2   1 2 3 4 5 6

Wichtiger Hinweis: Wie jede Wissenschaft ist die Medizin
ständigen Entwicklungen unterworfen. Forschung und
klinische Erfahrung erweitern unsere Erkenntnisse, insbesondere was Behandlung und medikamentöse Therapie
anbelangt. Soweit in diesem Werk eine Dosierung oder
eine Applikation erwähnt wird, darf der Leser zwar darauf
vertrauen, dass Autoren, Herausgeber und Verlag große
Sorgfalt darauf verwandt haben, dass diese Angabe dem
Wissensstand bei Fertigstellung des Werkes entspricht.

Für Angaben über Dosierungsanweisungen und Applika-
tionsformen kann vom Verlag jedoch keine Gewähr
übernommen werden. Jeder Benutzer ist angehalten,
durch sorgfältige Prüfung der Beipackzettel der verwendeten Präparate und gegebenenfalls nach Konsultation
eines Spezialisten festzustellen, ob die dort gegebene
Empfehlung für Dosierungen oder die Beachtung von
Kontraindikationen gegenüber der Angabe in diesem Buch
abweicht. Eine solche Prüfung ist besonders wichtig
bei selten verwendeten Präparaten oder solchen, die neu
auf den Markt gebracht worden sind. Jede Dosierung oder
Applikation erfolgt auf eigene Gefahr des Benutzers.
Autoren und Verlag appellieren an jeden Benutzer, ihm
etwa auffallende Ungenauigkeiten dem Verlag mitzuteilen.

Geleitwort

QuickStart Homöopathie ist ein außergewöhnliches Lehrbuch! Während die klassischen homöopathischen Lehrbücher Aufmerksamkeit und Zeit für das Studium erfordern, lehnen Sie sich beim *QuickStart* mit einer Tasse Tee in Ihren Sessel zurück, relaxen und „hören dem Autor beim Lesen zu".

Dr. Matthias Wischner ist nicht nur ein exzellenter homöopathischer Praktiker und einer der besten zeitgenössischen homöopathischen Historiker – er ist auch ein begnadeter Erzähler. Fast hat man das Gefühl, einen Roman statt eines Lehrbuchs vor sich zu haben.

Wenn Sie nun glauben, dass durch die lockere Unterhaltung der Inhalt zu kurz kommt – weit gefehlt! Der Text ist durchdrungen von profunder Kenntnis und vom Blick für das Wesentliche. Spielend eignen Sie sich das Basiswissen der Homöopathie an.

Mit *QuickStart* betreten Autor und Verlag ein neues didaktisches Terrain. Insbesondere der konventionelle Hausarzt, der sein Praxiskonzept durch Homöopathie erweitern möchte, findet hier einen idealen Einstieg. Aber auch Studenten und angehende Heilpraktiker können sich mit diesem Buch rasch und fundiert die Basis aneignen. Die Behandlungstipps als bewährte Indikationen bringen das Wichtigste auf den Punkt

Ich bin mir sicher, dass der *QuickStart* viele Freunde findet und wünsche ihm eine große Verbreitung. Schon jetzt warte ich auf den „Wischner" als Hörbuch und die kommenden Erzählungen des Autors.

Berlin, im Oktober 2008

Dr. med. Michael Teut
Ärztlicher Leiter der Charité Ambulanz
für Prävention und Integrative Medizin (CHAMP)
und Autor des *Kursbuch Homöopathie*

Vorwort

Das Reisen hat seine Gefahren
wie alles andere;
wer sie nicht mit in den Kauf nehmen will,
muss zu Hause bleiben
oder die große Linie halten.
Alles Beste aber, wie überall im Leben,
liegt jenseits der großen Straße.

Theodor Fontane

Ich habe schon oft über die Wirkung der Homöopathie staunen müssen. Das letzte Mal wusch ich mir gerade die Hände in einem Badezimmer der Frauenklinik des Diakoniekrankenhauses in Rotenburg an der Wümme. Auf der Ablage über dem Waschbecken entdeckte ich ein Fläschchen mit den typischen Kügelchen, an denen bereits der Laie ein homöopathisches Arzneimittel erkennt. Auf dem Fläschchen stand: Viburnum opulus D6. Gestaunt habe ich nicht darüber, in einem der größten und modernsten Krankenhäuser Niedersachsens auf ein homöopathisches Medikament zu stoßen, denn auf vielen gynäkologisch-geburtshilflichen Abteilungen ist die Homöopathie zumindest geduldet, wenn auch nicht akzeptiert. Gestaunt habe ich, weil das Fläschchen meiner Ehefrau gehörte. Viburnum opulus muss ihr *wirklich* geholfen haben, sonst hätten die Kügelchen nicht den Weg auf die Ablage über dem Waschbecken gefunden.

Meine Frau, selbst Ärztin, hielt bisher nichts von der Homöopathie. Mehrere erfolglose Behandlungsversuche in den letzten Jahren bestätigten ihre Einschätzung. Nun erwartete sie unser drittes Kind. Seit Wochen litt sie unter Schmerzen im Becken- und Oberschenkelbereich, ausgelöst durch eine Beckenringlockerung infolge der vorhergehenden Schwangerschaften. Sie wählte zunächst den konventionellen Weg, der sie über die Frauenärztin zum Beckengurt und von dort zum Orthopäden und zu Paracetamol und Krankengymnastik führte. Nichts half richtig. Die Schmerzen nahmen zu, je länger die Schwangerschaft dauerte, die Tage wurden unruhiger und die Nächte zur Qual. Die Hebamme riet ihr schließlich, es doch noch einmal mit der Homöopathie zu versuchen.

Beim Mittagessen schilderte sie mir ihre Symptome mit einer Mischung aus Beiläufigkeit, Zweifel und Belustigung: „Ich habe krampfartige Schmerzen, die vom Becken in die Vorderseite der Oberschenkel ziehen. Nachts und im Liegen ist es deutlich schlimmer. Außerdem muss ich mich dauernd bewegen, nur dann ist es einigermaßen erträglich."

Ich hatte wenig Zeit. Und offen gestanden hatte ich auch wenig Lust. Es ist eine bewährte Regel, die eigene Familie nicht selbst homöopathisch zu behandeln – besonders wenn es um die eigene Frau geht und diese dem Ganzen kritisch gegenüber steht. Dennoch schlug ich in zwei Büchern nach. Zuerst in Phataks *Repertorium*, anschließend in Phataks *Arzneimittellehre* – dazu später mehr. Ich stieß auf Viburnum opulus, die Krampfrinde. Keine andere Arznei kann die Beschwerden meiner Frau so ähnlich bei Gesunden erzeugen wie diese. In der Arzneimittellehre von Phatak steht unter anderem:

Eine Arznei für schmerzhafte Muskelkrämpfe im ganzen Köper. [...] Lumbago, musste im Zimmer auf und ab gehen [...]. Rückenschmerzen, die herumziehen und in Uteruskrämpfen enden oder die Vorderseite der Oberschenkel hinunterziehen.

Ich bestellte ein Fläschchen mit Globuli in der Potenzstufe D6. Die Nacht verlief ebenso schlecht wie die vielen Dutzend davor. Am nächsten Morgen wurde das Mittel geliefert. Meine Frau nahm von nun an morgens, mittags und abends fünf Kügelchen. Die Nacht darauf war die beste seit langem, und auch am nächsten Tag hielt die Besserung an. In der folgenden Nacht schlief meine Frau erstmals wieder durch. Sie war selbst überrascht. Mit ihren Worten: „Hätte mir der Orthopäde eine Spritze gegeben, die so gut gewirkt hätte, würde ich von einer Wunderheilung sprechen." Wenige Tage später ging sie zur Geburt ins Krankenhaus und nahm das Fläschchen mit. Vielleicht verstehen Sie jetzt ein wenig, warum ich darüber staunen musste. (Noch mehr habe ich natürlich über das Wunder der Geburt gestaunt, das sich kurze Zeit später ereignete.)

Das, was ich Ihnen über die Wirkung der Homöopathie in diesem Fall erzählt habe, ist alles andere als spektakulär. Ich hätte Ihnen weitaus reißerischere Erlebnisse schildern können. Für die Kranken aber ist die Homöopathie auch in solch alltäglichen Fällen eine willkommene Hilfe, besonders wenn der konventionelle Weg nicht weiterführt. Als ich mir im Badezimmer des Krankenhauses die Hände wusch, dachte ich deswegen wieder einmal, was für eine fantastische Methode die Homöopathie doch ist, und wie sehr sie es verdient hätte, noch häufiger zum Einsatz zu kommen. Gleichzeitig hoffe ich, dieses Buch wird dazu beitragen können.

Ein dreifacher Dank gilt Herrn Dr. Sverre Klemp vom Hippokrates-Verlag, Stuttgart: für die Idee zu diesem Buch, für die wie immer angenehme Zusammenarbeit, und für das Verständnis, wenn die Arbeit durch Familienleben und Praxis ins Stocken geriet. Herrn Dr. med. Christian Lucae, München, danke ich für seine vielen konstruktiven Hinweise. Mein größter Dank aber gilt Franziska, Josephine, Lorenz und Johann – auch wenn hier eine Entschuldigung angebrachter wäre, weil die gemeinsam verbrachte Zeit während der Schreibarbeiten sich immer wieder der sprichwörtlichen homöopathischen Dosierung annäherte.

Stade, im Oktober 2008

Dr. med. Matthias Wischner

Inhalt

1 – Einführung

Das erste Kapitel ist eine Einführung in dieses Buch und in die Homöopathie. Das Ziel dieses Buches ist es, Ihnen einen Schnellstart in die homöopathische Praxis zu ermöglichen, der bei aller Schnelligkeit nicht zum Fehlstart wird. Die Grundprinzipien der Homöopathie werden vorgestellt, in den folgenden Kapiteln jedoch ausführlicher behandelt.

● Wichtig ist die Unterteilung in Kleine und Große Homöopathie. Mit der Kleinen Homöopathie können Sie die Homöopathie innerhalb des konventionellen Rahmens ausüben. Die Große Homöopathie ist hingegen ein eigenständiges medizinisches Konzept mit ausformulierten Ansichten über Ursache, Verlauf und Behandlung von Krankheiten. Kleine und Große Homöopathie besitzen unterschiedliche Standorte innerhalb der Gesamtmedizin und unterschiedliche Einsatzgebiete.

● Am Ende dieses Kapitels werde ich Ihnen meine ganz persönliche Antwort auf die Frage geben, was an der Homöopathie so faszinierend ist.

Zwei Vorstellungsrunden

Eine Vorstellungsrunde

Kurse, Seminare und Praktika beginnen gewöhnlich mit einer Vorstellungsrunde. Zuerst stelle ich mich Ihnen vor:

Ich bin Arzt und mit zwei Kollegen in einer allgemeinmedizinischen Kassenpraxis in einer norddeutschen Kleinstadt niedergelassen. Ich arbeite zum Teil konventionell, zum Teil homöopathisch. Beides ist sinnvoll, und beides macht mir Spaß. Allerdings stelle ich immer wieder fest, dass mich die auf homöopathischem Wege gebesserten oder sogar geheilten Krankheitsgeschichten besonders berühren. Woran das liegt? Weiter unten werde ich versuchen, Ihnen darauf eine Antwort zu geben.

Dann stelle ich mir Sie vor:

● Sie sind **Ärztin** oder **Arzt** und möchten ihr therapeutisches Spektrum um die Homöopathie erweitern. Sie arbeiten unter dem Druck einer Kassenpraxis und möchten zunächst vor allem die sog. Bagatellerkrankungen homöopathisch behandeln, bei Erwachsenen, aber auch bei Kindern. Sollte die Homöopathie in diesen Fällen erfolgreich sein, können Sie sich vorstellen, sie auch zur Behandlung chronischer Krankheiten einzusetzen. Dieses Buch wendet sich besonders an Sie (▶Abb. 1.1).

● Sie sind **Heilpraktikerin** oder **Heilpraktiker** und so begeistert von dem, was Sie bisher über die Homöopathie gehört haben, dass Sie diese Methode selbst ausprobieren möchten. Ihnen geht es besonders um die Behandlung chronisch kranker Menschen. **Statistisch** gesehen ist es übrigens korrekt, von Ärztin und Heilpraktikerin zu sprechen. Rund 2/3 der Klientel in einer homöopathischen Praxis ist weiblich. Und auch sonst ist die Homöopathie – nicht nur grammatikalisch – feminin. Statistik ist jedoch nur die eine Seite der Medaille, Lesbarkeit die andere. Wenn ich auf den folgenden Seiten vom Arzt spreche, meine ich damit immer auch die Ärztin und – sofern die rechtlichen Rahmenbedingungen dies gestatten – auch die Heilpraktikerin und den Heilpraktiker.

● Vielleicht sind Sie aber auch **Hebamme**. Sie setzen die Homöopathie bereits im Kreißsaal ein und möchten nun tiefer in die Materie eindringen. Oder Sie sind **Apotheker** und möchten Ihre Kunden, die immer wieder nach „etwas Homöopathischem" fragen, kompetent beraten können. Egal zu welcher Gruppe Sie gehören, in jedem Fall möchten Sie mehr über die Homöopathie und ihre praktische Anwendung lernen.

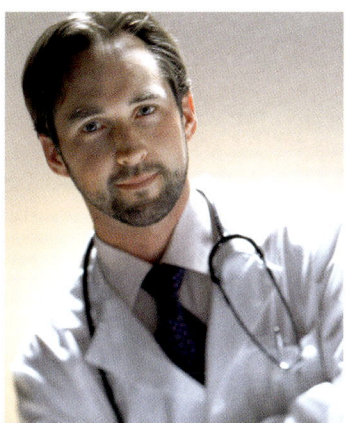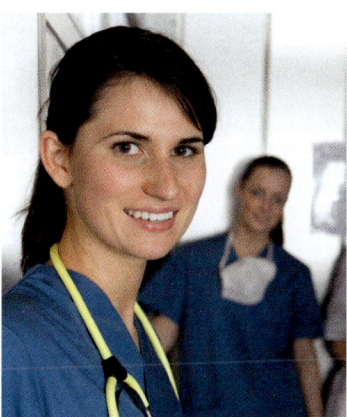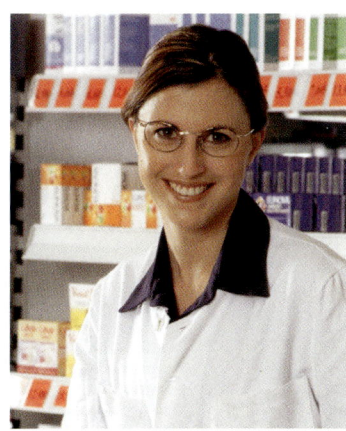

▶**Abb. 1.1** Homöopathie für unterschiedliche Berufsgruppen.

Zum QuickStart Homöopathie

Mit diesem Buch möchte ich Ihnen den **Einstieg** in die homöopathische Praxis erleichtern. Bereits nach dem vierten Kapitel sollen Sie ausgewählte akute Krankheiten homöopathisch behandeln können. Dazu benötigen Sie Kenntnisse über die homöopathischen **Grundprinzipien** (▶Kapitel 2) sowie über die homöopathische **Pharmazie** und **Pharmakologie** (▶Kapitel 3).

Das ist allerdings noch nicht die „hohe Schule der Homöopathie". Die ist in einem Buch wie dem vorliegenden auch nicht zu vermitteln. Nach dem letzten Kapitel sollen Sie aber eine Ahnung davon bekommen haben, worum es in dieser hohen Schule geht. Deswegen erfahren Sie Einzelheiten über das homöopathische Verständnis von Krankheit und Gesundheit (▶Kapitel 5), über die homöopathische Anamnese (▶Kapitel 6) und über die Bedeutung und Gewichtung einzelner Symptome (▶Kapitel 7). Ich möchte Ihnen zeigen, wie Sie homöopathische Arzneimittel richtig dosieren, und wie Sie deren Wirkung korrekt einschätzen können (▶Kapitel 8). Darüber hinaus sollen Sie etwas über die Geschichte (▶Kapitel 9) und den wissenschaftlichen Status (▶Kapitel 10) der Homöopathie lernen. Im elften und letzten Kapitel kommen noch formale Aspekte der Praxisführung und bis dahin nur angerissene Probleme zur Sprache.

Der **Schnellstart** in die homöopathische Praxis soll jedoch kein Fehlstart werden. Deswegen gehe ich immer wieder auch auf Details ein, die Ihnen auf den ersten Blick nicht wichtig erscheinen mögen. Wenn Sie sich jedoch eingehender mit der Homöopathie befassen, werden Sie erkennen, dass es auf diese Details ankommt. Deshalb darf auch ein Schnellstart bei aller Schnelligkeit nicht oberflächlich bleiben. Das, was einfach ist, soll einfach bleiben. Das jedoch, was kompliziert ist, soll auch kompliziert bleiben dürfen.

Noch eine Vorstellungsrunde

Sie werden bereits Einiges über die Homöopathie wissen. Ich möchte Sie bitten, Ihre Vorstellung von dem, was Homöopathie ist und was sie kann, stichpunktartig zu notieren – auf einem imaginären Blatt Papier.

Würde man die imaginären Blätter mehrerer Leser zusammenfassen und die einzelnen Stichpunkte ordnen, käme man vermutlich zu einem ▶Abb. 1.2 vergleichbaren Ergebnis.

Einige Vorstellungen davon sind richtig, andere falsch. Richtig ist, dass die Homöopathie ein medikamentöses Verfahren ist, das pflanzliche, mineralische **und** tierische Stoffe einsetzt (und noch einige wenige andere). Falsch ist hingegen die weit verbreitete Ansicht, es würden ausschließlich pflanzliche Medikamente Anwendung finden.

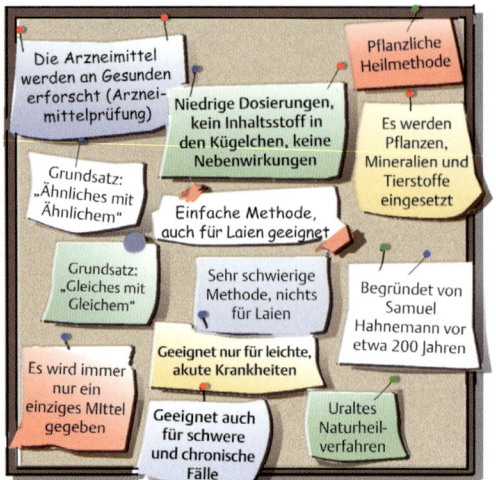

Die Arzneimittel werden an Gesunden erforscht (Arzneimittelprüfung)

Pflanzliche Heilmethode

Niedrige Dosierungen, kein Inhaltsstoff in den Kügelchen, keine Nebenwirkungen

Es werden Pflanzen, Mineralien und Tierstoffe eingesetzt

Grundsatz: „Ähnliches mit Ähnlichem"

Einfache Methode, auch für Laien geeignet

Grundsatz: „Gleiches mit Gleichem"

Sehr schwierige Methode, nichts für Laien

Begründet von Samuel Hahnemann vor etwa 200 Jahren

Es wird immer nur ein einziges Mittel gegeben

Geeignet nur für leichte, akute Krankheiten

Geeignet auch für schwere und chronische Fälle

Uraltes Naturheilverfahren

▶ **Abb. 1.2**   Pinnwand: Was ist Homöopathie?

Richtig ist, dass die Arzneien vor ihrer Anwendung bei Kranken an gesunden Probanden getestet werden (**Arzneimittelprüfung**). Dann wird dasjenige Arzneimittel verordnet, das die Beschwerden des Kranken am ähnlichsten hervorzurufen vermag. Diesen Grundsatz nennt man auch **Ähnlichkeitsregel: Similia similibus curentur**, Ähnliches soll mit Ähnlichem behandelt werden. Falsch hingegen ist die Übersetzung „Gleiches mit Gleichem".

Richtig ist weiterhin, dass immer nur eine einzige Arznei auf einmal verabreicht wird (**Einzelmittelprinzip**). Mischungen mehrerer Arzneien zu einer **Kombinationsarznei** oder einem **Komplexmittel** haben mit der Homöopathie, die ich Ihnen in diesem Buch vorstellen möchte, nichts zu tun.

Richtig ist auch, dass die Arzneien nach einem bestimmten Verfahren zubereitet werden, sodass unter Umständen kein Molekül der Ausgangssubstanz mehr in den Kügelchen enthalten ist. Falsch ist jedoch die Annahme, dass das immer so sein muss. Es gibt auch sog. **Tiefpotenzen** im materiellen Bereich.

Und zum Schluss ist noch richtig, dass die Homöopathie nicht in grauer Vorzeit entstanden ist, sondern von dem deutschen Arzt **Samuel Hahnemann** vor rund 200 Jahren – also in der Goe-

thezeit – begründet wurde. Die Homöopathie ist daher keineswegs ein uraltes Naturheilverfahren. Überhaupt ist die Bezeichnung „Naturheilverfahren" irreführend. Im weitesten Sinn kann man die Homöopathie zwar zu den Naturheilverfahren zählen, weil sie auf natürlichem Weg die Selbstheilungskräfte des Organismus stärken möchte. Im engeren Sinn aber versteht man unter den **Naturheilverfahren** die Pflanzenheilkunde, Wasseranwendungen und noch manche andere Methoden – aber nicht die Homöopathie.

Alle angesprochenen Punkte werden in den nächsten Kapiteln noch ausführlich bearbeitet. Aber wie sieht es mit den noch nicht besprochenen Punkten

- einfache Methode, auch für Laien geeignet,
- sehr schwierige Methode, nichts für Laien,
- geeignet nur für leichte, akute Krankheiten,
- geeignet auch für schwere und chronische Fälle aus?

Hier lautet die Antwort: Sowohl als auch. Ich werde versuchen, Ihnen dieses Paradox – übrigens nicht das einzige in der Homöopathie – im nächsten Abschnitt zu erklären.

Kleine und Große Homöopathie

Bestimmt haben Sie die vielen **Laienratgeber** im Buchhandel gesehen. „Wenn Laien die Homöopathie aus einem einzigen Buch lernen können, kann das nicht besonders schwierig sein." So oder ähnlich haben Sie vielleicht gedacht. Und vielleicht haben Sie auch gedacht: „Wenn die Homöopathie für Laien geeignet ist, dann kann diese Methode nicht nennenswert wirksam sein. Wahrscheinlich werden ausschließlich solche Krankheiten damit behandelt, die ohnehin von alleine wieder vorübergehen."

Vielleicht haben Sie aber auch schon einmal mit einem eingefleischten Homöopathen gesprochen, der Ihnen versichert hat, dass die Ausübung der Homöopathie keineswegs etwas für

Laien ist, sondern ein **intensives, mehrjähriges Studium** voraussetzt. Sie können und wollen sich aber nicht erst jahrelang in alle Feinheiten der homöopathischen Theorie einarbeiten und viele hundert Arzneimittelbilder mit vielen tausend Symptomen auswendig lernen, bevor Sie ihr erstes homöopathisches Medikament verordnen. Sie möchten ja erst einmal herausfinden, ob die hohe Schule der Homöopathie überhaupt etwas für Sie ist. Und dafür möchten und können Sie sich nicht mehrere Jahre Zeit nehmen.

Das ist tatsächlich ein Dilemma. Mal wird die Homöopathie als hochkomplexes Heilverfahren dargestellt, das mindestens ebenso schwer zu erlernen ist wie die Hochschulmedizin, mal als segensreiche Methode in der Hand des Laien. Was ist denn nun richtig? Die Antwort ist einfach: Beides! Einerseits ist die Homöopathie keine ganz einfache Heilmethode. Für ihr Studium benötigt man mehrere Jahre. Gleichzeitig reichen wenige Grundkenntnisse, um die Homöopathie schon bald in der Praxis einsetzen zu können.

Unterschiede zwischen Kleiner und Großer Homöopathie

Der Sachverhalt ist folgender: *Die* Homöopathie gibt es nicht. Was soll das heißen? Natürlich gibt es die Homöopathie – sie wird doch beinahe weltweit praktiziert, und viele verschiedene Gesellschaften und Institutionen widmen sich Forschung und Lehre, Bewahrung und Weiterentwicklung. All das ist richtig. Und dennoch stimmt es, dass es *die* Homöopathie nicht gibt. Es gibt nur verschiedene *Formen* von Homöopathie, die sehr unterschiedlich sein können. Homöopathie ist daher streng genommen ein Sammelbegriff für verschiedene therapeutische Richtungen.

Es ist zwar nicht etabliert, aber ich halte es für das Beste, wenn man die Homöopathie in eine *Kleine* und in eine *Große* Homöopathie unterteilt (▶ Tab. 1.1). Zugegeben, diese Unterteilung ist etwas holzschnittartig. In der Praxis fließen die Grenzen zwischen Kleiner und Großer Homöopathie ineinander, und viele Behandler nutzen bald diese, bald jene. Aus **didaktischen** Gründen halte ich an dieser Einteilung jedoch fest.

Kleine Homöopathie: Hier wird die Homöopathie nicht als eigenständiges Konzept betrachtet, sondern innerhalb des konventionellen Rahmens ausgeübt. Es werden zwar homöopathische Arzneien nach homöopathischen Prinzipien verabreicht, aber innerhalb konventioneller Vorstellungen über Ursache und Verlauf von Erkrankungen.

Große Homöopathie: Hier wird die Homöopathie als eigenständiges Therapieverfahren betrachtet. Die Homöopathie ist ein in sich geschlossenes Konzept mit ausformulierten Ansichten über Ursache, Verlauf und Behandlung

▶ **Tab. 1.1** Vergleich zwischen Kleiner und Großer Homöopathie.

	Kleine Homöopathie	Große Homöopathie
Anwender	Ärzte, Heilpraktiker, Apotheker, Laien	Ärzte, Heilpraktiker
Praxisform	Kassenpraxis, „Hausapotheke"	Privatpraxis, in Kassenpraxis außerhalb der regulären Sprechstunden
Ansichten über Ursache und Verlauf von Krankheiten	konventionell	homöopathiespezifisch
Terminologie	konventionell	homöopathiespezifisch
Zeitaufwand für die Ausbildung	gering	hoch

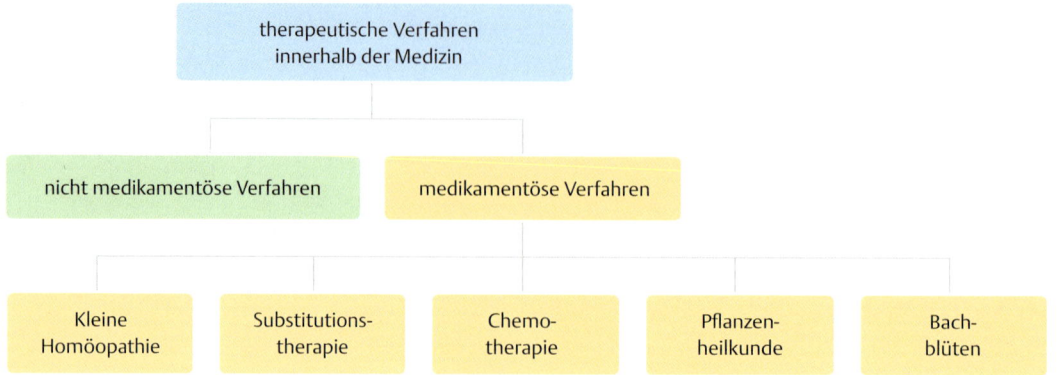

▶ **Abb. 1.3** Therapeutische Verfahren.

von Krankheiten. Diese Ansichten unterscheiden sich von denen der konventionellen Medizin. Philosophisch formuliert: Die Große Homöopathie besitzt ein anderes Paradigma als die sog. Schulmedizin.

Wer sich der Großen Homöopathie voll und ganz verschreibt, praktiziert sie als eigenständiges therapeutisches Verfahren. Er betrachtet Krankheit anders als es an der Universität gelehrt wird. Er benutzt auch eine andere Sprache, um sich dem Patienten und anderen Homöopathen mitzuteilen – äußerst spannende Gesichtspunkte, auf die ich ab dem fünften Kapitel zurückkommen werde. Diese Form der Homöopathie findet sich zumeist in **Privatpraxen** von Ärzten und Heilpraktikern. Sie verlangt ein jahrelanges Studium und ist recht zeitaufwendig. Deswegen kann man sie in einer herkömmlichen Kassenpraxis nur außerhalb der regulären Sprechzeiten anbieten.

Anders die Anwender der Kleinen Homöopathie. Diese wenden homöopathische Mittel an, ohne sich dem homöopathischen Gedankengut voll und ganz zu verschreiben. Sie betrachten Krankheit so, wie es an der Universität gelehrt wurde und sprechen eine ähnliche Sprache wie ihre schulmedizinischen Kollegen. Diese Form der Homöopathie findet sich in der Regel in **Kassenpraxen**. Sie ist vergleichsweise rasch erlernbar und auch unter dem Zeitdruck eines überfüllten Wartezimmers anwendbar. Diese Kleine Homöopathie unterscheidet sich in der Ausübung

nicht so sehr von der Homöopathie, die von Laien betrieben wird. Der Unterschied zur Laienhomöopathie ist der fachliche Hintergrund, das diagnostische und prognostische Abwägen und das Wissen um die Möglichkeiten und Grenzen anderer Methoden. All das ermöglicht überhaupt erst eine vernünftige Einschätzung, ob die Homöopathie in einem Fall alleine, zusätzlich oder gar nicht eingesetzt werden soll.

Wenn Sie sich mit der Homöopathie vertraut machen möchten, ist es vernünftig und pragmatisch, mit der Kleinen Homöopathie zu beginnen. Sie müssen nicht gleich zum Homöopathen konvertieren, wenn Sie homöopathische Arzneien in Ihrer Praxis einsetzen möchten. Gehen Sie **schrittweise** vor, so wie es dieses Buch Ihnen nahelegt. Wenn Sie mit der kleinen Homöopathie die ersten Erfolge gehabt haben, können Sie sich dann anschließend tiefer in die Materie einarbeiten.

Stellung der Homöopathie innerhalb der Medizin

Wie gesagt, die Unterscheidung in Kleine und Große Homöopathie ist nicht etabliert. Dennoch hilft diese Aufteilung, einige Schwierigkeiten zu überwinden. Schwierig ist beispielsweise die Frage nach der Stellung der Homöopathie in der Gesamtmedizin. Steht die Homöopathie völlig konträr zur konventionellen Hochschulmedizin? Oder kann man sie integrieren?

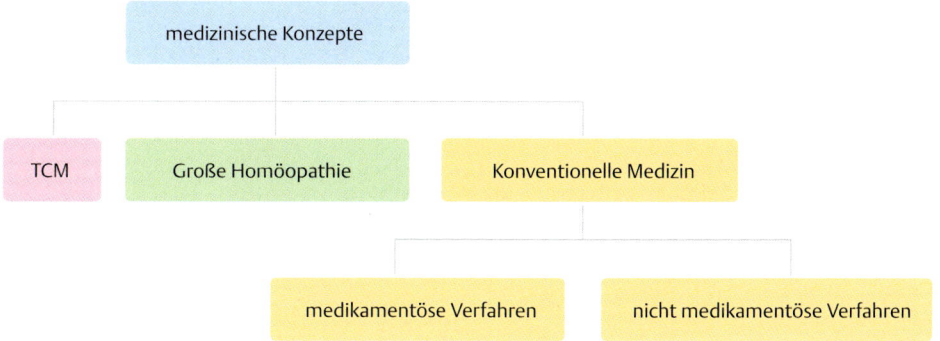

▶ **Abb. 1.4** Medizinische Konzepte.

Die Antwort hängt maßgeblich davon ab, ob man von der Kleinen oder von der Großen Homöopathie spricht. Die Kleine Homöopathie kann mit konventionellen physiologischen und pathophysiologischen Ansichten praktiziert werden. Man kann die Kleine Homöopathie daher als ein medikamentöses Verfahren neben anderen betrachten (▶ Abb. 1.3).

Die Große Homöopathie lässt sich dahingegen nicht ohne Weiteres in dieses Schema einordnen. Sie steht als **eigenständiges Konzept** mit ausgearbeiteten Vorstellungen über Ursache, Verlauf und Behandlung von Krankheiten in direkter Konkurrenz zur konventionellen Medizin insgesamt (▶ Abb. 1.4).

Solche Aufteilungen sind immer etwas willkürlich, und die Grenze zwischen den einzelnen Bereichen ist nicht immer scharf zu ziehen, sodass es zu Überlappungen kommt. Sehr viele Aspekte der konventionellen Medizin sind auch in einer rein homöopathisch ausgerichteten Praxis unverzichtbar, wie beispielsweise die Substitution erforderlicher Hormone, die gesamte Notfall- und Intensivmedizin sowie das große Feld der Allgemein- und Unfallchirurgie. Außerdem ist die konventionelle Diagnostik unersetzlich.

Indikationen

Eine weitere Frage, die man unter Hinweis auf die verschiedenen Formen der Kleinen und der Großen Homöopathie beantworten kann, ist die Frage nach den Einsatzgebieten. Normalerweise lautet die Antwort darauf ungefähr folgendermaßen:

„Die Homöopathie ist Hilfe zur Selbsthilfe, weswegen sie immer dann angezeigt ist, wenn noch die Möglichkeit zur Selbstheilung besteht. Insofern können fast alle Patienten von einer homöopathischen Behandlung profitieren. Fälle, in denen die Homöopathie per se schädlich ist, gibt es nicht. Allerdings dürfen durch homöopathische Therapieversuche nicht notwendige andere Therapiemaßnahmen verzögert werden."

Dies ist sicherlich nicht falsch, aber, wie ich finde, etwas praxisfern. Praxisnäher ist es, wenn Sie sich an Folgendem orientieren.

Mit der **Kleinen Homöopathie** können Sie viele akute Krankheiten behandeln. Im zweiten Teil dieses Buches finden Sie eine Auswahl häufiger Einsatzgebiete aus der täglichen Praxis. Es ist selbstverständlich, dass Krankheiten, die in einem Akutkrankenhaus behandelt werden müssen, nicht dazu zählen.

Das Einsatzspektrum der **Großen Homöopathie** ist breiter. Zum einen gehören die oben genannten akuten Krankheiten zur Domäne der Großen Homöopathie. Es gibt sogar Akutkrankenhäuser, die homöopathische Ambulanzen betreiben oder in der Homöopathie qualifizierte Ärzte beschäftigen. Das berühmteste Beispiel ist das Dr. von Haunersche Kinderspital der Ludwig-Maximilians-Universität München, wo die Homöopathie auch in hoch akuten Situationen parallel zur konventionellen Therapie eingesetzt wird.

Zum anderen können auch viele **chronische Krankheiten** mit der Großen Homöopathie behandelt werden. In der Praxis handelt es sich dabei in der Regel um die folgenden:

- Neigung zu wiederkehrenden Entzündungen der Ohren, des Halses, der Nasennebenhöhle oder der Haut
- atopisches Ekzem
- Allergien
- chronische Kopfschmerzen
- leichte Verhaltensauffälligkeiten bei Kindern
- leichte bis mittelschwere Depressionen
- sog. funktionelle Erkrankungen

Bei diesen Indikationen zeigt die Homöopathie, was sie wirklich kann, und genau hier liegen auch ihre **Haupteinsatzgebiete**. Um alle Möglichkeiten der Homöopathie ausschöpfen zu können, brauchen Sie jedoch Erfahrung. Der Einstieg über die Kleine Homöopathie ermöglicht es Ihnen, sich nach und nach an die komplizierteren Fälle heranzutasten. Oberstes Gebot bleibt dabei allerdings die Forderung, dem Patienten nicht zu schaden.

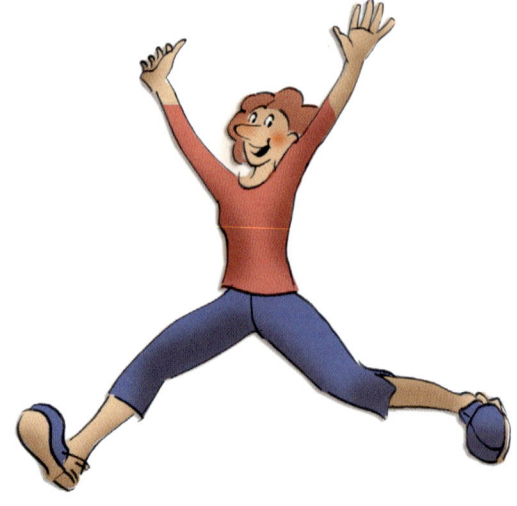

▶ **Abb. 1.5** Quantensprung

Das Besondere an der Homöopathie

Was ist das Besondere an der Homöopathie? Und warum ist diese Heilmethode bei Patienten und Therapeuten derart beliebt? Darauf gibt es sicherlich viele Antworten. Statt Sie mit Meinungsumfragen und Statistiken zu langweilen, möchte ich Ihnen **meine ganz persönliche Antwort** auf diese Fragen geben. Sie ist sehr einfach: Die Homöopathie macht mir Spaß. Ich mag es, wie man dort mit dem Kranken und seinen Beschwerden umgeht. Ich mag die menschliche Art der Anamnese, und ich mag die Mischung aus Akribie und Intuition, die ich auf der Suche nach dem richtigen Mittel benötige. Aber am meisten liebe ich das Gefühl, das ich habe, wenn die Homöopathie gut wirkt. Um ganz ehrlich zu sein, sie wirkt nicht immer gut. Manchmal wirkt sie gar nicht, manchmal nur ein bisschen – warum auch immer. Aber wenn die Homöopathie gut wirkt, dann bin ich immer wieder fasziniert. Homöopathische Heilungen haben eine schwer zu beschreibende Tiefe, eine ganz besondere Dimension. Es verschwinden nicht nur die körperlichen Beschwerden, sondern der ganze Mensch scheint gesünder geworden zu sein, freier, glücklicher.

2006 erschien ein Buch mit dem Titel *Glücksfälle? Erstaunliche Heilungsgeschichten mit Homöopathie*, zusammengestellt und geschrieben von Jürgen Hansel, einem homöopathischen Arzt, und seiner Frau Christa Gebhardt, einer Journalistin. Das Buch schildert 13 bewegende Heilungsgeschichten, die das, was ich meine, sehr schön zum Ausdruck bringen. Es handelt sich um schwer kranke Patienten in verzweifelter Lage. Durch die homöopathische Behandlung geht es den Menschen deutlich besser, manche werden sogar dauerhaft von ihrem Leiden befreit. Aber darüber hinaus geschieht noch etwas anderes, Sonderbares. Die Betroffenen schildern diesen Effekt auf ihre ganze Person unterschiedlich: „Es ist, als wäre ich nach Hause gekommen". Oder sie sagen: „Es ist, als hätte ich endlich zu mir selbst gefunden". Oder: „Ich fühle mich wie neugeboren", und sie meinen das tatsächlich so und nicht als abgedroschene Redewendung. Angehörige und Freunde sagen: „Er ist ein ganz anderer Mensch geworden, viel ruhiger, viel gelassener."

Es scheint tatsächlich, als hätten die Patienten einen Quantensprung in Richtung Gesundheit gemacht – unerwartet und plötzlich, wie ein kleines Wunder (▶ Abb. 1.5).

Genau diese Verläufe sind es, die für mich das Besondere der Homöopathie ausmachen. Und sie stellen alles andere in den Schatten, was ich sonst aus der Medizin kenne. Natürlich gibt es auch in anderen Therapien Heilungsverläufe, die an ein Wunder grenzen. Aber mich berühren die homöopathischen Heilungen nun einmal am meisten.

Nach so viel Höhenflug zurück auf den Boden der Tatsachen. Verstehen Sie mich bitte nicht falsch, ich möchte wirklich nicht den Eindruck erwecken, als stelle diese Art der Heilung in der homöopathischen Praxis die Regel dar. Das tut sie

sicherlich nicht, weder in meiner Praxis noch in der anderer Homöopathen. Aber dennoch: Wenn Sie länger homöopathisch arbeiten, werden Sie solche schönen Ergebnisse sehen.

Literatur

Gebhardt C, Hansel J: Glücksfälle? Erstaunliche Heilungsgeschichten mit Homöopathie. München: Goldmann; 2006.

Lucae C: Grundbegriffe der Homöopathie. Ein Wegweiser für Einsteiger. 2., bearbeitete und erweiterte Aufl. Essen: KVC; 2004.

Möllinger H: Homöopathie – Die große Kraft der kleinen Kugeln. Ein praktischer Leitfaden für Patienten. Freiburg: Herder; 2002.

Wischner M: Was ist Homöopathie? Essen: KVC; 2003.

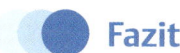 ## Fazit

- Die Grundprinzipien der Homöopathie sind: Ähnlichkeitsregel, Arzneimittelprüfung an Gesunden, Einzelmittelgabe.

- Die Unterscheidung in eine Kleine und in eine Große Homöopathie ist didaktisch sinnvoll.

- In der Großen Homöopathie werden homöopathische Arzneien nach homöopathie-spezifischen Vorstellungen über Ursache, Verlauf und Behandlung von Krankheiten eingesetzt. Die Große Homöopathie ist ein eigenständiges medizinisches Konzept.

- In der Kleinen Homöopathie werden homöopathische Arzneien innerhalb des konventionellen Rahmens eingesetzt.

- Mit der Kleinen Homöopathie können akute Krankheiten zeitsparend behandelt werden. Sie eignet sich daher gut für die ersten Schritte.

- Nach dem vierten Kapitel können Sie erste homöopathische Schritte in der Praxis machen und akute Krankheiten homöopathisch behandeln.

2 – Grundprinzipien

In diesem Kapitel stelle ich Ihnen erneut und ausführlicher die wichtigsten homöopathischen Grundprinzipien vor, die Ähnlichkeitsregel, die Arzneimittelprüfung an Gesunden und die Einzelmittelgabe.

● In der Homöopathie werden Arzneien vor ihrem Einsatz am Kranken von freiwilligen, gesunden Probanden erforscht. Eine solche Arzneimittelprüfung ist wie eine „Selbstvergiftung" mit minimalen Dosen, sodass keine Gefahr für den Prüfer besteht. Jede Arznei ruft ein ihr eigentümliches Symptomenspektrum hervor, das möglichst genau beobachtet und aufgezeichnet wird.

● Nun kommt ein kranker Mensch in die Praxis. Sie geben ihm das Arzneimittel, das seine Beschwerden in der Arzneimittelprüfung am ähnlichsten hervorgerufen hat. Dieser Grundsatz – ein Medikament zu geben, dass beim Gesunden ähnliche Symptome hervorrufen kann wie die, unter denen der Kranke leidet – wird auch als Ähnlichkeitsregel (Similia similibus curentur: Ähnliches soll mit Ähnlichem behandelt werden) bezeichnet.

● Meistens werden Sie finden, dass mehrere Arzneien in Frage kommen, dass also mehrere Arzneien ähnliche Symptome bei Gesunden hervorrufen können. Das Grundprinzip der Einzelmittelgabe verlangt von Ihnen, dass Sie sich für eine Arznei entscheiden. Sie dürfen es sich nicht zu einfach machen und zwei, drei oder vier Arzneien gleichzeitig verabreichen.

Die drei Säulen der Homöopathie

Viele Patienten berichten auf die Frage nach vorhergehender homöopathischer Therapie von der Einnahme freiverkäuflicher Tees oder Kräuterpillen, sie erzählen von Fastenkuren oder von der Durchführung seltsamer diagnostischer Verfahren, und manchmal erfahren Sie sogar, dass man sich im Namen der Homöopathie sämtliche Zähne hat ziehen lassen. Das alles jedoch hat mit Homöopathie nicht das Geringste zu tun. In der Homöopathie werden keine Kräutermischungen rezeptiert, in der Homöopathie wird nicht gefastet, in der Homöopathie werden keine skurrilen diagnostischen Apparate eingesetzt, und in der Homöopathie werden keine Zähne gezogen. Der einzige Zahn, den man manchmal ziehen muss, ist der, dass in der Homöopathie Zähne gezogen werden.

Es gibt verschiedene Prinzipien, die für die Homöopathie sehr wichtig sind. Sie sind sogar so wichtig, dass streng genommen nicht mehr von Homöopathie gesprochen werden darf, sobald auch nur eines von ihnen fehlt. Diese Grundprinzipien charakterisieren die Homöopathie und verleihen ihr ein unverwechselbares Gesicht. Darüber hinaus machen sie aus der Homöopathie eine Heilmethode, die **lehr- und lernbar** ist.

Viele Menschen würden auf die Frage „Was ist das Grundprinzip der Homöopathie?" eine Antwort geben, die ungefähr so lauten würde: „Da ist nichts drin in den Kügelchen." Aber diese Antwort wäre falsch, denn sie träfe nicht den Kern der Homöopathie. Es stimmt zwar, dass in der Homöopathie mitunter Arzneien verordnet werden, die so lange verdünnt und verschüttelt wurden, bis kein Molekül der Ausgangssubstanz mehr enthalten ist. Dennoch ist die sprichwörtliche homöopathische Dosierung kein Grundprinzip der Homöopathie, sie ist keine conditio sine qua non. Man kann auch – wie Sie im nächsten Kapitel lernen werden – mit homöopathischen Arzneien behandeln, die noch reichlich Ausgangsstoff enthalten.

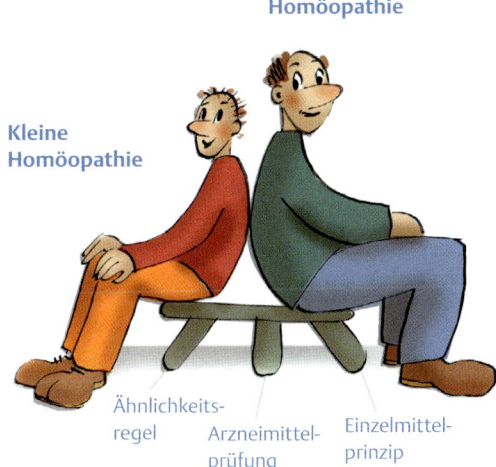

Große
Homöopathie

Kleine
Homöopathie

Ähnlichkeits-
regel
Arzneimittel-
prüfung
Einzelmittel-
prinzip

▶ **Abb. 2.1** Große und kleine Homöopathie.

Wenn die homöopathische Dosierung kein Grundprinzip der Homöopathie ist, was ist dann eines?

Es gibt mindestens drei Prinzipien, die für die Homöopathie wichtiger sind als die Dosierung:
- die homöopathische Arzneimittelprüfung an Gesunden
- die Ähnlichkeitsregel
- die Verordnung von Einzelmitteln

Diese drei Grundpfeiler gelten sowohl für die Kleine als auch für die Große Homöopathie (▶ Abb. 2.1). Alle drei müssen erkennbar sein, damit wir überhaupt von Homöopathie sprechen dürfen. (Es ist viel gestritten worden, wie viele Grundprinzipien die Homöopathie denn nun habe. Manche Autoren sprechen von drei, manche von vier, andere sogar von fünf. Diese Auseinandersetzung ist nicht interessant genug, um näher auf sie einzugehen. Interessant daran ist nur, dass viele Homöopathen eines der bekanntesten homöopathischen Charakteristika – die homöopathische Dosierung – für gar nicht so bedeutend halten, wie man es zunächst glauben möchte.)

Die drei Grundprinzipien – Arzneimittelprüfung an Gesunden, Ähnlichkeitsregel und Einzelmittelgabe – sind eng miteinander verflochten.

Keines dieser Prinzipien steht alleine da, keines ist losgelöst von den anderen. Stattdessen bedingen sie sich gegenseitig. Alle drei zusammen bilden das **Fundament der Homöopathie**.

Aber selbst das festeste Fundament gerät mitunter ins Wanken. Es verwundert daher nicht, dass jedes der drei Grundprinzipien in Frage gestellt wurde, nicht nur von den Gegnern der Homöopathie, sondern auch von ihren Anhängern. Ich halte es für wichtig, dass Sie einen Einblick in diese Diskussion erhalten und werde deswegen immer wieder auf kritische Einwände hinweisen.

Arzneimittelprüfung

Im Anfang war die Tat

Zuerst möchte ich Ihnen das Grundprinzip der Arzneimittelprüfung vorstellen, und zwar aus zwei Gründen. Zum einen lassen sich aus diesem Prinzip die anderen beiden herleiten. Zum anderen steht dieses Prinzip auch historisch gesehen am Anfang der Homöopathie. Im Anfang war die Tat, und so begann auch die Homöopathie vor über 200 Jahren nicht mit einer Idee, einer Spekulation oder einer Erleuchtung, sondern mit einer Arzneimittelprüfung.

Drehen Sie die Uhr ins Jahr **1790** zurück, und Sie sehen den damals 35-jährigen Samuel Hahnemann bei der Übersetzung eines medizinischen Lehrbuches aus dem Englischen ins Deutsche. Der Autor des Buches hieß William Cullen, ein damals berühmter schottischer Arzt, der auch ohne das, was nun kommt, in die Geschichte der Medizin Eingang gefunden hätte. Hahnemann war noch nicht berühmt, wenn er sich auch bereits einen guten Namen innerhalb der Ärzteschaft erworben hatte. Dennoch zählte er zu den vielen Ärzten, die ihren Lebensunterhalt mit Übersetzungen oder anderen wissenschaftlichen Arbeiten sichern mussten. Bei der Bearbeitung von Cullens *Materia medica* stößt Hahnemann nun auf eine Passage, die ihm Kopfzerbrechen bereitet. Es geht um die Wirkungsweise der **Chinarinde** (▶ Abb.

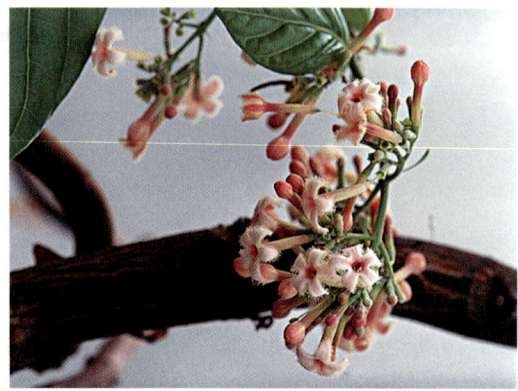

▸ **Abb. 2.2** China officinalis (Chinarinde): wichtig für Hahnemanns Entwichlung der Homöopathie.

Ich nahm des Versuchs halber etliche Tage zweimahl täglich jedesmahl vier Quentchen gute China ein; die Füse, die Fingerspitzen u. s. w. wurden mir erst kalt, ich ward matt und schläfrig, dann fing mir das Herz an zu klopfen, mein Puls ward hart und geschwind; eine unleidliche Aengstlichkeit, ein Zittern (aber ohne Schauder), eine Abgeschlagenheit durch alle Glieder; dann Klopfen im Kopfe, Röthe der Wangen, Durst, kurz alle mir sonst beim Wechselfieber gewöhnlichen Symptomen erschienen nach einander, doch ohne eigentlichen Fieberschauder. Mit kurzem: auch die mir bei Wechselfiebern gewöhnlichen besonders charakterischen Symptomen, die Stumpfheit der Sinne, die Art von Steifigkeit in allen Gelenken, besonders aber die taube widrige Empfindung, welche in dem Periostium über allen Knochen des ganzen Körpers ihren Siz zu haben scheint — alle erschienen. Dieser Paroxysm dauerte zwei bis drei Stunden jedesmahl, und erneuerte sich, wenn ich diese Gabe wiederholte, sonst nicht. Ich hörte auf, und ich war gesund. Anm. d. Ueb.

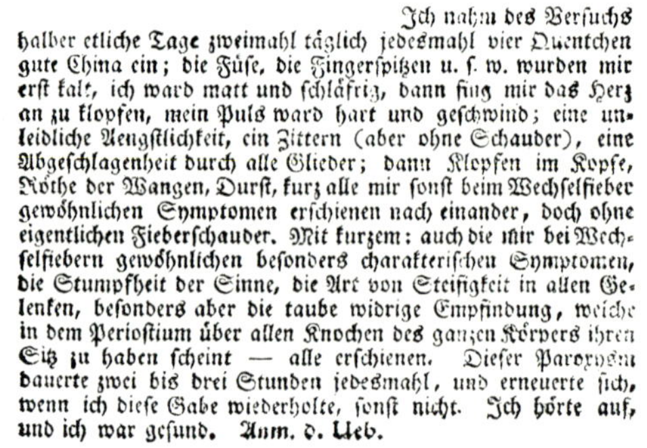

▸ **Abb. 2.3** Bibliografie Samuel Hahnemann (JM Schmidt).

2.2), der damaligen Hauptarznei gegen Wechselfieber jeder Art. Cullen behauptet etwas, was Hahnemann nicht einleuchtet. Und was macht Hahnemann? Er besorgt sich Chinarinde, nimmt sie ein und beobachtet, was passiert. Als Gesunder! Er „vergiftet" sich mit Chinarinde, um zu erkennen, wie sie wirkt.

Seine Erfahrungen hält Hahnemann in einer **Fußnote** fest, die er der Übersetzung von Cullens Werk beifügt. Ich habe lange überlegt, ob ich Ihnen diese Fußnote präsentieren soll. Sie wird in jeder auch noch so kurzen Einführung zur Homöopathie zitiert und ist deswegen ziemlich abgedroschen. Ich habe mich dennoch dafür entschieden, weil ich davon überzeugt bin, dass es sich um die am häufigsten zitierte und deswegen berühmteste Fußnote der Medizingeschichte handelt. Außerdem bekommen Sie einen Eindruck, mit welcher Akribie und mit welchem Forschergeist Hahnemann zu Werke ging:

„Ich nahm des Versuchs halber etliche Tage zweimahl täglich jedesmahl vier Quentchen gute China ein; die Füse, die Fingerspitzen, u.s.w. wurden mir erst kalt, ich ward matt und schläfrig, dann fing mir das Herz an zu klopfen, mein Puls ward hart und geschwind, eine unleidliche Aengstlichkeit, ein Zittern (aber ohne Schauder), eine Abgeschlagenheit durch alle Glieder; Dann ein Klopfen im Kopfe, Röthe der Wangen, Durst, kurz alle mir sonst beim Wechselfieber gewöhnlichen Symptome erschienen nacheinander; doch ohne eigentlichen Fieberschauder. Mit kurzem: auch die mir bei Wechselfiebern gewöhnlichen besonders charakteristischen Symptomen, die Stumpfheit der Sinne, die Art von Steifigkeit in allen Gelenken, besonders aber die taube widrige Empfindung, welche in dem Periostium über allen Knochen des ganzen Körpers ihren Sitz zu haben scheint – alle erschienen. Dieser Paroxysm dauerte zwei bis drei Stunden jedesmahl, und erneuerte sich, wenn ich diese Gabe wiederholte, sonst nicht. Ich hörte auf, und ich war gesund." (Cullen, S.109; ▸ **Abb. 2.3**)

Diese Zeilen verdeutlichen nicht nur Hahnemanns Forschergeist. Sie zeigen auch sehr schön, worauf es bei einer Arzneimittelprüfung ankommt und worauf nicht. Es geht nicht um laborchemisch oder pathophysiologisch messbare Wirkungen. Es interessiert in der Homöopathie nicht, ob eine Substanz die Natriumkonzentration im Blut erhöht oder senkt, an welchen Rezeptoren sie mit welchen anderen Stoffen konkurriert oder Ähnliches. In der Homöopathie geht es darum, ob eine Substanz vorwiegend brennende Schmerzen hervorruft oder stechende, ob die Beschwerden durch Wärme besser werden oder schlimmer, ob der Proband ungewöhnlich traurig, zornig oder ängstlich wird, ob er das Gefühl entwickelt, in seinem Bauch rolle eine Kugel hin und her, ob er die Beschwerden mehr am Morgen

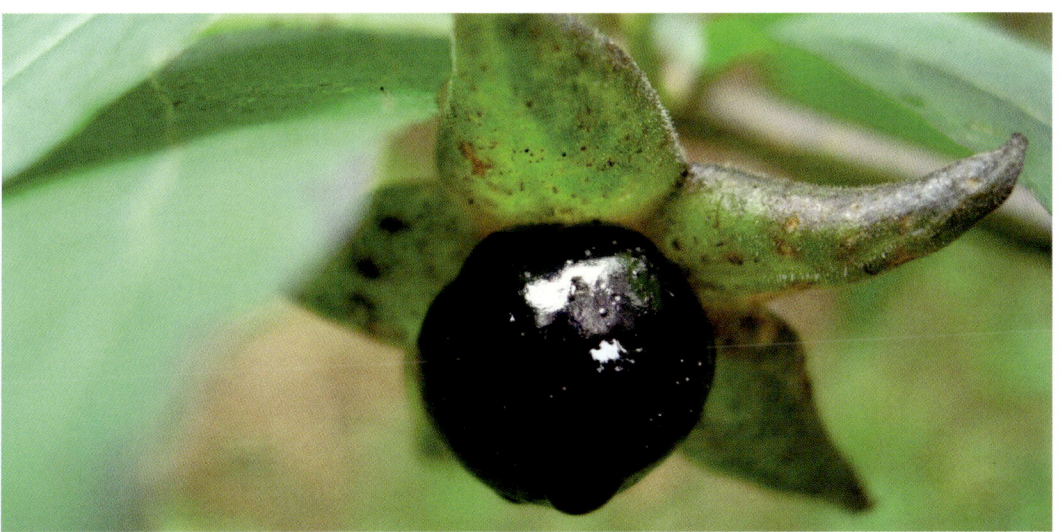

▶**Abb. 2.5** Belladonna (Tollkirsche): In Deutschland ist sie eine der giftigsten Pflanzen.

oder am Abend verspürt usw. *Das* sind homöopathisch verwertbare Prüfungsergebnisse. Und je genauer beschrieben, desto wertvoller sind sie.

Auch in der **konventionellen Medizin** gibt es Arzneimittelprüfungen an gesunden Probanden. Sie finden in einer späten Phase der Entwicklung einer Arznei statt und dienen vor allem dazu, die Unbedenklichkeit der Substanz zu testen. Man möchte wissen, ob die neue Arznei gut wirkt,

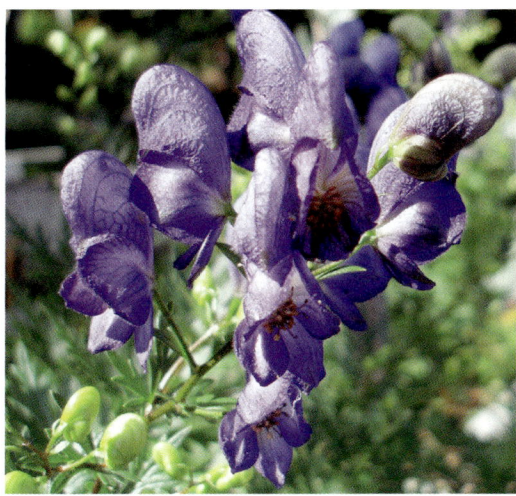

▶**Abb. 2.4** Aconitum napellus (Eisenhut): Die Blüte erinnert an die charakteristische Form eines eisernen Helms, wie sie früher Ritter und Landknechte trugen.

ohne zu viele Nebenwirkungen zu erzeugen. Die nähere Charakterisierung der Nebenwirkungen – z.B. Erbrechen nur nachmittags oder Erbrechen, das durch Trinken kalten Wassers gebessert wird – ist dabei nicht entscheidend. Entscheidend in der konventionellen Medizin ist das pharmakologische Wirkprinzip nach dem Schlüssel-Schloss-Modell.

Kritiker bezweifeln immer wieder, dass die Einnahme von Chinarinde bei Hahnemann wechselfieberartige Symptome erzeugen konnte. Hahnemann müsse schon vorher an Malaria erkrankt gewesen sein. Das Auftreten von Wechselfieber sei also auf seine Krankheit, nicht auf die Chinarinde zurückzuführen. Anhänger der Homöopathie vergleichen Hahnemanns Versuch dahingegen mit einer Einweihung in die tiefen Mysterien der Heilkunst. Häufig wird hier die **Geburtsstunde** der Homöopathie gesehen.

Ich halte alle diese Sichtweisen für falsch. Der Chinarindenversuch war zuallererst ein Arzneimittelselbstversuch, nichts weiter. Er hat nicht die Homöopathie begründet, sondern nur eines ihrer wichtigsten Prinzipien. Zur Ausformulierung der Homöopathie waren noch andere Erfahrungen erforderlich. Der Versuch war deswegen zwar wichtig, aber nicht entscheidend. Und ob

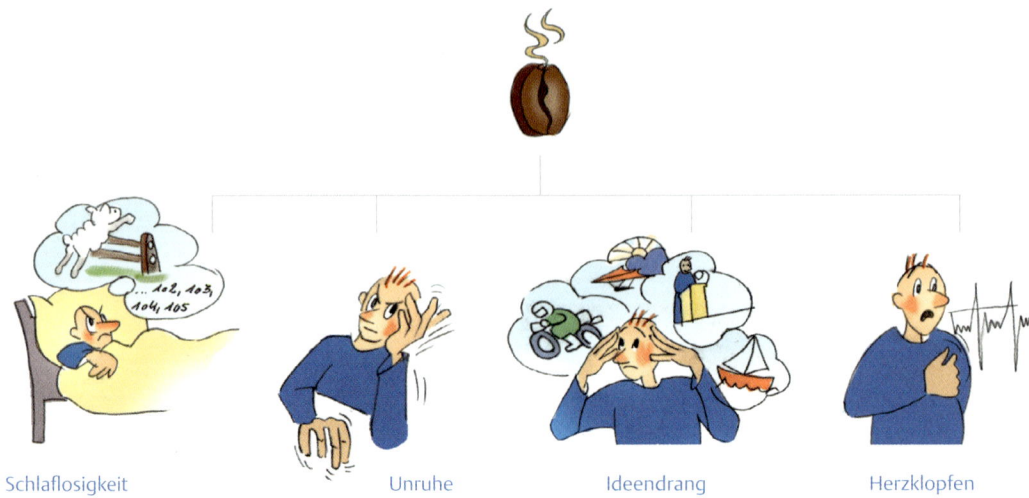

Schlaflosigkeit   Unruhe   Ideendrang   Herzklopfen

▶ **Abb. 2.6** Symptome von Coffea cruda.

Hahnemann an Malaria erkrankt war oder nicht, spielt keine besondere Rolle. Selbst wenn dem Chinarindenversuch ein Irrtum zugrunde lag, wäre das kein Beweis gegen die Homöopathie, sondern nur ein weiterer Beweis dafür, dass auch Irrtümer fruchtbar sein können.

Prüft alles

Hahnemann begann im Zuge seines legendären Selbstversuchs, auch weitere Stoffe zu prüfen. Zunächst viele **Pflanzen**, denn Pflanzen stellten damals den Hauptbestandteil des Arzneimittelschatzes dar. Sturmhut (Aconitum napellus, ▶ Abb. 2.4), Tollkirsche (Belladonna, ▶ Abb. 2.5), Kamille (Chamomilla), Küchenschelle (Pulsatilla pratensis) werden z.B. noch heute täglich in der homöopathischen Praxis eingesetzt. Später prüfte Hahnemann mehr und mehr **Mineralien und Metalle**, darunter Arsen (Arsenicum album), Schwefel (Sulphur), Quecksilber (Mercurius solubilis Hahnemanni) oder Phosphor (Phosphorus), ebenfalls unentbehrliche homöopathische Arzneien. Und schließlich prüfte er auch einige **Tiersubstanzen**, z.B. ein Sekret des Pottwals (Ambra grisea) oder die Tinte des Tintenfisches (Sepia succus). Am Ende seines Lebens hatte Hahnemann die Wirkungen von weit über 100 Substanzen auf sich selbst und andere erforscht. Sein

unvorstellbarer Einsatz war keine Marotte. Wie kann man mehr über die Wirkungen einzelner Substanzen auf den menschlichen Organismus erfahren als mit Arzneimittelprüfungen?

Schon vor Hahnemann hatte es Ärzte gegeben, die auf die Wichtigkeit von Arzneimittelprüfungen am Gesunden hingewiesen hatten. Dennoch war er der Erste, der konsequent und systematisch die Wirkungen verschiedener Stoffe auf sich und andere erforschte. Bis heute werden Substanzen in der Homöopathie an gesunden, freiwilligen Probanden geprüft, bevor sie kranken Menschen verabreicht werden.

Wie läuft eine homöopathische Arzneimittelprüfung ab? Während meiner Studienzeit in Mainz gab es an der Universität einen Arbeitskreis, den Studenten organisiert hatten, die von der Homöopathie begeistert waren. Wir boten einen Fortgeschrittenen- und einen Einführungskurs an. Im Einführungskurs habe ich einmal mit sechs oder acht Teilnehmern eine Arzneimittelprüfung durchgeführt. Ich hatte damals eine Arznei ausgewählt und gab jedem Prüfer mehrere Kügelchen davon mit nach Hause. Täglich sollten fünf Kügelchen unter die Zunge gelegt werden. Nach einer Woche wollten wir uns wieder treffen und die Veränderungen im Befinden miteinander auswerten. Bis dahin sollten alle auftretenden

Beschwerden so exakt wie möglich beobachtet und genau protokolliert werden. Keiner der Prüfer wusste, welche Arznei ich ausgewählt hatte.

Nach einer Woche berichteten die Teilnehmer, was ihnen nach Einnahme der Arznei an Veränderungen in ihrem Befinden aufgefallen war. Die meisten hatten sich von Tag zu Tag Notizen gemacht. Ich schrieb alles an die Tafel. Symptome, die mehrfach aufgetreten waren, kennzeichnete ich mit Strichen. Am Ende hatten wir eine Liste mit rund einem Dutzend Beschwerden, die für die Prüfer wenn auch nicht vollkommen neu, so doch ungewöhnlich waren. Unter anderem wurden mehrfach folgende Symptome genannt: Schlafstörungen, Ideenandrang, innere Unruhe, Herzklopfen. Ich fragte die Prüfer, ob sie wüssten, welche Substanz sie eingenommen hätten. Einer sagte, das wisse er nicht, aber die Symptome erinnerten ihn daran, wie es ihm gehe, wenn er spät abends noch **Kaffee** trinke. Auch dann träten bei ihm Ideenandrang, Unruhe, Herzklopfen und Schlafstörungen auf. Volltreffer! Die Arznei, die ich gewählt hatte, war **Coffea cruda**, homöopathisch zubereitete Kaffeebohne (▶Abb. 2.6). Die Potenz war eine C 30. Eine C 30 ist 30-mal 1:100 verdünnt und zwischenzeitlich verschüttelt worden. Eine C 30 enthält somit nur noch zufällig Moleküle der ursprünglichen Bohne.

Schwierige Arzneimittelprüfung

Ich habe Ihnen diese Anekdote nicht erzählt, um einen Beweis für die Wirkung homöopathisch zubereiteter Substanzen zu erbringen. Es ging mir nur darum zu zeigen, wie eine Arzneimittelprüfung ablaufen kann.

Der **Versuchsaufbau**, den ich damals gewählt hatte, hält strengen Kriterien jedoch nicht stand. Gute Arzneimittelprüfungen folgen einem anderen Schema. Hier gibt es einen (oder mehrere) Prüfungsleiter und mehrere Probanden. Keiner der Beteiligten – also auch der Prüfungsleiter nicht – weiß, welche Substanz geprüft wird. Die Substanz kann gar nicht, schwach oder stark verdünnt sein, wobei keine Gefahr für die Prüfer bestehen darf. Manchmal werden **Placebos** eine

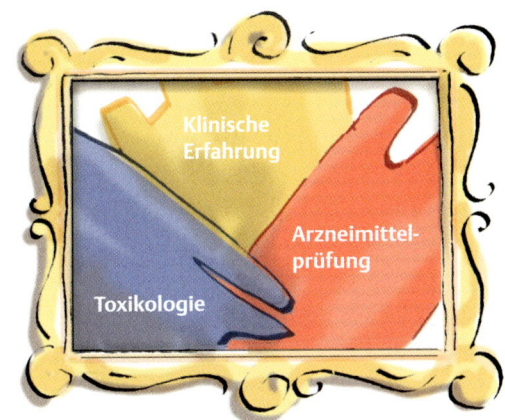

▶**Abb. 2.7** Quellen der Arzneikenntnis.

Woche vor der eigentlichen Prüfsubstanz eingenommen, ohne dass die Probanden davon wissen, manchmal werden Placebos in der zweiten oder dritten Prüfungswoche zwischengeschaltet und manchmal auch am Ende. Alles, um die wirklich von der Substanz hervorgerufenen Symptome von solchen zu trennen, die auch sonst bei genauer Selbstbeobachtung wahrgenommen werden können. Das hört sich leicht an, ist aber sehr schwer. Die tatsächlich von der geprüften Arznei hervorgerufenen Töne müssen aus dem parallel vorhandenen **Hintergrundrauschen** herausgefiltert werden – das ist die große Kunst der Arzneimittelprüfung.

Leider gibt es bis heute kein einheitliches Schema, nach dem homöopathische Arzneimittelprüfungen an Gesunden durchgeführt werden. Es gibt zwar unzählige Prüfungen, aber keinen Standard, auch wenn das **European Committee for Homeopathy** 2004 einen solchen erarbeitet hat (www.homeopathyeurope.org/pdf/provings-guidelines.pdf). Deswegen ist die Güte der einzelnen Ergebnisse sehr unterschiedlich und ihre Aussagekraft oft nur schwer einzuschätzen. Außerdem ist es bis heute nicht gelungen, auch nur eine einzige Arzneimittelprüfung zu reproduzieren. Eigentlich müssten bei jeder Prüfung ganz ähnliche Beschwerden auftreten. Dennoch traten bei jedem wissenschaftlichen Versuch, eine Prüfung zu wiederholen, so viele neue und so wenige alte Symptome auf, dass bisher von einer gelungenen Reproduktion keine Rede sein konnte.

Quellen der Arzneikenntnis

Das sind schwerwiegende Einwände gegen dieses homöopathische Grundprinzip. Trotzdem stellen die Prüfungsergebnisse bis heute das Grundgerüst der homöopathischen Arzneimittellehre dar. Zum Glück kommt aber noch die Erfahrung am Kranken hinzu, die sich über nunmehr 200 Jahre erstreckt. Anders als in der herkömmlichen Medizin veraltet diese Erfahrung in der Homöopathie nicht. Im Gegenteil. Die Erkenntnisse, Hinweise und Warnungen früherer Homöopathiegenerationen sind so lebendig wie am ersten Tag. Diesen Erfahrungen verdanken wir auch einen großen Teil unserer Arzneimittelkenntnisse. Es ist, als hätten die Generationen vor uns die Kakofonie aus reinen Prüfungssymptomen und nicht von der Arznei verursachtem Hintergrundrauschen nach und nach entwirrt und somit mehr und mehr die Spreu vom Weizen getrennt.

Neben der Erfahrung und der Arzneimittelprüfung gibt es noch eine dritte Quelle, aus der die Homöopathen schöpfen, um etwas über Arzneimittelwirkungen zu erfahren: die Toxikologie (▶Abb. 2.7). Vergiftungen sind wie unfreiwillige Arzneimittelprüfungen. Wenn die Beobachtungen gut dokumentiert sind, können toxikologische Berichte wertvolle Hinweise auf wichtige Symptome liefern.

Zurück zur Arzneimittelprüfung. Wie viele Arzneien geprüft worden sind, weiß ich nicht. Sicher mehrere tausend. Zum festen Arzneimittelschatz gehören aber nur rund 300 Arzneien. Deren Wirkungen kennen wir so gut, dass wir sie sicher und zielgerichtet in der täglichen Praxis verordnen können. Das zweite Grundprinzip der Homöopathie gibt die Regel für die Verordnung vor.

Ähnlichkeitsregel

Similia similibus curentur

Similia similibus curentur ist das „Sesam, öffne dich!" zur homöopathischen Praxis. Was sich anhört wie eine Zauberformel ist in Wirklichkeit allerdings eine ganz pragmatische Handlungsanweisung. Übersetzt lautet der Satz korrekt: *Ähnliches soll mit Ähnlichem behandelt werden.* Die Kurzform liest man ebenfalls häufig: *Similia similibus.* In der Homöopathie wählen Sie also aus allen geprüften Arzneien diejenige aus, deren Symptome in der Arzneimittelprüfung die größte Ähnlichkeit mit den Symptomen des Patienten haben. Das hört sich paradox an. Muss sich der Zustand des Patienten denn dann nicht verschlechtern? Nein. Es gibt vielleicht eine Erstreaktion, die auch homöopathische Verschlimmerung genannt wird. Sie tritt ohnehin nicht immer auf und wenn, dann geht sie nach kurzer Zeit vorüber. Anschließend lassen die Beschwerden mehr und mehr nach. Außerdem werden homöopathische Arzneien grundsätzlich in einer so niedrigen Dosierung verordnet, dass dem Patienten bei sachgemäßem Umgang kein Schaden zugefügt werden kann.

Am einfachsten können Sie sich die Homöopathie daher als eine Reiz-Reaktions-Therapie vorstellen. Die Arznei setzt einen Reiz, der Organismus reagiert mit der Freisetzung von Selbstheilungskräften (▶Abb. 2.8).

Hahnemann hat die Ähnlichkeitsregel folgendermaßen formuliert:

„Wähle, um sanft, schnell, gewiß und dauerhaft zu heilen, in jedem Krankheitsfalle eine Arznei, welche ein ähnliches Leiden für sich erregen kann, als sie heilen soll!"

Daher kommt auch der Name Homöopathie (= ähnliches Leiden; ▶Abb. 2.9)

Dieses Wort gab es vor Hahnemann noch nicht. Er hat es – einem genialen Einfall folgend – aus dem Griechischen abgeleitet. Eltern wissen, wie schwierig die Namensgebung der Kinder fallen kann. Produktmanager kennen das Problem

Reiz Reaktion

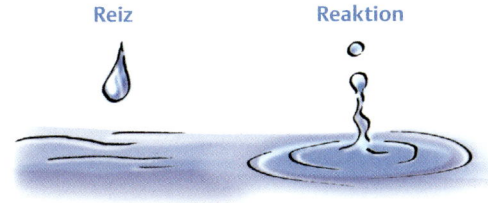

▶ **Abb. 2.8** Reiz – Reaktion

ebenfalls. Ich glaube, dass auch der gelungene Name zum Überleben der Homöopathie beigetragen hat, und dieses Überleben war nicht immer leicht, wie Sie in ▶ **Kapitel 9** noch hören werden. Mittlerweile ist Homöopathie zu einem Synonym für alternative Verfahren jeglicher Art geworden – was inhaltlich zwar falsch ist, aber dennoch die Leuchtkraft des Namens belegt.

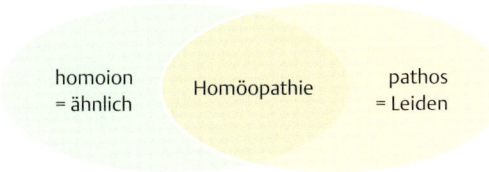

homoion = ähnlich   Homöopathie   pathos = Leiden

▶ **Abb. 2.9** Homöo-Pathie

Hahnemann hat noch ein weiteres Wort geprägt, das bis heute auf den Apotheken prangt: **Allopathie**. Darunter verstand er die Medizin seiner Zeit, die zum einen die armen Kranken mit Brechmitteln, Aderlässen und Klystieren malträtierte, und die zum anderen versuchte, Krankheitserscheinungen mit Mitteln zu bekämpfen, die gegensätzliche Symptome an Gesunden hervorrufen können. Also Mohnsaft gegen Schmerzen, Mohnsaft gegen Durchfall usw. Diese Therapien gibt es auch heute noch innerhalb der konventionellen Medizin. Es gibt aber noch viele weitere Strategien zur Behandlung von Krankheiten, z.B. die Substitution von Hormonen bei Diabetes mellitus oder Schilddrüsenerkrankungen oder die Bekämpfung von Bakterien durch Antibiotika. Es ist daher falsch, die heutige Medizin als Allopathie zu bezeichnen. Die Allopathie, die Hahnemann meinte, gibt es nicht mehr.

Naturgesetz oder Spielregel?

Similia similibus curentur: Ähnliches soll mit Ähnlichem behandelt werden (▶ **Abb. 2.10**). Es geistern einige falsche Übersetzungen durch die Diskussion, die ich hier kurz besprechen möchte. Es geht dabei nicht um philologische Rechthaberei, sondern um ein grundsätzliches Problem, das sowohl das Selbstverständnis der Homöopathie als auch die Stellung zu anderen Therapien berührt.

Falsch ist beispielsweise die Übersetzung „Ähnliches wird durch Ähnliches geheilt". Es geht aber um *curare*, also um behandeln, nicht um *sanare*, also heilen. Anders wäre der Satz *Medicus curat, natura sanat* unverständlich. Übersetzt man *Similia similibus curentur* mit „Ähnliches wird durch Ähnliches geheilt", dann erweckt das den Eindruck, als liege der Homöopathie ein Gesetz zu Grunde, gleichsam ein **therapeutisches Naturgesetz**. Und davon gehen viele Anhänger der Homöopathie tatsächlich aus: So wie ein Stein nach dem Naturgesetz der Schwerkraft immer mit einer bestimmten Geschwindigkeit nach unten fällt, so sicher heilt eine Arznei, die bei Gesunden ähnliche Symptome hervorzurufen vermag. Der Einwand, dass in der homöopathischen Praxis zwar jeder Stein nach unten fällt, aber nicht jeder Mensch geheilt wird, wird gekontert mit dem Satz: *Hätte* man eine Arznei verordnet, die wirklich ähnliche Symptome erzeugen kann, *hätte* man also die richtige Arznei verordnet, dann *wäre* der Patient auch gesund geworden.

Das ist mir etwas zu viel Konjunktiv. Wie die korrekte Übersetzung schon nahelegt, ist *Similia similibus* kein Naturgesetz, sondern eine ganz konkrete Handlungsanweisung. Das kommt auch in Hahnemanns bereits zitiertem Satz zum Ausdruck:

„Wähle [...] eine Arznei, welche ein ähnliches Leiden [...] erregen kann, als sie heilen soll!"

Similia similibus curentur gibt Ihnen also eine therapeutische Regel, eine **therapeutische Leitlinie** an die Hand, wie Sie in Ihrer Praxis kranken Menschen helfen können.

Warum ist mir dieser Punkt so wichtig? Weil mit der Übersetzung das Verhältnis zu anderen Therapien steht und fällt. Betrachten wir *Similia similibus* als ein Naturgesetz, dann droht eine Verabsolutierung der Homöopathie. Sie steht dann als einzige Heilweise da, der ein Gesetz zu Grunde liegt, weswegen sie allen anderen Verfahren überlegen ist. Diese Sichtweise führt aus der medizinischen Diskussion heraus und in die Isolation hinein. Damit ist jede Chance auf ein nüchternes Neben- und Miteinander verschiedener Therapieformen genommen.

Es gibt noch eine weitere, nichtsdestoweniger falsche Übersetzung von *Similia similibus* als Gleiches durch Gleiches. Diese Übersetzung wird gerne von Kritikern der Homöopathie angeführt, die sich über diesen offensichtlich mittelalterlichen Quatsch lustig machen. Gleiches durch Gleiches, das klingt in ihren Ohren nach magischem Stammeszauber, nach „Drecksapotheke" und nach mancherlei Unseriosität mehr. In der Homöopathie geht es jedoch nicht um Gleichheit, sondern um Ähnlichkeit. In der Homöopathie wird z.B. bei einer Gastroenteritis eine Arznei verabreicht, die bei Gesunden ähnliche Beschwerden erzeugen kann. Das kann eine Arznei mineralischer, pflanzlicher oder tierischer Herkunft sein. Niemand würde auf die Idee kommen, den Erreger der Gastroenteritis zu bestimmen, um diesen dem Kranken zu verordnen. Es gibt zwar therapeutische Strömungen, die so vorgehen: Bei einer Streptokokkeninfektion werden abgeschwächte Streptokokken verordnet, bei einem Keuchhusten abgeschwächte Keuchhustenkeime usw. Diese Richtung heißt Isopathie, sie ist aber keine Homöopathie.

Gute Frage: Was ist ähnlich?

Auch die Ähnlichkeitsregel wurde von Anhängern und Gegnern der Homöopathie hinterfragt. Kritiker lehnen sie rundum als zu magisch und zu obskur ab. Merkwürdigerweise wird das Argument, das ich für das schlagkräftigste halte, so gut wie nie angeführt: Die Ähnlichkeitsregel ist unscharf. Denn was genau ist ähnlich? Worauf

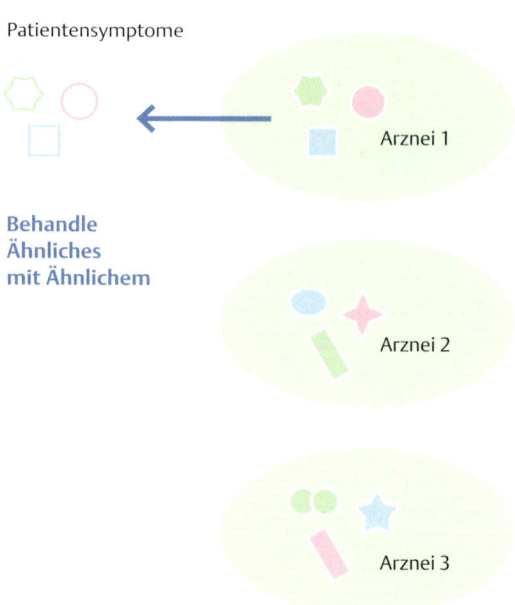

Patientensymptome

Behandle Ähnliches mit Ähnlichem

Arznei 1

Arznei 2

Arznei 3

▶ **Abb. 2.10** Patientensymptome und Arzneisymptome.

bezieht sich die Ähnlichkeit? Das ist die entscheidende Frage der Homöopathie. Welche Symptome soll die Arznei in Ähnlichkeit hervorgerufen haben? Jeder Fall kann aus verschiedenen Perspektiven betrachtet werden. Ist der Schmerzcharakter entscheidend? Oder die Tageszeit, zu der die Beschwerden immer auftreten? Oder sind es die Modalitäten, die die Beschwerden verbessern oder verschlechtern? Oder gar der Charakter des Kranken, seine Vorlieben und Abneigungen, seine Ängste und Sorgen? Die Homöopathen bemühen sich seit Hahnemanns Zeit, diese Fragen zu beantworten, weil ihnen die Dringlichkeit des Problems bewusst ist. In ▶ Kapitel 7 werden Sie lernen, welche Symptome besonders wichtig sind und worauf es bei der Arzneimittelwahl ankommt.

Das, was ich Ihnen in ▶ Kapitel 7 vorstellen werde, ist aber nur *eine* Möglichkeit, das Problem anzugehen. Innerhalb der Homöopathie gibt es unterschiedliche Sichtweisen. Manche Richtungen orientieren sich mehr an den körperlichen Symptomen, andere mehr an den geistigen, andere legen besonderen Wert auf das, was die

Beschwerden schlechter oder besser macht, und wiederum andere gehen so weit und beziehen die Farbvorliebe des Patienten mit in die Arzneimittelwahl. Bei manchen aktuellen Strömungen frage ich mich sogar, ob es sich wirklich noch um Homöopathie handelt. Mitunter wird nach Ähnlichkeiten gesucht, die mit der Ebene des Krankseins nichts mehr zu tun haben. Stattdessen geht es um das Aussehen des Patienten, um seine Kleidung und seine Ausdrucksweise. Dann werden Substanzen verordnet, die dazu irgendwie *analog* sind. Ein Patient, der aussieht und Töne von sich gibt wie ein Wal, erhält Ambra grisea (Sekret des Pottwals), auch wenn die in der Arzneimittelprüfung hervorgerufenen Symptome keinerlei Ähnlichkeit mit den Beschwerden des Patienten haben (▶ Abb. 2.11). Es geht bei diesen Richtungen vor allem um Ähnlichkeiten auf verschiedenen Ebenen, also um Analogien. Vielleicht wäre es konsequent, bei diesen Strömungen statt von Homöopathie von **Analogopathie** zu sprechen.

Alle diese Schulen innerhalb der Homöopathie kann es nur geben, weil die Ähnlichkeitsregel unscharf ist. Alle Richtungen weisen Erfolge auf, alle haben ihre spezielle Klientel, und alle haben in bestimmten Situationen ihre Berechtigung. Die Homöopathie jedoch, die ich Ihnen in diesem Buch präsentiere, ist eine **Homöopathie für die tägliche Praxis** – nicht abgehoben, nicht geheimwissenschaftlerisch, sondern einfach und gut umsetzbar. Im Zentrum der Frage: Was ist ähnlich? stehen deswegen im Folgenden immer die unmittelbaren Beschwerden des Patienten und die Symptome der Arzneimittelprüfung.

Einzelmittel

Einzel- oder Komplexmittel?

Sie wählen aus allen geprüften Arzneien die aus, deren Prüfungssymptome die größte Ähnlichkeit mit den Beschwerden ihres Patienten hat. In der Praxis werden Sie merken, dass das leicht gesagt, aber schwer getan ist. Bei jeder Krankheit kommen mehrere Arzneien in die engere Wahl, die ähnliche Symptome hervorgerufen haben. Bei jeder Krankheit müssen Sie differenzieren. Warum dann nicht die drei, vier oder fünf in Betracht kommenden Arzneien zusammenmischen? Das haben sich schon viele Menschen gefragt, und viele haben es auch gemacht. Es gibt sogar industriell hergestellte Mischungen gegen Husten, Schnupfen, Heiserkeit, Schwindel und viele andere Indikationen mehr, die sog. **Komplexmittel**, die man neuerdings auch **Kombinationsarzneimittel** nennt. In diesen Komplexmitteln finden Sie rund ein halbes Dutzend Arzneimittel, die sich bei bestimmten Krankheitsbildern bewährt haben.

Wer Komplexmittel verordnet, geht nach dem Schrotschussprinzip vor: Irgendeine der Arzneien wird's schon richten. Diese Komplexmittelhomöopathie hat jedoch nichts mit der Homöopathie zu tun, die ich Ihnen vorstellen möchte. Dennoch haben die Komplexmittel ihren Wert, und es wäre falsch, sie ganz und gar zu verdammen. Insbesondere bei akuten Krankheiten können sie gute Dienste leisten. Aber klassische, reine, genuine oder echte Homöopathen greifen nur sehr selten auf diese therapeutischen Gießkannen zurück. Das hängt auch damit zusammen, dass Homöopathen generell sehr genaue Menschen mit viel Liebe für Details sind. Bei der Arzneimittelprüfung wurde das schon deutlich. Auch die homöopathische Praxis macht ohne Neigung

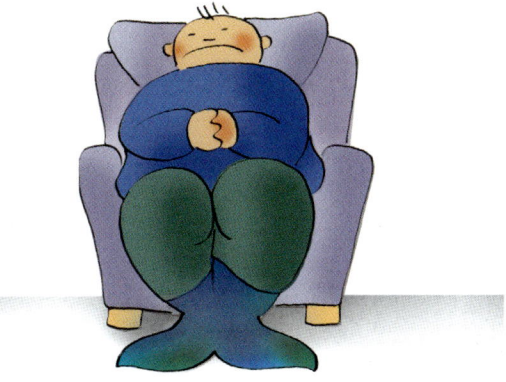

▶ **Abb. 2.11** Patient erinnert an einen Wal.

zur **Exaktheit** keinen Spaß. Diese Exaktheit geht jedoch verloren, wenn man Komplexmittel gibt. Homöopathen bevorzugen stattdessen den punktuellen Reiz, die gezielte Beeinflussung durch eine *einzige, zuvor geprüfte Arznei* (▶ Abb. 2.12).

Dieses Prinzip heißt **Einzelmittelprinzip**: immer nur *eine* geprüfte Arznei zu einem Zeitpunkt geben. Später können weitere Arzneien erforderlich werden, aber jetzt wird nur eine eingesetzt. Die Komplexmittel verstoßen also sowohl gegen das Einzelmittelprinzip als auch gegen das Gebot der vorherigen Arzneimittelprüfung. Man müsste schon eine Prüfung an Gesunden mit dem Komplexpräparat durchgeführt haben, um seine Wirkung vernünftig einschätzen zu können. Außerdem verstößt die Verordnung von Komplexmitteln auch noch gegen das dritte Grundprinzip der Homöopathie, die Ähnlichkeitsregel. Da es keine Prüfung gibt, hat man auch keine Daten, die man mit den Symptomen des Patienten vergleichen könnte.

Dennoch gibt es auch in der Homöopathie Arzneien, die aus zwei oder mehr Substanzen zusammengesetzt sind. Häufige Arzneien sind z.B. Kalium sulphuricum oder Calcium phosphoricum, bestehend aus Kalium und Schwefel bzw. Kalzium und Phosphor. Im Unterschied zu den Komplexmitteln gibt es zu diesen Mitteln eine Arzneimittelprüfung. Deswegen kann ihr Einsatz gezielt und homöopathisch erfolgen.

NB: Mittel wie Kalium sulphuricum oder Calcium phosphoricum werden auch in der **Biochemie nach Schüßler** verordnet. Dennoch hat diese Methode mit der Homöopathie nichts zu tun. In der Biochemie nach Schüßler werden die Arzneien weder vor ihrer Anwendung an Gesunden geprüft noch nach dem Ähnlichkeitsprinzip verordnet. Stattdessen versucht man, mit der Einnahme eines oder mehrerer von 24 Mineralstoffen Störungen im Mineralstoffwechsel auszugleichen.

Besonders wichtig ist das Einzelmittelprinzip in der Therapie chronischer Krankheiten. In den späteren Kapiteln werde ich Ihnen erklären, dass Krankheit und Gesundheit in der Großen Ho-

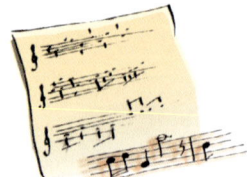

Einzelmittel   **Komplexmittel**

ein gezielter Reiz zu einem Zeitpunkt   viele Reize gleichzeitig

▶ **Abb. 2.12** Komplexmittelhomöopathie versus Einzelmittelhomöopathie.

möopathie als unaufhörlicher **Prozess** betrachtet werden. Die Behandlung chronischer Krankheiten gleicht der Steuerung dieses Prozesses. Durch seltene, aber gezielte Reize wird die Krankheit nach und nach in Gesundheit umgewandelt. Dabei müssen Sie nicht nur das richtige Mittel verordnen, sondern auch dessen Wirkung korrekt einschätzen können. Diese Verlaufsbeurteilung ist eine Kunst für sich. Die richtige Einschätzung gelingt Ihnen jedoch nur, wenn Sie zuvor ganz exakte Reize – also Einzelmittel – gesetzt haben. Andernfalls kommen Sie durcheinander.

Wie so vieles in der Homöopathie ist auch das Einzelmittelprinzip paradox. Einerseits rational begründbar, versetzt es die Homöopathen andererseits in die Lage von Spielern. Es ist wie beim Schach. Auch dort ziehen Sie immer nur eine Figur, niemals mehrere gleichzeitig. Entscheiden Sie sich also für ein Mittel, das Sie als Erstes geben. Im weiteren Verlauf der Behandlung können zwar noch andere Arzneien folgen, aber immer nur nacheinander.

Literatur

Cullen W: Abhandlung über die Materia medica nach der nunmehr von dem Verfasser selbst ausgearbeiteten Originalausgabe, übersetzt und mit Anmerkungen von Samuel Hahnemann, der Arzneikunde Doktor. Zweiter Band. Leipzig: Schwickert; 1790.

Jütte R: 200 Jahre Simile-Prinzip: Magie – Medizin – Metapher. AHZ. 1997; 242: 3–16.

Lochbrunner B: Der Chinarindenversuch. Schlüsselexperiment für die Homöopathie? Essen: KVC; 2007.

Mezger J: Über meine Erfahrungen mit Arzneimittelprüfungen. AHZ.1975; 219: 137–145; 185–192; 233–237; AHZ. 1975; 220: 9–13.

Schmidt JM: Grundlagen und Entwicklungen in der Homöopathie. Deutsche Medizinische Wochenschrift. 1993; 118: 1085–1090.

Schmidt JM: Taschenatlas Homöopathie in Wort und Bild. Grundlagen, Methodik und Geschichte. Stuttgart: Haug; 2001.

Sherr J: Die homöopathische Arzneimittelprüfung. Dynamik und Methode. Refrath: Fagus; 1998.

Walach H: Wissenschaftliche homöopathische Arzneimittelprüfung: Doppelblinde Crossover-Studie einer homöopathischen Hochpotenz gegen Placebo. 2 Aufl. Heidelberg: Haug; 1993.

Walach H: Methoden der homöopathischen Arznei-mittelprüfung. Teil 1: Historische Entwicklung und Stand der Forschung. Teil 2: Methodische Forderungen. In: Bühring, M, Kemper FH (Hrsg.): Naturheilverfahren und Unkonventionelle Medizinische Richtungen. Bd. 4. Berlin/Heidelberg: Springer; 2005.

Weingärtner O: Homöopathische Kombinations-arzneimittel: Entstehung, Entwicklung und Selbst-verständnis. Essen: KVC; 2007.

Wieland F: Homöopathische Arzneimittelprüfun-gen. Stuttgart: Haug; 2003.

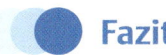 **Fazit**

- Arzneien werden vor der Verordnung im Krankheitsfall an Gesunden erforscht. Dieses Experiment heißt Arzneimittelprüfung.

- Im Krankheitsfall wird diejenige Arznei gegeben, die in der Arzneimittelprüfung die ähnlichsten Symptome hervorgerufen hat.

- **Similia similibus curentur**: Ähnliches soll mit Ähnlichem behandelt werden.

- Homöopathie ist eine Reiz-Reaktions-Therapie.

- Das Einzelmittelprinzip besagt, dass zu einem gegebenen Zeitpunkt immer nur eine Arznei verordnet wird. Arzneimittelkombinationen gibt es

in der Homöopathie nur dann, wenn mit der Mischung zuvor eine Arzneimittelprüfung durchgeführt wurde.

3 – Pharmakologie

Homöopathie ist eine medikamentöse Therapie. Deswegen ist es wichtig, dass Sie etwas über Herkunft, Herstellung und Verordnungsmöglichkeiten der Arzneien wissen. Sie werden verschiedene Potenzen (C, D und Q), verschiedene Zubereitungen (Tropfen, Globuli, Tabletten) und verschiedene Anwendungen (trockene Gabe und Auflösung in Wasser) kennenlernen. Eine Liste mit wichtigen Arzneimittelherstellern steht am Ende dieses Kapitels.

Arzneimittel in der Homöopathie ...

Unentbehrlich, aber nicht alleinherrschend

„Können Sie nicht vorbeikommen und mir eine Spritze geben?" lautet eine häufige Frage im kassenärztlichen Notdienst. Diese Frage ist ein schönes Beispiel dafür, dass es auf Patientenseite bestimmte Präferenzen gibt. Manchen Therapien wird eine besondere Stärke zugetraut, andere werden abgelehnt. So geht es nicht nur den Patienten, sondern auch den Therapeuten. Manche bevorzugen eine Therapie mit Arzneien, manche favorisieren das Messer, andere geben Gesprächen den Vorrang und wiederum andere behandeln am liebsten mit der Hand.

Homöopathie ist etwas für Therapeuten, die gerne mit Arzneimitteln arbeiten, denn die Homöopathie ist zuallererst eine **medikamentöse** Behandlung. Homöopathie ist keine Gesprächstherapie, keine chirurgische Methode, keine Geistheilung. Deswegen sind **Arzneimittel** von entscheidender Bedeutung. In der Homöopathie dreht sich alles um die richtige Arznei. Die ausführliche Anamnese, das gründliche Arzneimittelstudium und der eingehende Vergleich zwischen Prüfungssymptomen und Patientenbeschwerden werden mit nur einem einzigen Ziel durchgeführt: der Wahl des korrekten Arzneimittels. Es lohnt sich also für Sie, sich mit der homöopathischen Pharmakologie auseinanderzusetzen. Arzneimittel sind das Handwerkszeug der homöopathischen Praxis. Ohne sie geht es

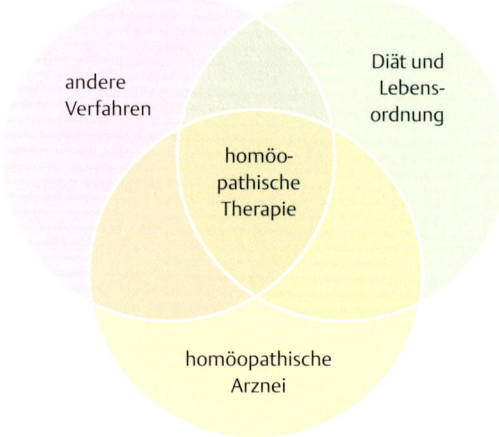

▶ **Abb. 3.1** Bestandteile der homöopathischen Therapie.

nicht. Dennoch sind die Arzneien nicht das einzige Mittel, das zur Behandlung kranker Menschen eingesetzt wird. Gerade in der Behandlung chronischer Krankheiten spielen Empfehlungen zu einer **gesunden Diät und Lebensführung** eine nicht zu unterschätzende Rolle, wie in ▶ **Kapitel 11** noch ausgeführt wird. Andere Therapien wie Krankengymnastik, Akupunktur, Psychotherapie oder konventionelle Maßnahmen werden sinnvoll in den **Gesamtbehandlungsplan** eingebaut (▶ **Abb. 3.1**).

Herkunft

Woraus bestehen homöopathische Arzneien? Neulich las ich zum ersten Mal etwas von einem homöopathischen Mittel, das vor einigen Jahren von deutschen Homöopathen geprüft wurde: Excrementum caninum, zu deutsch Hundekot.

gut geeignet für die Behandlung
akuter und chronischer Krankheiten

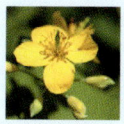 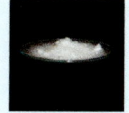 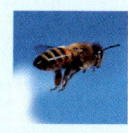

Pflanzen   Mineralien   Tierstoffe

fast nur zur Behandlung
chronischer Krankheiten geeignet

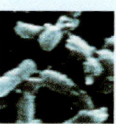 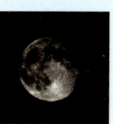

Nosoden   Imponderabilien

▶ **Abb. 3.2** Verschiedene Arzneimittelsubstanzen und ihr Einsatzspektrum.

Ich muss gestehen, ich habe zunächst etwas geschluckt. Das ist nun wirklich unappetitlich. Lassen Sie sich dennoch bitte nicht abschrecken. Ich habe das Beispiel gewählt, weil es am drastischsten zeigt, dass die Homöopathie nichts mit Pflanzenheilkunde zu tun hat, dass es nicht um Fencheltees und Salbeibonbons geht. Prinzipiell kann **alles** zur homöopathischen Arznei werden, wenn es zuvor geprüft wurde. (Sie erinnern sich: Die Arzneimittelprüfung an Gesunden war neben der Ähnlichkeitsregel und der Einzelmittelgabe wesentliches Merkmal der Homöopathie.) Deswegen gibt es auch nicht nur pflanzliche Arzneien, sondern viele, viele andere. Absonderlichkeiten wie Excrementum caninum sind allerdings nur marginal vertreten. Zum Glück. Ich habe das Mittel noch nie verordnet, und ich hoffe, dass ich nie in die Lage kommen werde, einem Patienten erklären zu müssen, dass das Arzneimittel, das ich ihm verschrieben habe, aus Hundekot hergestellt wurde. In der täglichen Praxis stammen die Ausgangssubstanzen homöopathischer Arzneien aus fünf verschiedenen Bereichen (▶ Abb. 3.2).

Die meisten Arzneien stammen aus dem **Pflanzenreich**, z.B. Belladonna (Tollkirsche), Pulsatilla pratensis (Wiesenküchenschelle) oder Brechnuss (Nux vomica).

Von den übrigen Arzneien stammen die meisten aus den Reichen der **Mineralien und Metalle**, z.B. Kalium carbonicum (Kaliumkarbonat), Arsenicum album (Arsen) oder Aurum metallicum (Gold). Eine weitere Gruppe wird aus dem **Tierreich** hergeleitet, z.B. Lachesis muta, das Gift der Buschmeisterschlange.

Die drei Bereiche Pflanzen, Mineralien bzw. Metalle und Tierprodukte dominieren in der Behandlung akuter Krankheiten. In der Behandlung chronischer Krankheiten kommt noch eine weitere Gruppe hinzu, die **Nosoden**. Das sind Arzneien, die aus Krankheitsprodukten hergestellt werden. Das häufig eingesetzte Mittel Tuberculinum wird beispielsweise aus dem Auswurf eines an Tuberkulose erkrankten Menschen gewonnen. Auch Nosoden werden in der Homöopathie nach der Ähnlichkeitsregel verschrieben. Entscheidend für die Arzneimittelwahl bleibt eine Ähnlichkeit zwischen den Symptomen der Arzneimittelprüfung und denen des Patienten. Tuberculinum ist beispielsweise bewährt in der Behandlung rezidivierender Infektionen der Atemwege. Es eignet sich jedoch nicht zur Routinebehandlung der Tuberkulose. (Die Homöopathie kann die die konventionelle Therapie der Tuberkulose sowieso allenfalls flankieren!)

Die letzte Gruppe umfasst die sog. **Imponderabilien**. Bei diesen Arzneien handelt es sich um „nicht wägbare" Substanzen, z.B. X-ray (mit Röntgenstrahlen behandeltes Wasser).

Eine Arznei wie Excrementum caninum ist natürlich ein gefundenes Fressen für Kritiker, die ohnehin immer wieder darauf hinweisen, dass in der Homöopathie Substanzen verordnet werden, die ekelig sind. Dieser Einwand ist berechtigt. Die Ausgangssubstanzen sind tatsächlich manchmal gewöhnungsbedürftig. Aber erstens stellen diese Mittel nur einen Bruchteil der homöopathischen Arzneimittellehre dar, zweitens werden sie nur sehr selten verordnet und drittens sorgt die be-

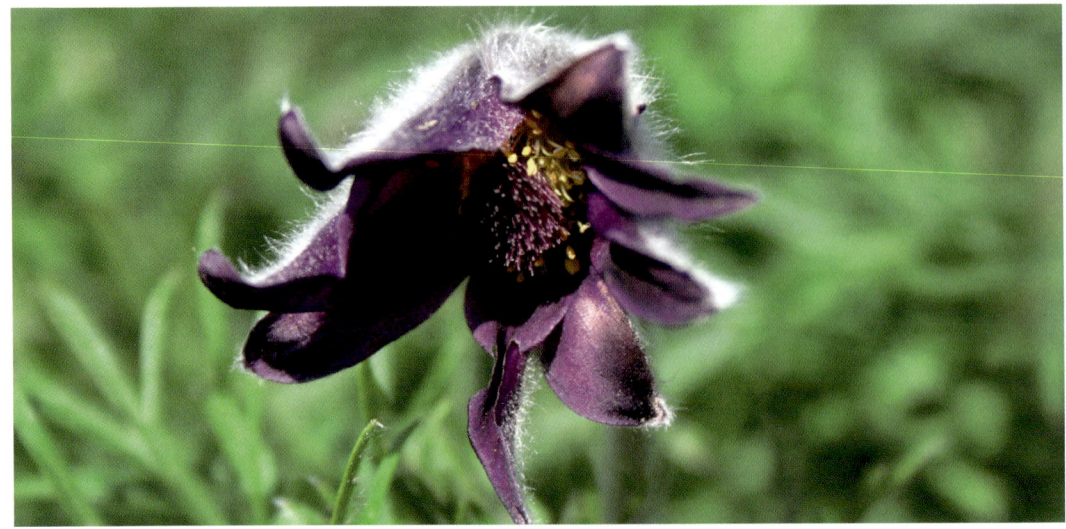

▶ **Abb. 3.3** Pulsatilla pratensis (Wiesenküchenschelle) ist eines der großen Akutmittel.

sondere Herstellung dafür, dass die korrekte Einnahme **unbedenklich** ist. Diese Herstellung – ein weiteres Angriffsziel der Kritiker – möchte ich Ihnen im Folgenden vorstellen.

Herstellung

Drei Grundsätze sind für die Herstellung homöopathischer Arzneien wichtig.
1. Die Ausgangssubstanz wird verdünnt.
2. Die Ausgangssubstanz wird mechanisch bearbeitet, also verrieben oder geschüttelt.
3. Die Herstellung geschieht schrittweise.

Sie können selbst eine Arznei herstellen. Besorgen Sie sich z.B. ein Fläschchen mit der Urtinktur von Pulsatilla pratensis (▶ Abb. 3.3). Ich würde Ihnen nicht raten, die Urtinktur selbst anfertigen zu wollen. Das wäre zu aufwendig. Die Urtinktur wird nach einem bestimmten Verfahren hergestellt, das – wie die Herstellung insgesamt – im Homöopathischen Arzneibuch (HAB) geregelt ist. Besorgen Sie sich außerdem 30 leere Fläschchen und etwas verdünnten Alkohol.

Nun geben Sie **einen Tropfen der Urtinktur** in ein leeres Fläschchen und fügen **99 Tropfen des Alkohols** hinzu. Anschließend **schütteln** Sie das Fläschchen **10-mal** kräftig, z.B. indem Sie es in die Faust nehmen und auf ein dickes Buch schlagen. Nachdem Sie geschüttelt haben, schreiben Sie auf die Flasche: Pulsatilla pratensis C 1. Aus dieser Lösung füllen Sie einen Tropfen in ein weiteres leeres Fläschchen, geben erneut 99 Tropfen Alkohol hinzu und schütteln erneut 10-mal stark. Sie erhalten Pulsatilla pratensis C 2. Davon geben Sie einen Tropfen in ein drittes Fläschchen, fügen 99 Tropfen Alkohol hinzu, schütteln 10-mal kräftig und erhalten Pulsatilla pratensis C 3. Davon geben Sie einen Tropfen – und so weiter, das ganze 30-mal bis zur C 30 (▶ Abb. 3.4). Bitte beachten Sie aber unbedingt, dass der Gesetzgeber verbietet, selbst hergestellte Arzneien an andere Menschen abzugeben!

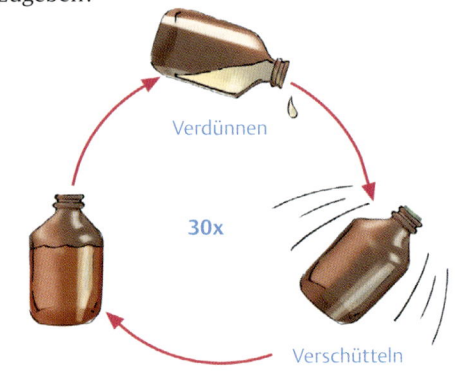

Verdünnen

30x

Verschütteln

▶ **Abb. 3.4** Grundprinzipien der Herstellung.

Die Herstellung von Substanzen, die man nicht wie die Pflanzen als Urtinktur erwerben kann, also z.B. Mineralien und Metalle, dauert länger und ist etwas komplizierter. Die drei Grundsätze – schrittweise Verarbeitung, Verdünnung und mechanische Bearbeitung – bleiben auch hier erkennbar. Aber anders als bei der flüssigen Urtinktur wird die Substanz zunächst **verrieben**, nicht verschüttelt. Das Ganze geschieht nach einem genau festgelegten Procedere und dauert drei Stunden: Ein Teil Ausgangssubstanz wird in drei Schritten insgesamt eine Stunde lang mit 99 Teilen Milchzucker verrieben. Davon wird ein Teil genommen und mit weiteren 99 Teilen Milchzuckern wiederum in drei Schritten eine Stunde lang verrieben. Hiervon wird wiederum ein Teil genommen und mit 99 Teilen Milchzucker zum letzten Mal eine Stunde lang verrieben. Die jetzt entstandene Mischung nennt man C3. Ein Teil dieses Pulvers löst man in 99 Teilen Alkohol auf, schüttelt kräftig, und nun geht es weiter wie oben bei der Urtinktur beschrieben.

Dieses Verfahren wurde etwas vereinfacht dargestellt, wobei das Wesentliche aber berücksichtigt wurde. Es gibt noch andere Formen der Zubereitung und kleine Feinheiten, auf die ich Sie hinweisen möchte, z.B. die ökonomische **Einglasmethode**. Hierbei benötigen Sie zur Herstellung einer C30 nur ein Fläschchen statt 30. Nach jeder neuen Potenzstufe wird das Fläschchen geleert. Die Flüssigkeit, die im Inneren verbleibt, weil sie an den Wänden haftet, entspricht dem Tropfen, den Sie bei der **Mehrglasmethode** von Fläschchen zu Fläschchen weiterreichen. Mit der Einglasmethode können Sie mit sog. Potenziermaschinen vergleichsweise einfach sehr hohe Potenzen herstellen.

Der Hauptunterschied zwischen den einzelnen Potenzen liegt aber woanders. Er liegt im Verdünnungsgrad. Die drei gebräuchlichen Verdünnungsgrade sind die C-, D- und Q-Potenzen.

C-Potenzen

C-Potenzen werden – wie oben beschrieben – im Verhältnis 1:100 verdünnt. Das C steht für das lateinische Zahlwort centesimus (= der Hunderste). C-Potenzen werden häufig in den Stufen C6 (6-mal 1:100 verdünnt und mechanisch bearbeitet), C12 (12-mal 1:100 verdünnt und mechanisch bearbeitet), C30, C200 und C1000 verordnet. Es gibt sogar noch höhere C-Potenzen, z.B. C10000 oder C100000. Für Anfänger reichen aber die genannten Stufen vollkommen aus. C-Potenzen wurden von Hahnemann entwickelt.

D-Potenzen

D-Potenzen werden im Verhältnis 1:10 verdünnt. Ansonsten ist die Herstellung identisch wie bei den C-Potenzen. Das D steht für das lateinische Zahlwort decimus (= der Zehnte). D-Potenzen werden meistens in niedrigeren Stufen verordnet, z.B. D2, D4, D6, D12, selten als D30 oder D200. D-Potenzen wurden unabhängig von Hahnemann entwickelt.

Q-Potenzen

Q-Potenzen gehen wiederum auf Hahnemann zurück. Sie werden im Verhältnis 1:50000 verdünnt. Das Q steht für das lateinische Zahlwort quinquagiesmillesimus (= der 50000.). So kompliziert wie der Name ist auch die Anwendung. Der Umgang mit C- und D-Potenzen ist deutlich leichter zu lernen, weshalb ich Sie nicht mit unnötigen Details der Q-Potenzen überfrachten möchte. Wichtig ist nur noch, dass sie auch unter der Bezeichnung **LM-Potenzen** erhältlich sind. LM wurde hergeleitet von L=50 und M=1000, steht also fälschlicherweise für 50000.

C oder D? Hoch oder tief?

Für Fortgeschrittene sind Q-Potenzen eine tolle Sache. Als Anfänger entscheiden Sie sich jedoch am besten zwischen D- und C-Potenzen und machen damit Ihre ersten therapeutischen Erfahrungen.

Kollegen, die sich der Homöopathie mit Haut und Haaren verschrieben haben, verwenden mei-

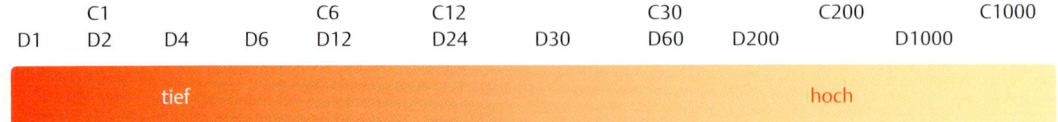

▶ **Abb. 3.5** Tief- und Hochpotenzen.

stens C-Potenzen. Kollegen, die die Homöopathie als Ergänzung favorisieren, neigen zur Verordnung von D-Potenzen, wobei Ausnahmen die Regel bestätigen. Dieser Unterschied ist historisch gewachsen. Hahnemann arbeitete mit C-Potenzen, erst seine Nachfolger experimentierten mit den D-Potenzen. Da sich manche der **Nachfolger** auch in anderen Punkten von Hahnemann entfernt hatten, und sie die Homöopathie nicht als alleinige Therapie, sondern neben anderen Verfahren ausübten, ergab sich diese Trennung im Laufe der Zeit.

Die Sache hat aber noch einen anderen, ganz pragmatischen Aspekt. D-Potenzen werden meistens als Tiefpotenz, C-Potenzen häufiger als Hochpotenz verordnet. Wo liegt der Unterschied? **Tiefpotenzen** sind solche, in denen noch Materie der Ausgangssubstanz vorhanden ist. In **Hochpotenzen** findet sich nur noch zufällig irgendein Molekül des ursprünglichen Stoffes. Geht man von den derzeit gültigen pharmakologischen Modellen aus, können sie deswegen keine Wirkung haben: Wo nichts ist, kann auch nichts wirken. In der Praxis macht man jedoch immer wieder die Erfahrung, dass mit dem „Nichts" erstaunlich viel bewirkt werden kann. Hochpotenzen scheinen eine Wirkung zu besitzen, die über den normalen Placeboeffekt hinausgeht. Deswegen sprechen Homöopathen überhaupt von „Potenzen". Es ist, als hätten die Ausgangssubstanzen durch den Bearbeitungsprozess an Kraft und Wirkung gewonnen. Diese Wirkungsverstärkung nimmt mit zunehmendem Verdünnungsgrad sogar noch zu. Eine C 200 wirkt intensiver als eine C 30.

Bei den C-Potenzen liegt die Grenze zwischen Tief- und Hochpotenz bei der C 12. Bei den D-Potenzen liegt die Schwelle bei der D 24 (▶ Abb. 3.5). Im Tiefpotenzbereich steht Ihnen also mit den D-Potenzen eine größere Auswahl zur Verfü-

gung. Pragmatisch ist es daher, wenn Sie sich im **Tiefpotenzbereich** für D- und im **Hochpotenzbereich** für C-Potenzen entscheiden.

Vielleicht ist es aber wahr

Mir ist bewusst, dass viele von Ihnen Vorbehalte gegen die niedrigen Dosierungen der Homöopathie haben werden, insbesondere gegen Hochpotenzen. Es widerspricht allen unseren sonstigen wissenschaftlichen Erkenntnissen, dass durch die einfache Prozedur von Verdünnen und Schütteln spezifische Kräfte freigesetzt werden. Den meisten Therapeuten, die aus der konventionellen Medizin kommen, würde der Zugang zur Homöopathie leichter fallen, wenn diese merkwürdigen Zubereitungen nicht wären.

Ich kann und möchte dieses Problem nicht unter den Teppich kehren und werde deswegen auf die Hochpotenzen und den damit verbundenen Streit in ▶ **Kapitel 10** zurückkommen. Dort werde ich Ihnen gute und schlechte Argumente vorstellen und den aktuellen Forschungsstand skizzieren. Um es vorweg zu nehmen: auch dort werde ich nicht behaupten, dass die Wirkung von Hochpotenzen bewiesen ist. Die Wirkung der Homöopathie *insgesamt* ist gut dokumentiert – ob Hochpotenzen jedoch eine *spezifische* Wirkung haben, ist noch offen. Mit diesem Dilemma werden Sie leben müssen, wenn Sie homöopathisch arbeiten und dabei **Hochpotenzen** einsetzen. Und das werden Sie früher oder später. Sie werden merken, dass Tiefpotenzen wirken und werden sich schrittweise an die höheren Potenzen herantasten. Irgendwann werden Sie eine C 30 geben und erstaunt sein, was passiert. Sie werden die Erfahrung machen, dass da nichts drin ist, aber viel dran. Und von da an werden Sie bei Misserfolgen lieber das Mittel wechseln, als auf Tiefpotenzen zurückzugreifen.

Bis dahin bitte ich Sie, Ihren skeptischen Gedanken das entgegenzuhalten, was Rabbi Levi Jizchak einem Aufklärer entgegengehalten hat. Martin Buber erzählt diese Geschichte in seinen *Erzählungen der Chassidim* (S. 362 f.):

„Einer der Aufklärer, ein sehr gelehrter Mann, der vom Rabbi gehört hatte, suchte ihn auf, um auch mit ihm, wie er es gewohnt war, zu disputieren und seine rückständigen Beweisgründe für die Wahrheit des Glaubens zuschanden zu machen. Als er die Stube des Rabbis betrat, sah er ihn mit einem Buch in der Hand in begeistertem Nachdenken auf und nieder gehen. Des Ankömmlings achtete er nicht. Schließlich blieb er stehen, sah ihn flüchtig an und sagte: „Vielleicht ist es aber wahr." Der Gelehrte nahm vergebens all sein Selbstgefühl zusammen – ihm schlotterten die Knie, so furchtbar war der Rabbi anzusehen, so furchtbar sein schlichter Spruch zu hören."

Die Homöopathie ist keine Religion, und es geht auch nicht um die letzten Dinge, sondern um Krankheit und Gesundheit. Ihnen sollen auch nicht die Knie schlottern. Trotzdem gefällt mir jene **Vielleicht-ist-es-aber-wahr-Haltung** sehr gut. Sie ermöglicht eine offene Haltung gegenüber den Hochpotenzen, ohne den **Zweifel**, der von ganz alleine aufkommt, unterdrücken zu müssen.

Verordnung

Globuli rund um den Globus

Oben haben Sie gesehen, wie man eine Arznei bis zur C 30 herstellt. Am Ende gab es ein Fläschchen, das die potenzierte Flüssigkeit enthielt. Nun können Sie diese Flüssigkeit in Tropfenform Ihren Patienten verordnen. Diese sog. **Dilution** ist bei Tiefpotenzen sehr beliebt, bei Hochpotenzen allerdings die Ausnahme.

Hochpotenzen werden meistens als **Globuli** verordnet. Diese Kügelchen sind zu einem Markenzeichen der Homöopathie geworden. Je nach

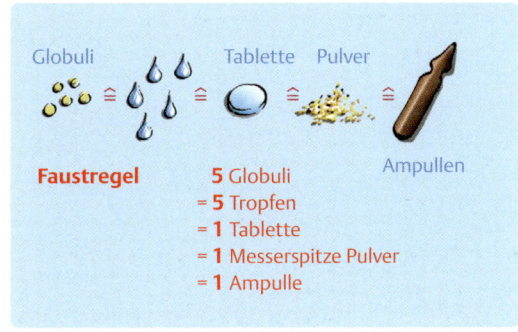

▶ **Abb. 3.6** Darreichungsformen

Arzneimittelhersteller werden sie zwischen Mohnsamen- und Erbsengröße angeboten. Die Herstellung ist einfach: Die Globuli werden industriell aus **Rohrzucker** angefertigt und mit der Arzneiflüssigkeit (z.B. mit Pulsatilla pratensis C 30) imprägniert. Anschließend werden sie getrocknet und in Fläschchen verpackt. So können viele Globuli mit vergleichsweise wenig Flüssigkeit benetzt werden – ein ökonomischer Gewinn, den sich schon Hahnemann zu Nutze machte.

Kurz zur Terminologie: Ein **Globus** ist eine Kugel, ein Globulus ist ein Kügelchen, und mehrere Kügelchen heißen **Globuli**. Es wäre also falsch zu sagen, „Bitte nehmen Sie morgens und abends fünf Globulis." Ebenso furchtbar klingt: „Ich gebe meinen Patienten immer nur ein einziges Globuli".

Neben den Globuli und den Dilutionen gibt es homöopathische Arzneien noch in Tabletten-, Pulver- und Ampullenform (▶ Abb. 3.6). Die beiden letztgenannten Darreichungsformen werden jedoch nur selten verwendet.

Für welche Zubereitungsform Sie sich entscheiden, ist reine Geschmackssache. Ich bevorzuge Globuli. Sie enthalten im Gegensatz zu den Dilutionen keinen Alkohol und sind daher auch für Säuglinge, Kinder und alkoholkranke Menschen geeignet. Am einfachsten ist es, wenn der Patient drei bis fünf Globuli direkt unter seine Zunge legt. Dazu kann man die Kügelchen auf einen Plastiklöffel legen oder aus einem Briefumschlag direkt in den Mund schütten. Solche **Arzneibriefchen** kann man beim Versandhandel

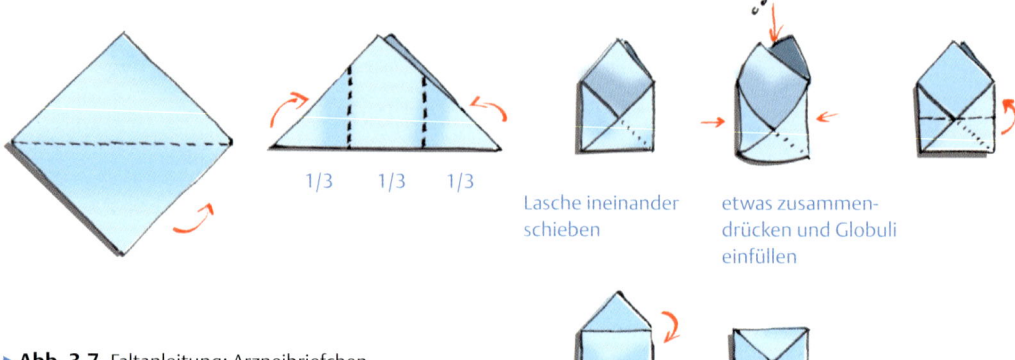

1/3   1/3   1/3

Lasche ineinander schieben

etwas zusammen-drücken und Globuli einfüllen

▶ **Abb. 3.7** Faltanleitung: Arzneibriefchen.

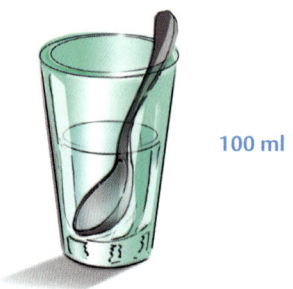

100 ml

▶ **Abb. 3.8** Lösung herstellen.

bestellen oder aus einem quadratischen Papier selbst falten (▶ Abb. 3.7).

Eine weitere gute Möglichkeit ist es, die Globuli in einem Plastikbecher mit etwa 100 ml Wasser **aufzulösen** (▶ Abb. 3.8). Von dieser Lösung kann der Patient dann drei- bis sechsmal pro Tag einen Schluck trinken. Beim ersten Mal reicht es, wenn sich die Kügelchen aufgelöst haben. Vor den nächsten Malen muss allerdings gut umgerührt werden, „so als ob Sie Kohlensäure aus einem Getränk herauskleppern". Dazu mehr in den ▶ Kapiteln 4 und 8.

Arzneimittelhersteller

Homöopathische Arzneien sind in Deutschland über jede Apotheke gut beziehbar. Aber nicht jeder Hersteller bietet alle Arzneien in allen Potenzen an. Manchmal muss man sich deswegen an die Hersteller direkt oder an Firmen im Ausland wenden.

Literatur

Buber M: Die Erzählungen der Chassidim. München: Manesse; 1990.

Choudhury H: LM-Potenzen in der Homöopathie. Theorie und Praxis. Heidelberg: Haug; 2004.

Dellmour F: Homöopathische Arzneimittel. Geschichte, Potenzierungsverfahren, Darreichungsformen. Österreichische Gesellschaft für Homöopathische Medizin. Wien: ÖGHM; 1992.

von Keller G: Über Hochpotenzen. Zeitschrift für Klassische Homöopathie. 1988; 32: 163–172.

Michalak M: Das homöopathische Arzneimittel: von den Anfängen bis zur industriellen Fertigung. Stuttgart: Wissenschaftliche Verlagsgesellschaft; 1991.

Deutschland

ARCANA Arzneimittel-Herstellung
Dr. Sewerin GmbH & Co. KG
Austernbrede 7–9
33330 Gütersloh
Tel.: 05241 93010
www.arcana.de

Deutsche Homöopathie-Union
(DHU)
Ottostraße 24, 76227 Karlsruhe
Tel.: 0721 409301, www.dhu.de

Dr. Zinsser Neckartor Apotheke
Neckargasse 22, 72070 Tübingen
Tel.: 07071 24494
www.zinsser.de

Homöopathisches Labor Gudjons
Brita Gudjons, Höfatsweg 21
86391 Stadtbergen-Deuringen
Tel.: 0821 4447877
www.gudjons.com

Spagyros GmbH
Karlstraße 2
66424 Homburg-Saar
Tel.: 06841 9349545
www.spagyros.de

Staufen-MP GmbH & Co. KG
Bahnhofstraße 33–35+40
73033 Göppingen
Tel.: 07161 676-0
www.staufen-mp.de

Österreich

HOMOEOCUR
Vinzenziplatz 10, A-2070 Retz
www.homeocur.com

Remedia Homöopathie
Hauptstraße 4, A-7000 Eisenstadt
www.remedia.at

Spagyra
Marktplatz 5a, A-5082 Grödig
www.spagyra.at

Schweiz

Homöosana
SHI Homöopathie AG
Steinhauserstraße 51
CH-6300 Zug
www.shi.ch/hosana/index.html

Laboratoire homéopathique
Schmidt-Nagel
Rue du Pre-Bouvier 27
CH-1217 Meyrin/Genève
www.schmidt-nagel.ch

Spagyros AG, Tannackerstrasse 7
CH-3073 Gümligen
www.spagyros.ch

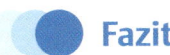 **Fazit**

- Homöopathie ist eine medikamentöse Therapie.

- Grundsätzlich kann jede Substanz zur homöopathischen Arznei werden, wenn sie zuvor geprüft wurde.

- Homöopathische Arzneien stammen aus verschiedenen Bereichen, am häufigsten aus dem Pflanzenreich, gefolgt von Mineralien und Metallen.

- Nosoden sind homöopathisch zubereitete Krankheitsprodukte.

- Die Herstellung homöopathischer Arzneien geschieht durch stufenweise Verdünnung mit mechanischer Bearbeitung.

- Am wichtigsten sind C-Potenzen (Verdünnungsgrad je Bearbeitungsschritt 1:100) und D-Potenzen (1:10).

- Die Potenz wird durch einen Buchstaben für die Verdünnungsreihe und die Zahl der Bearbeitungsschritte gekennzeichnet (z.B. D6 = 6-mal 1:10 verdünnt und zwischenzeitlich verschüttelt).

- Tiefpotenzen enthalten noch Materie des Ausgangsstoffes, Hochpotenzen (ab D24 bzw. C12) nicht mehr.

- Im Tiefpotenzbereich empfehlen sich D-Potenzen, im Hochpotenzbereich C-Potenzen.

- Globuli können trocken oder in Wasser aufgelöst gegeben werden.

4 – Kleine Homöopathie

Am Ende dieses Kapitels sollen Sie die ersten Patienten homöopathisch behandeln können. Sie werden drei verschiedene Wege kennenlernen, die Kleine Homöopathie in Ihre Praxis zu integrieren.

Im Zentrum steht das Arbeiten mit bewährten Indikationen. Dazu ist es nötig, während der Anamnese besonders auf die individuellen Feinheiten der Erkrankung zu achten. Anschließend wählen Sie das Mittel aus, dass diese Beschwerden am ähnlichsten hervorrufen kann. Um Ihnen die Arbeit zu erleichtern, gibt es therapeutische Leit-

fäden, in denen zu verschiedenen Krankheiten jeweils mehrere Mittel notiert sind, die bei dieser Krankheit erfahrungsgemäß am häufigsten eingesetzt werden.

Am Rande gehe ich auf das Krankheitsverständnis ein, dass der Kleinen Homöopathie zugrunde liegt. Dort behandeln wir weder Krankheiten noch kranke Menschen, sondern Menschen mit Krankheiten. Deswegen ist die Kleine Homöopathie eine patientenzentrierte Medizin, die dennoch mit der herkömmlichen Krankheitslehre gut vereinbar ist.

Hineingleiter und Reinspringer

Wenn Sie am Strand liegen und beobachten, wie die Menschen im Meer schwimmen gehen, können Sie zwei Typen unterscheiden: Hineingleiter und Reinspringer. Hineingleiter stehen zunächst bis zu den Knien im Meer. Unter langsam tastender Vorwärtsbewegung schöpfen sie sich Wasser auf die Arme, auf den Rücken und zuletzt auf den Bauch. Dann lassen sie sich mit erhobenem Haupt ins Meer hineingleiten.

Reinspringer kommen über den Strand gerannt und hechten kopfüber in die Fluten.

Wie Sie die Homöopathie in Ihrer Praxis umsetzen, hängt davon ab, ob Sie Hineingleiter oder Reinspringer sind. Wenn Sie ein Reinspringer sind, möchten Sie gerne sofort voll und ganz in die Homöopathie eintauchen, Sie möchten sich nicht erst langsam und vorsichtig herantasten, sondern von Anfang an *richtig* homöopathisch behandeln, und zwar nach allen Regeln der Kunst. Das ist legitim. Aber seien Sie bitte vorsichtig. Ein Kopfsprung in unbekannte Gewässer kann gefährlich sein (▶ Abb. 4.1). Die hohe Schule der Homöopathie ist nicht ganz einfach zu erlernen. Es könnte sein, dass Sie nach einigen gescheiterten

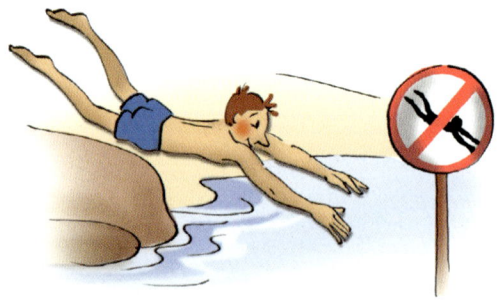

▶ **Abb. 4.1** „Reinspringer"

Versuchen frustriert aufgeben. Oder es könnte Ihnen wie dem Kollegen ergehen, den ich einmal auf einem Seminar getroffen habe. Dieser Kollege hatte mehrere Jahre lang die theoretischen und praktischen Grundlagen der Homöopathie intensiv studiert. Am Ende war er so eingeschüchtert, dass er sich nicht traute, seinen ersten Patienten homöopathisch zu behandeln: „Ich weiß noch zu wenig, ich bin noch nicht so weit."

Deswegen empfehle ich Ihnen, in die Homöopathie **hineinzugleiten** (▶ Abb. 4.2). Fangen Sie langsam an, Schritt für Schritt. Beginnen Sie nicht mit der Behandlung eines seit vierzig Jahren bestehenden Kopfschmerzes oder einer hartnäckigen Angsterkrankung, sondern mit einfachen Fällen.

In diesem Kapitel möchte ich Ihnen drei Möglichkeiten vorstellen, wie Sie die Homöopathie in Ihre Praxis integrieren können, ohne den Praxisablauf allzu sehr ändern zu müssen.

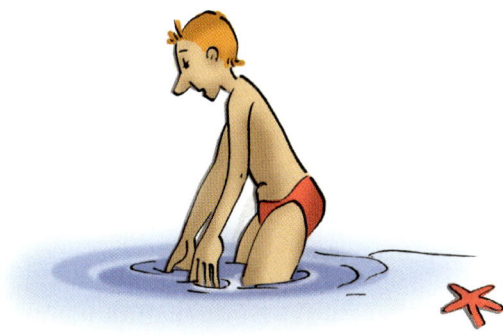

▶ **Abb. 4.2** „Hineingleiter"

Erste Möglichkeit: Bewährte Indikationen

Die beste Möglichkeit, die Homöopathie in die Praxis umzusetzen und erste Erfahrungen mit dieser Methode zu sammeln, ist das Arbeiten mit **bewährten Indikationen** bei akuten Krankheiten. Im zweiten Teil dieses Buches (▶ ab S. 134) finden Sie einige **Beispiele** für häufige Probleme der täglichen Praxis, z.B. grippale Infekte oder Magen-Darm-Katarrhe. Zu jeder Indikation sind mehrere Arzneien angegeben. Die Arzneien sind so ausgewählt, dass Sie mit ihnen die meisten Fälle behandeln können. Es handelt sich also um bewährte Arzneien, die oft zur Behandlung der jeweiligen Indikation eingesetzt werden.

Wichtig: Die Diagnose führt Sie noch nicht zum richtigen Mittel – es gibt keine 1:1-Entsprechung von Diagnose und Arznei. Die Diagnose führt Sie lediglich zu einer **Vorauswahl** verschiedener Arzneien. Ihre Aufgabe ist es, die am besten passende, die richtige herauszusuchen. Dazu sind Differenzierungen angegeben (▶ Abb. 4.3).

Was müssen Sie tun, was müssen Sie anders machen als bisher? Gehen Sie wie folgt vor:

● zuhören
● fragen
● untersuchen
● nachlesen
● nachfragen
● verordnen

Das dürfte für Sie nichts Neues sein. Ungefähr so werden Sie schon immer vorgegangen sein, egal welche medikamentöse Therapie sie bisher angewendet haben. Zuerst hören Sie zu, dann präzisieren Sie Ihren Eindruck durch Nachfragen und durch körperliche und manchmal auch technische Untersuchungen, und am Ende verordnen Sie ein Medikament. Das alles ist **Routine**. Manchmal jedoch sind Sie unsicher und müssen vorher noch einmal etwas nachschlagen oder Sie fragen noch einmal gründlich nach den näheren Umständen der Beschwerden.

Und genau das ist der Punkt, in dem sich die Arbeit mit bewährten Indikationen von der konventionellen Alltagspraxis unterscheidet. Als Anfänger werden Sie nicht nur manchmal, sondern fast immer **nachlesen** und **nachfragen** müssen.

Ein Beispiel für dieses unterschiedliche Vorgehen: Frau Meyer kommt zu Ihnen und schildert,

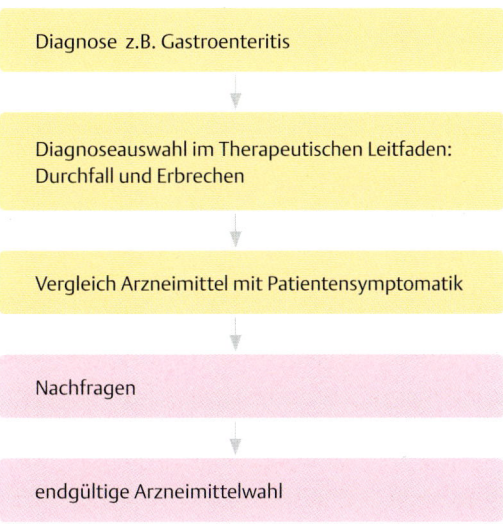

▶ **Abb. 4.3** Ablauf Arbeit mit therapeutischem Leitfaden.

dass sie seit zwei Tagen an Durchfall und Übelkeit leide.

● **Früher** stellten Sie einige Fragen, z.B. nach Umgebungsinfektionen, Temperaturerhöhung und Bauchschmerzen, vielleicht auch nach Auslandsaufenthalten und der Beschaffenheit des Stuhls. Dann tasteten Sie den Bauch der Patientin ab, und wenn Sie zu der Überzeugung gekommen waren, dass es sich um eine banale Gastroenteritis handelt, verordneten Sie ihr entweder sog. Hausmittel oder Sie stellten ein Kassenrezept über Metoclopramid bzw. ein Privatrezept über Loperamid aus oder Sie erklärten ihr, dass die Beschwerden auch ohne Therapie innerhalb weniger Tage vorübergehen würden.

● **Jetzt** stellen Sie zwar dieselben Fragen wie zuvor, schon alleine um einen abwendbaren gefährlichen Verlauf auszuschließen. Aber Sie fragen noch mehr. Ihre wichtigste Frage lautet: *Wie sind Ihre Beschwerden genau?* Sie interessieren sich plötzlich für die Feinheiten, die **individuellen Besonderheiten**. Sie horchen auf, wenn Frau Meyer von brennenden Schmerzen spricht, wenn sie von einer Verschlimmerung nach Mitternacht berichtet und von großem Durst auf kleine Schlucke. Sie freuen sich, wenn es einen Umstand gibt, der die Symptome eindeutig verbessert oder verschlechtert. Das, was Sie vorher unerheblich fanden, weil es für die konventionelle Therapie nicht wichtig war, wird jetzt ganz besonders wichtig, weil es auf das richtige Arzneimittel hinweisen kann. Besonderes Augenmerk richten Sie auf folgende Fragen, die von vielen Patienten ohnehin spontan beantwortet werden (▶ vgl. Kapitel 6):

– Gibt es einen Auslöser für die Erkrankung? (z.B. Durchnässung, Überanstrengung, Ärger oder Liebeskummer)
– Was macht die Beschwerden schlechter? Was macht sie besser?
– Wie fühlen sich die Beschwerden genau an?
– Wann treten die Symptome auf?
– Gibt es Begleitbeschwerden?
– Welchen Einfluss hat die Erkrankung auf den Gemütszustand?

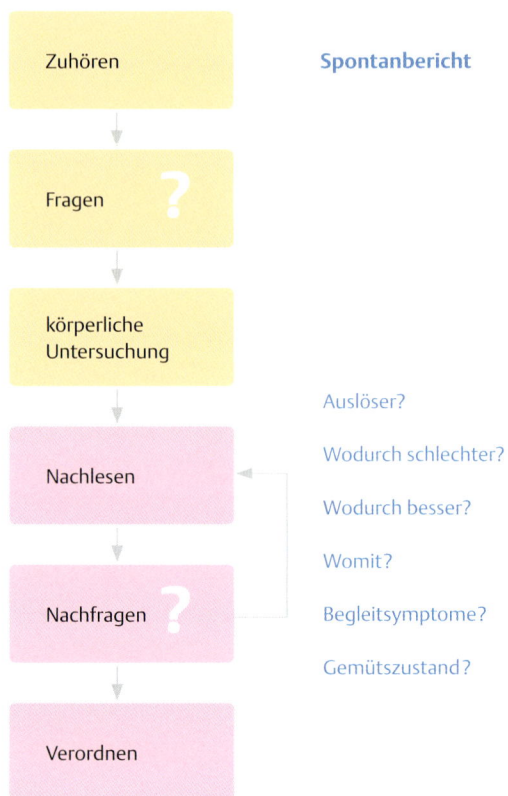

▶ **Abb. 4.4** Anamnese und Mittelfindung.

Nach der Anamnese untersuchen Sie Frau Meyer wie bisher, Sie tasten den Bauch ab, messen den Blutdruck usw. Während sich die Patientin anzieht, nutzen Sie die Zeit und überfliegen die Arzneien im zweiten Teil dieses Buches oder in einem der unten angeführten Bücher. Vielleicht haben Sie nun noch ein oder zwei Fragen, um die passende Arznei auswählen zu können (▶ Abb. 4.4).

Statt eines Standardrezepts über Metoclopramid oder Loperamid verordnen Sie nun ein **individuell** ausgewähltes Mittel. Zum Schluss erklären Sie Ihrer Patientin, dass es sich um eine harmlose Magen-Darm-Verstimmung handelt, deren Krankheitsverlauf durch das homöopathische Medikament abgekürzt werden soll.

Ein **Beispiel**: Frau Meyer berichtet über heftigen Durchfall und etwas Übelkeit seit zwei Tagen. Der Durchfall ist außerordentlich schwächend, sodass sie ganz erschöpft in Ihre Praxis kommt. Sie verspürt einen brennenden Durst auf kleine Schlückchen Wasser. Auch die Schmerzen im Bauch und am After fühlen sich brennend an. Kälte verschlechtert alles, sie muss es ganz warm haben. Wie gehen Sie nun vor? Zuerst suchen Sie im zweiten Teil die passende Diagnose aus, in diesem Fall also „Durchfall und Erbrechen" (▶ S.149) unter Magen-Darm-Trakt. Dann lesen Sie alle bewährten Arzneimittel durch und suchen die aus, die die ähnlichsten Beschwerden erzeugen kann. Die geschilderte Symptomatik wird am besten von Arsenicum album abgedeckt. Dort finden Sie die starke Erschöpfung, die brennenden Schmerzen, den brennenden Durst auf kleine Schlückchen und die Besserung durch Wärme wieder. Kein anderes Medikament passt so gut wie dieses. (Nebenbei: Brennende Schmerzen, die sich durch Kälte verschlechtern und durch Wärme bessern, sprechen meistens gut auf Arsenicum album an.) Wenn Sie das Arzneimittelbild durchlesen, werden Sie finden, dass dort auch etwas von Unruhe und Ängstlichkeit steht. Frau Meyer jedoch ist weder unruhig noch ängstlich. Lassen Sie sich davon nicht stören. Das Arzneimittel soll alle wichtigen Beschwerden des Patienten abdecken. Ihr Patient muss andererseits nicht alle Symptome der Arznei aufweisen (▶ Abb. 4.5).

Wenn Sie Erfahrung im Umgang mit bewährten Indikationen haben, wird eine solche Konsultation kaum länger dauern als bisher. Sie werden nur auf andere Dinge achten. Das, was Sie bisher überhört haben, weil es für die Krankheitsdiagnose unwichtig war, wird Sie jetzt umso mehr interessieren, weil es Ihre Arzneimittelwahl beeinflusst. Sie arbeiten also weiter wie bisher, achten aber verstärkt auf die Feinheiten, auf die individuellen Symptome und deren Nuancen. Um daraufhin das richtige Arzneimittel zu finden, werden Sie anfangs meistens nachlesen müssen. Dafür benötigen Sie geeignete Arbeitsmittel.

Arbeitsmittel – Literatur

Für Ihre allerersten homöopathischen Gehversuche brauchen Sie nur dieses Buch, das ja im zweiten Teil auch häufige Indikationen und gute Einsatzmöglichkeiten enthält. Mit der Zeit werden Sie jedoch merken, dass Sie mit den Angaben im hinteren Teil nicht immer auskommen, und Sie werden sich mehr Informationen wünschen.

Dafür kommen zwei Arten von Büchern in Frage: Sie sollten sich zum einen eine kleine Arzneimittellehre anschaffen, in der die Wirkungen der häufigsten Mittel kompakt beschrieben wird. Zum anderen brauchen Sie einen therapeutischen Leitfaden, der umfangreicher ist als der im zweiten Teil dieses Buches. Beide Buchsorten bietet der Markt in Hülle und Fülle. Um Ihnen die Auswahl etwas zu erleichtern, möchte ich gerne von jeder Sorte einige Exemplare vorstellen.

Therapeutische Leitfäden

Gawlik W: 275 bewährte Indikationen aus der homöopathischen Praxis. 3., überarbeitete Aufl. Stuttgart: Hippokrates; 2006. Etwas handlicher als das Buch von Köhler (s.u.). **Eine Vielzahl an Diagnosen mit unzähligen Geheimtipps, geschrieben vom inzwischen verstorbenen „Nestor der deutschsprachigen Homöopathie".**

Dorcsi M: Bewährte Indikationen der Homöopathie. Nach Vorträgen und Vorlesungen von Prof.

Symptome der Arznei

Symptome des Patienten

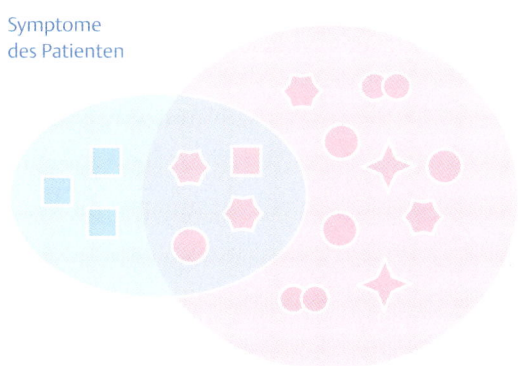

▶ **Abb. 4.5** Arznei- und Patientensymptome.

Dr. med. Mathias Dorcsi, Wien. Bearbeitet von Dr. med. Margaretha Frey, Salzburg. Karlsruhe: Deutsche Homöopathie-Union; 1992. **Die von dem österreichischen Homöopathen Mathias Dorcsi begründete „Wiener Schule" besticht durch ihre Praxisnähe.**

Köhler G: Lehrbuch der Homöopathie. Band II: Praktische Hinweise zur Arzneiwahl. 6., durchgesehene Aufl. Stuttgart: Hippokrates; 2004. **Eines der umfangreichsten Bücher zu diesem Thema, geschrieben von einem der wichtigsten deutschsprachigen Homöopathen des letzten Jahrhunderts. Das Buch ist sehr ausführlich, sodass der Anfänger sich erst einmal einlesen muss.**

Lang E: Homöopathische Differenzialdiagnose bei akuten Erkrankungen. Eine tabellarische Übersicht bewährter Indikationen. Stuttgart: Hippokrates; 2007. **Die tabellarische Übersicht erleichtert die Differenzialdiagnose. Zum Lernen ist das Buch allerdings weniger gut geeignet.**

Kruzel T: Homöopathische Akutbehandlung. 3., überarbeitete und erweiterte Aufl. Stuttgart: Haug; 2006. **Übersichtliche Darstellung, ergänzt durch Vorschläge zur Führung des Falles (die mit etwas Vorsicht zu genießen sind).**

Wiesenauer M: Homöopathie Quickfinder. Der schnelle Weg zum richtigen Mittel. 8. Aufl. München: Gräfe und Unzer; 2007. **Ein Buch, das sich vornehmlich an Laien wendet. Auch wenn es sich weniger gut zum Nachschlagen in der Praxis eignet, enthält es dennoch zahlreiche wertvolle Tipps.**

Arzneimittellehren

Nash EB: Leitsymptome in der homöopathischen Therapie. Neuübersetzung. Stuttgart: Haug; 2004. *Die* klassische Arzneimittellehre. Nash war ein großer amerikanischer Homöopath gegen Ende des 19. Jahrhunderts. Seine Leitsymptomsammlung ist flüssig geschrieben und dennoch ausführlich und alles andere als oberflächlich.

„Der Nash" gehört in jede homöopathische Bibliothek!

Allen HC: Leitsymptome homöopathischer Arzneimittel. Hrsg. v. Manfred von Ungern-Sternberg. 4. Aufl. München: Urban und Fischer; 2005. **Eine gute Ergänzung zum Nash. Hier werden die Leitsymptome nicht wie dort im Fließtext beschrieben, sondern nach einem Kopf-zu-Fuß-Schema in Reih und Glied präsentiert. Zum Auswendiglernen ist sie daher etwas besser geeignet.**

Voegeli A: Leit- und wahlanzeigende Symptome in der Homöopathie. 6., überarbeitete Aufl. Stuttgart: Haug; 2004. **Die knappste Darstellung der wichtigsten Symptome. Ich habe mir dieses Buch vor zwanzig Jahren mit Hilfe eines Kopierers auf Reclam-Format verkleinert, sodass ich es ständig bei mir führen konnte. Inzwischen ist das Original ebenso zerlesen wie die Kopie.**

Wiesenauer M, Elies M: Praxis der Homöopathie. Eine praxisbezogene Arzneimittellehre. 4. Aufl. Stuttgart: Hippokrates; 2004. **Hier finden Sie auch Informationen zu Arzneien wie Okoubaka aubrevillei, die in fast allen anderen Arzneimittellehren unberücksichtigt bleiben. Sehr solide und praxisnah.**

Wischner M: Materia medica für Anfänger. 42 wichtige homöopathische Mittel. Essen: KVC; 2005. **Die günstigste Materia medica für den Anfang. Ich habe versucht, die am häufigsten verordneten Arzneien so übersichtlich wie möglich zu beschreiben, und dabei sowohl auf akute als auch auf chronische Aspekte einzugehen. Einen Auszug zu Nux vomica lesen Sie auf S. 56.**

Dosierung und Potenzwahl

Leider gibt es **kein Patentrezept**, wie Sie homöopathische Arzneien am besten dosieren. Deswegen ist die Potenzwahl auch ein klein wenig Geschmackssache. Wenn Sie hohen Potenzen kritisch gegenüberstehen, beginnen Sie am besten mit der Verordnung von Tiefpotenzen (▶Abb. 4.6). Halten Sie sich an die Dosierungsempfehlungen im zweiten Teil dieses Buches. Alternativ dazu können Sie eine C30 in Wasser aufgelöst verordnen. Je nach Schwere der Erkrankung kann dann 3–6-mal pro Tag ein Schluck aus dem Becher genommen werden, nachdem zuvor jedes Mal kräftig umgerührt wurde. Mehr dazu in ▶ Kapitel 8.
Wichtig: Die Arneien sollten auf nüchternen Magen eingenommen werden, also etwa eine Stunde vor bzw. nach dem Essen.

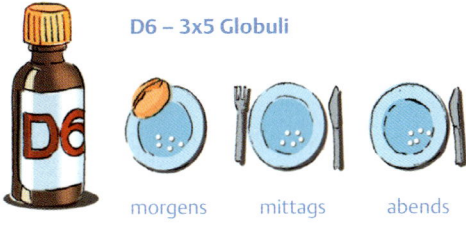

D6 – 3x5 Globuli

morgens   mittags   abends

▶**Abb. 4.6** Dosierung und Einnahmerhythmus.

Der feine Unterschied

Bevor ich Ihnen zwei weitere, noch einfachere Möglichkeiten aufzeige, wie Sie die Homöopathie in Ihre Praxis integrieren können, möchte ich noch auf einige Fragen eingehen, die sich an dieser Stelle aufdrängen. Woran leidet Frau Meyer? Und behandeln wir Krankheiten? Oder kranke Menschen? Oder behandeln wir Menschen mit Krankheiten? Ich möchte Ihnen einen weitschweifigen medizintheoretischen Exkurs ersparen. Aber das, worum es mir geht, möchte ich kurz andeuten. Es geht darum, woran unse-

re Patienten leiden und wie wir als Therapeuten damit umgehen.

In vielen Einführungen zur Homöopathie lesen Sie ungefähr Folgendes: Die konventionelle Medizin konzentriert sich zu sehr auf die Krankheit und zu wenig auf den Kranken. Die Therapie richtet sich nach dem Namen der Krankheit, nicht nach den Beschwerden des Patienten. Die konventionelle Therapie gleicht daher einem **Anzug von der Stange**. In der Homöopathie hingegen weiß man, dass es keine Krankheiten, sondern nur kranke Menschen gibt. Hier wird der individuelle Mensch behandelt, die Diagnose der Krankheit spielt keine Rolle. Die homöopathische Behandlung gleicht daher einem **Maßanzug**.

Ich halte diese Darstellung für verzerrt. Sie wird weder der konventionellen Medizin noch der Homöopathie gerecht. Es stimmt zwar, dass sich in der konventionellen Medizin der Blick auf das richtet, was alle Kranken mit einer Gastroenteritis gemeinsam haben: Durchfall und Erbrechen. Die individuellen Schattierungen des Leidens, die feineren Nuancen haben keine therapeutische Konsequenz. Deswegen fallen Sie während der Konsultation gerne unter den Tisch. Und es stimmt auch, dass diese Sichtweise die Gefahr birgt, den Menschen, der vor uns sitzt, aus dem Blickfeld zu verlieren. Der Vorwurf aber, dass die konventionelle Medizin den Kranken grundsätzlich vergesse und nur noch die Krankheit sehe, ist überzogen. Man kann gar nicht ausschließlich eine Krankheit behandeln, da es keine für sich bestehenden Krankheiten gibt. Krankheiten treten nur bei individuellen Menschen oder anderen Lebewesen auf, Krankheiten brauchen einen Träger. Diesen Träger muss man immer in sein Behandlungskonzept einbeziehen. Und dennoch steckt in dem Vorwurf, die konventionelle Medizin behandele nur Krankheiten, ein wahrer Kern: Dem Menschen, der an der Erkrankung leidet, wird allzu häufig nicht genug Beachtung geschenkt.

Aber auch die Reaktion auf diese Sichtweise halte ich für falsch. Der Satz „Es gibt keine Krankheiten, es gibt nur kranke Menschen" zielt an der medizinischen Realität vorbei. Es ist unvernünftig zu sagen, dass ein Patient mit Tuberkulose an einer einmaligen Erkrankung leidet, die nur er so durchmacht und die deswegen keiner näheren Diagnostik bedarf. Es macht schließlich einen großen Unterschied, ob wir es bei einem Husten mit einer Tuberkulose, einem Bronchialkarzinom oder einer chronischen Bronchitis zu tun haben. Es ist deswegen nicht sinnvoll, sich nur auf die individuelle Symptomatik zu konzentrieren.

Die Homöopathie, die ich Ihnen vorstellen möchte, geht in dieser Frage den **Mittelweg**. Sie behandelt weder Krankheiten noch kranke Menschen, sondern **Menschen mit Krankheiten** (▶ **Abb. 4.7**). Denn unsere Patienten leiden sowohl an dem gemeinsamen Nenner einer Krankheit als auch an der individuellen Schattierung ihrer Symptome. Deswegen nimmt die Homöopathie es gerade auch mit den feinen Nuancen sehr genau, vermutlich sogar genauer als alle anderen Therapien. Frau Meyer leidet schließlich nicht an irgendeiner, sondern an *ihrer* Form einer Gastroenteritis. Es gibt unzählige andere Verlaufsformen: Bei einem Patienten werden die Beschwerden schlechter morgens nach dem Erwachen, der nächste leidet unter Bauchschmerzen, die sich durch Wärme und starken Druck bessern lassen, der dritte verträgt keinerlei Essensgerüche und der vierte ist während der Erkrankung und entgegen seiner sonstigen Neigung so reizbar, dass ihn sogar die Fliege an der Wand stört.

Allgemein ausgedrückt: Frau Meyer leidet an einer Gastroenteritis mit individueller Ausprägung. Homöopathisch kann man das noch etwas anders formulieren. Homöopathisch betrachtet leidet Frau Meyer an einer **Arsenicum-album-Gastroenteritis** (weil Arsenicum album ganz ähnliche Beschwerden bei Gesunden hervorrufen kann). Es gibt daneben noch eine Nux-vomica-Gastroenteritis, eine Pulsatilla-pratensis-Gastroenteritis und viele andere mehr.

Aus dieser Perspektive ist die Homöopathie eine äußerst **patientenzentrierte** Medizin, die dennoch mit der herkömmlichen Krankheitslehre gut vereinbar ist. Das macht die Homöopathie auch so faszinierend, sowohl für die Behandler

als auch für die Patienten. Gleichzeitig machen das Beachten der individuellen Feinheiten und die fast schon zwanghafte Genauigkeit das homöopathische Arbeiten nicht leicht. Sie brauchen

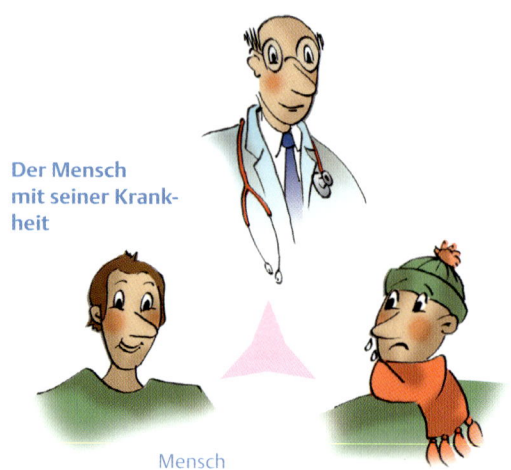

Der Mensch mit seiner Krankheit

Mensch

Krankheit

▶ **Abb. 4.7** Konzentration auf die Krankheit.

etwas Geduld, bis Sie sich in die homöopathische Differenzialdiagnostik eingefunden haben, und Sie brauchen gute Arzneimittelkenntnisse, um rasch zum richtigen Mittel zu gelangen. Wenn Sie daher das Gefühl haben, dass der Einstieg mit bewährten Indikationen noch zu kompliziert ist, können Sie es mit der zweiten Möglichkeit versuchen, die ich Ihnen nun vorstellen möchte.

Zweite Möglichkeit: Ein Schritt zurück

Sie beschränken die homöopathische Behandlung zunächst auf *eine* Indikation, z.B. auf grippale Infekte. Dann lernen Sie die Symptome von fünf bei dieser Indikation bewährten Arzneien aus dem zweiten Teil dieses Buches oder einem anderen Leitfaden auswendig. Mit diesen fünf Arzneien sammeln Sie **erste Erfahrungen**. Natürlich werden Sie nicht jeden Fall mit diesen wenigen Mitteln behandeln können, aber doch eine sehr große Anzahl.

Bei der Auswahl der Starter-Indikation sollten Sie darauf achten, dass die Erkrankung die folgenden drei Kriterien erfüllt:

1. Die Krankheit sollte in Ihrer Praxis häufig vorkommen.
2. Es gibt keine befriedigende herkömmliche Therapie.
3. Sie sollten den Spontanverlauf der Krankheit gut einschätzen können.

Ich würde deswegen nicht mit der Gabe von Arnica montana (▶Abb. 4.8) bei Bagatellverletzungen anfangen. Solche Bagatellverletzungen heilen auch von alleine, und es ist schwer zu beurteilen, ob die homöopathische Arznei den Spontanverlauf überhaupt positiv beeinflusst hat. Aus diesem Grund bin ich auch kein Freund homöopathischer Miniapotheken, die bei manchen Großstadteltern neben Schaufel und Eimer zur unerlässlichen Requisite des Spielplatzbesuches geworden sind. Fällt das Kind von der Schaukel und steht ein Schreck im Vordergrund, werden ihm sogleich ein paar Globuli Aconitum napellus zum Lutschen gegeben. Stößt sich das Kind, bekommt es Arnika. Ich halte das für völlig überzogen. Akonit ist zwar ein bewährtes Medikament gegen die Folgen von Schreck, aber nur dann, wenn wirklich Beschwerden bestehen. Und Arnika wirkt fantastisch bei Beschwerden durch Verletzungen, aber auch hier müssen wirklich Beschwerden vorliegen, wie bei einer 27-jährigen Patientin, die mich wegen ihres allergischen Asthmas aufsuchte. Sie berichtete außerdem über Knieschmerzen, die nach einem Unfall vor einigen Jahren begonnen hatten und nun nahezu täglich auftreten würden, mal mehr, mal weniger. Eine Gabe Arnika C1000 beseitigte die Knieschmerzen fast vollständig. Sie treten seitdem nur noch sporadisch auf. Das Asthma wurde anschließend mit einer anderen Arznei behandelt.

Wenn Sie es noch einfacher haben möchten oder wenn Sie die Homöopathie zunächst einmal auf die Probe stellen wollen, können Sie es mit dem dritten Vorschlag ausprobieren.

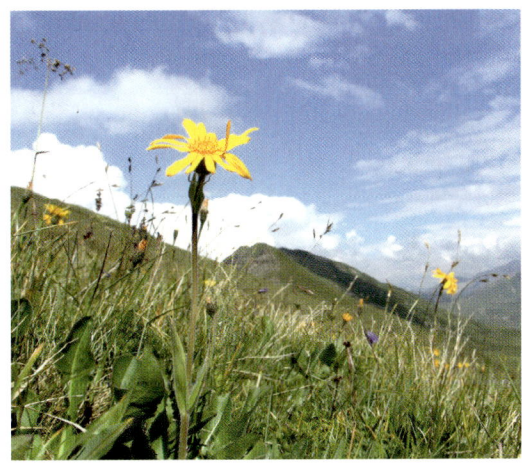

▶ **Abb. 4.8** Arnica montana (Bergwohlverleih) steht in vielen Bergregionen unter Naturschutz.

Dritte Möglichkeit: Ganz einfach

Verordnen Sie bei nächtlichen Wadenkrämpfen Cuprum metallicum D6 3-mal täglich eine Tablette. Lassen Sie die Arznei drei Wochen einnehmen, eine Woche pausieren, drei Wochen einnehmen, eine Woche pausieren usw.

Wadenkrämpfe quälen die Betroffenen. Die meisten haben sich schon Magnesiumtabletten gekauft, die jedoch nichts bewirkt haben. Versuchen Sie es dann mit Cuprum metallicum D6. Damit können Sie zwar nicht allen, aber doch erstaunlich vielen Menschen helfen. Nebenbei bemerkt: Die Einnahme von Tiefpotenzen für drei Wochen mit anschließender Pause von einer Woche hat sich in chronischen Fällen bewährt. Es scheint, als würde der Organismus durch die Pause bei Fortsetzen der Arzneimittelgabe empfänglicher sein als bei dauerhafter Einnahme.

Wadenkrämpfe – Cuprum metallicum D6, das ist, ich gebe es zu, Schnellschusshomöopathie. „Wo bleibt die Ähnlichkeitsregel?" werden Sie fragen, „Wo bleibt die Liebe zum Detail?". Cuprum hat in der Arzneimittelprüfung viele krampfartige Beschwerden hervorgerufen. In Hahnemanns *Arzneimittellehre* finden sich u.a. folgende Beschreibungen:

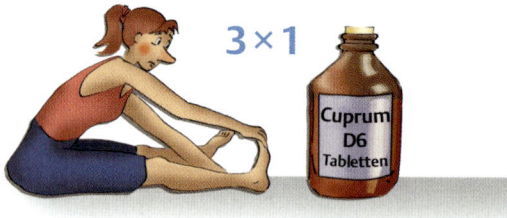

▶ Abb. 4.9 Therapie bei Wadenkrampf.

- am Unterschenkel, Klamm [= Krampf], vom Fußknöchel bis in die Wade
- ein Ruck- oder Stoßschmerz unter der Wade
- Krämpfe in den Waden
- Klamm in den Waden
- ein spannend ziehender Klamm-Schmerz in der Wade
- Ziehschmerz unter der Wade
- wühlender Schmerz in und unter der Wade

Kein anderes Mittel hat eine solche Beziehung zu Wadenkrämpfen wie Cuprum. Deswegen kann es viele Wadenkrämpfe lindern, auch wenn die übrigen Symptome des Patienten andere Arznei-mittel als Cuprum benötigen (▶ Abb. 4.9).

Es gibt jedoch nicht viele solcher 1:1-Zuord-nungen in der Homöopathie. Streng genommen gibt es gar keine, denn auch Cuprum ist nicht das einzige Mittel, dass bei Wadenkrämpfen zum Einsatz kommen kann. Bei jedem Symptom, bei jedem Krankheitsbild kommen **immer** mehrere Arzneien in die engere Wahl. Es hängt eben alles von der individuellen Schattierung ab. Den Vor-schlag mit Cuprum habe ich nur für diejenigen unter Ihnen gemacht, die der Homöopathie und ihren geringen Dosierungen sehr skeptisch ge-genüberstehen. Alle anderen werden vermutlich einem der beiden ersten Vorschläge folgen.

Bitte beachten Sie dabei Folgendes: Eingangs hatte ich Ihnen versprochen, dass Sie nach dem vierten Kapitel akute Krankheiten homöopa-thisch behandeln können. Dieses vierte Kapitel haben Sie soeben bewältigt. Sie können nun in die Praxis gehen und erste Erfahrungen sammeln. In den nächsten Kapiteln werde ich Ihnen jedoch noch genauer erklären, worauf Sie bei der Ana-mnese achten sollen, welche Symptome für die Arzneimittelwahl wichtig sind und wie Sie die Wirkung des Mittels korrekt einschätzen können. Diese Aspekte betreffen zwar hauptsächlich die Große Homöopathie, aber sie sind auch in der Kleinen Homöopathie wichtig. Deswegen sollten Sie die folgenden Kapitel zumindest überfliegen.

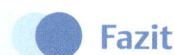 **Fazit**

- Bewährte Indikationen erleich-tern den Einstieg in die homöo-pathische Praxis.
- Zu verschiedenen Krankheiten sind mehrere Arzneien aufge-listet, die erfahrungsgemäß oft hilfreich sind.

- Achten Sie während der Ana-mnese besonders auf die Fein-heiten der Beschwerden, auf die individuelle Schattierung.
- Suchen Sie das Mittel heraus, das die individuelle Sympto-matik des Patienten am besten abdeckt.

- Halten Sie sich in der Dosie-rung an die Angaben in den therapeutischen Leitfäden. Alternativ können Sie auch eine C 30 in Wasserauflösung verordnen.

5 – Große Homöopathie

In diesem Kapitel geht es um die Große Homöopathie. Es gibt vier wesentliche Unterschiede zur Kleinen Homöopathie.
1. Mit der Großen Homöopathie können Sie nicht nur akute, sondern auch chronische Krankheiten behandeln.
2. Sie betrachten dabei sowohl die aktuellen Beschwerden Ihres Patienten als auch längst vergangene. Sie berücksichtigen demnach die Gesamtheit der Symptome, nicht nur einen Ausschnitt.

3. Die theoretische Grundlage dieser Vorgehensweise ist das Konzept der Lebenskraft. Dieses Konzept wird vorgestellt und diskutiert.
4. Aus den genannten Unterschieden zwischen Kleiner und Großer Homöopathie ergeben sich vielfältige therapeutische Konsequenzen: Die Große Homöopathie ist zeitaufwendiger, man benötigt andere Arbeitsmittel, und es bedarf einer anderen Sichtweise auf Krankheit und Gesundheit als in der Kleinen Homöopathie.

Unterschiede zwischen Kleiner und Großer Homöopathie

Kleine und Große Homöopathie leben trotz mancher Berührungspunkte in unterschiedlichen „Welten" nebeneinander her. Sie unterscheiden sich in so vielen Punkten, dass es sich lohnt, zunächst einmal die Gemeinsamkeiten ins Auge zu fassen. Gemeinsam ist beiden Varianten die Arzneimittelprüfung an Gesunden und die Einzelmittelgabe. Zwei der drei in ▶ Kapitel 2 genannten Grundpfeiler stehen also fest. Auch der dritte Grundpfeiler, die Ähnlichkeitsregel, bestimmt sowohl in der Kleinen als auch in der Großen Homöopathie die Arzneimittelwahl. Und dennoch liegt gerade hier der große Unterschied zwischen den beiden Formen. Es ist, als hätte man diesen Grundpfeiler um 90° gedreht.

Im letzten Kapitel hieß es: Wir behandeln Menschen mit Krankheiten. Das gilt auch weiterhin. Die Blickrichtung der Kleinen Homöopathie ist dabei allerdings stärker auf die Krankheit ausgerichtet: Der erste Schritt ist die korrekte Diagnose (Sinusitis, Gastroenteritis, Pharyngitis), der zweite Schritt ist die Arzneiwahl anhand der individuellen Ausprägung der Erkrankung. Dabei achtet man zwar auch auf den Menschen (und das sogar stärker als in allen anderen medikamentösen Therapien), der Ausgangspunkt aber ist und bleibt die Krankheit. In der Großen Homöopa-

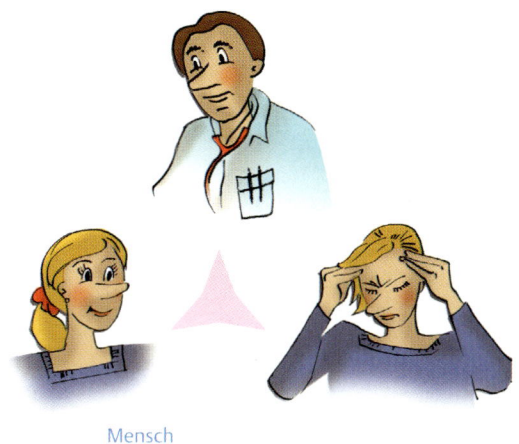

Mensch

Krankheit

▶ **Abb. 5.1** Konzentration auf den Menschen.

thie ist die Blickrichtung eine andere (▶ Abb. 5.1). Dort fokussieren Sie Ihre Aufmerksamkeit mehr auf den Menschen und seinen Organismus als auf seine Erkrankung. Daraus ergeben sich vier bedeutende Unterschiede (▶ Tab. 5.1).

Chronische Krankheiten

Mit der Großen Homöopathie können Sie chronische Krankheiten behandeln, mit der Kleinen Homöopathie geht das nicht. Kurz zum Unterschied zwischen akuten und chronischen Krankheiten:

Aus homöopathischer Sicht sind Krankheiten **chronisch**, wenn Sie längere Zeit bestehen und aller Wahrscheinlichkeit nach nicht mehr von alleine vergehen. **Akute Krankheiten** hingegen kommen plötzlich und vergehen nach einer bestimmten Zeit wieder, oft auch von alleine. Diese Unterscheidung in akute und chronische Krankheiten wird immer wieder eine wichtige Rolle spielen. Die Art der Anamnese, die Arzneimittelwahl und die Dosierung werden durch den Unterschied zwischen diesen beiden Krankheitsformen bedingt.

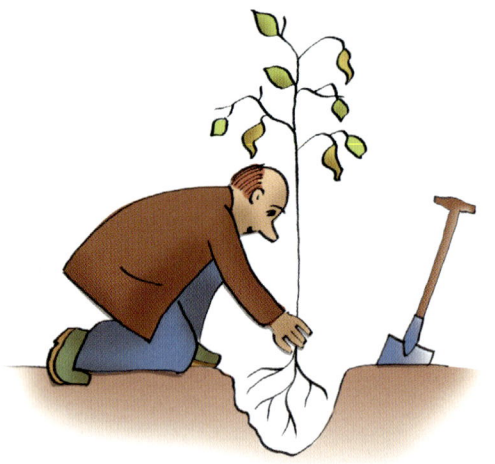

▶ **Abb. 5.2** Das Übel an der Wurzel packen.

Sie können beispielsweise mit bewährten Indikationen den einen oder anderen **Migräneanfall** kupieren, die **Migräne** selbst aber werden Sie auf diese Art und Weise kaum beeinflussen können. Ein anderes Beispiel: Sie können mit der Kleinen Homöopathie eine Otitis media gut behandeln, die Neigung zu **rezidivierenden** Mittelohrentzündungen aber nicht beheben. Die Große Homöopathie bietet Ihnen die Möglichkeit, solche chronischen Probleme anzugehen. Dabei muss man bei akuten Krankheiten, die während der chronischen Behandlung auftreten, manchmal auch auf bewährte Indikationen zurückgreifen. Insgesamt aber müssen Sie „tiefer gehen" und das Übel „an der Wurzel packen". Für dieses

Tiefergehen und An-der-Wurzel-Packen müssen Sie allerdings das herkömmliche Verständnis von Krankheit und Gesundheit nicht ganz aufgeben, aber zumindest erweitern (▶ Abb. 5.2).

Gesamtheit der Symptome über die Zeit

In der Großen Homöopathie geben Sie sich nicht mit der Beschreibung einer akuten Situation zufrieden. Sie wollen mehr wissen. Sie wollen wissen, wie die anderen Migräneanfälle waren, ob es Beschwerden gibt, die jedes Mal auftreten und sich wie ein **roter Faden** durch den Krankheitsprozess ziehen. Sie wollen wissen, ob noch andere körperliche Beschwerden bestehen, andere Schmerzen, andere Befindlichkeitsstörungen. Leidet Ihre Patientin an Heuschnupfen, Menstruationsstörungen oder wiederkehrenden Gerstenkörnern? Wie ist der Stuhlgang, wie ist der Schlaf? Und Sie wollen wissen, was für ein Mensch das ist, der da vor Ihnen sitzt. Was für eine körperliche Konstitution hat er? Immer verfroren oder selbst im Winter nur mit T-Shirt bekleidet? Fitness-Fan oder Couch-Potato? Nordic-Walker oder Nordic-Talker? Mag er die Sonne oder liebt er den Regen? Und wie ist sein Gemütszustand? Gibt es bestimmte Befürchtungen, Ängste oder Sorgen? Muss man ihm alles aus der Nase ziehen oder fliegen ihm die Wörter aus dem Mund wie die Vögel aus dem Käfig?

Sogar **längst vergangene** Beschwerden können eine wichtige Rolle spielen. Wann hat der Patient sprechen gelernt, wann laufen? Wie war das mit dem Hautausschlag vor zwanzig Jahren? Und was ging der Migräne voraus? Ein Liebeskummer? Ein finanzieller Bankrott? Eine Kränkung?

Das alles sind Aspekte, die mit den Kopfschmerzen zunächst wenig zu tun haben. Trotzdem sind sie wichtig, weil sie den Weg zum richtigen Mittel weisen können (▶ Abb. 5.3).

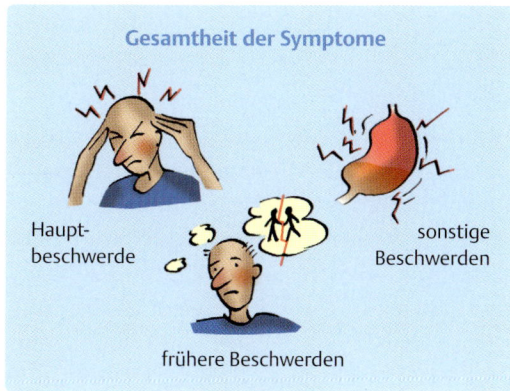

▶**Abb. 5.3** Gesamtheit der Symptome.

Die Lebenskraft

In der Großen Homöopathie erstreckt sich die Anamnese über die akuten Beschwerden und über das, weswegen der Patient Sie aufsucht, hinaus. Das hört sich zunächst verwunderlich an. Was haben die Gerstenkörner mit der Migräne zu tun? Was macht es für einen Unterschied, ob unser Gegenüber eine unerklärliche Angst vor Einbrechern hat oder nicht? In der konventionellen Medizin hängt das alles in keiner Weise zusammen. Der Patient bekommt eine Therapie gegen die Kopfschmerzen, eine andere gegen die Gerstenkörner und eine dritte gegen seine Ängste.

Anders in der Homöopathie. Hier hängen die Beschwerden zusammen, weil sie zu ein und demselben Menschen gehören. Die Homöopathie hat einen **ganzheitlicheren** Ansatz. Hier glaubt

man, dass der menschliche Organismus durch irgendetwas zusammengehalten und belebt wird. Dieses Etwas, dieses belebende und zusammenhaltende Band nennt man in der Homöopathie **Lebenskraft**.

Durch die Einbeziehung der Lebenskraft verändern sich sowohl das **Krankheitsverständnis** als auch die Behandlung grundlegend. Die Große Homöopathie hat ein anderes Krankheitsverständnis als konventionelle Medizin und Kleine Homöopathie. Deren Krankheitsverständnis lag ja, wie Sie im letzten Kapitel gesehen haben, nahe beieinander. In der Großen Homöopathie versteht man Krankheit jedoch als **Störung der Lebenskraft**. Mit dieser Redewendung möchte man ausdrücken, dass Krankheit ein **dynamischer Prozess** ist, innig verflochten mit dem gesamten Organismus. Migräne, Gerstenkörner und Ängste resultieren alle zusammen aus ein und derselben Störung der Lebenskraft. Die homöopathische Therapie zielt darauf ab, diese Störung zu beheben.

Mit der Kleinen Homöopathie haben Sie angefangen, die Feinheiten der individuellen Symptomatik ihrer Patienten ernst zu nehmen. Mit der Großen Homöopathie werden Sie beginnen, diese Feinheiten als Teil eines kontinuierlichen Prozesses zu betrachten (▶Abb. 5.4). Es ist, als ob Sie die Lebenskraft Ihres Patienten durch die homöopathischen Arzneien in Richtung Gesundheit steuern. Oder als sei die Lebenskraft ein Strom, den Sie in ein besseres Flussbett umleiten müssen. Sie

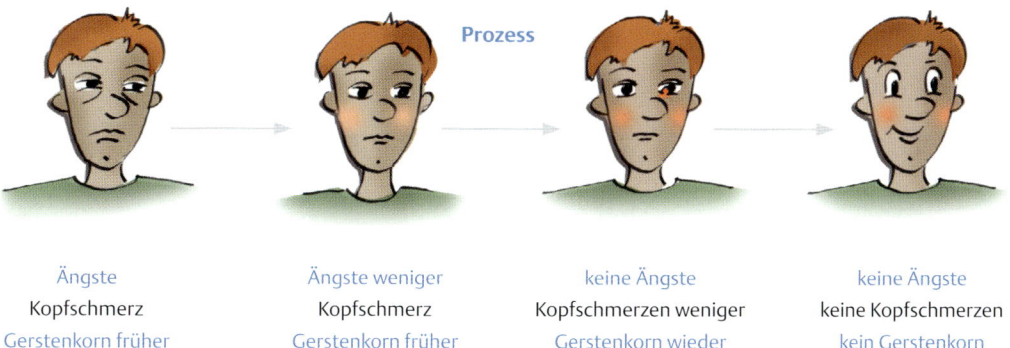

▶**Abb. 5.4** Heilungsprozess

werden auch das Auftreten akuter Krankheiten anders bewerten als zuvor. Plötzlich werden Sie sich freuen, wenn Frau Meyer nach Jahren wieder einmal eine heftige Erkältung entwickelt, weil ihre chronischen Beschwerden nach dem Abklingen der akuten Symptomatik nachlassen werden. Ihr Herz wird leuchten, wenn Ihnen Herr Müller, der Sie wegen eines langjährigen Hautleidens aufsucht, berichtet, dass nach der ersten Arzneimittelgabe mehrere Furunkel aufgetreten sind, die spontan verschwanden, woraufhin auch die vorherigen Hautsymptome abheilten.

Andere medizinische Konzepte verwenden andere Begriffe, beispielsweise Lebensenergie, Vis naturalis, Prana, Qi oder Reiki. Egal wie man es nennt, **kein Begriff ist wirklich zufriedenstellend**. Alle wollen ausdrücken, dass der Mensch mehr ist als die Summe seiner Moleküle, dass da irgendetwas ist, was ihn von toter Materie unterscheidet, und dass der menschliche Organismus ein Wunderwerk ist, das von einer wie auch immer gearteten Kraft, die erst mit seinem Tod erlischt, gesteuert wird. Natürlich weiß ich, dass die Vorstellung einer belebenden Kraft im Sinne des **Vitalismus** wissenschaftlich widerlegt ist. Dennoch geht es mir wie vielen anderen, die davon überzeugt sind, dass es da irgendetwas geben muss. Aber dieses Etwas in Worte zu fassen, ist kaum möglich, sodass es nicht verwundert, wenn alle bisherigen Versuche gescheitert sind.

In der Homöopathie hat sich der Begriff „Lebenskraft" durchgesetzt. Er geht, wie so viele Begriffe innerhalb der Homöopathie, auf Hahnemann zurück, der ihn aus der Medizin seiner Zeit übernommen hatte. Er verstand darunter noch ein ganz sachliches, **physiologisches Erklärungsmodell** für die Vorgänge im Lebendigen. Das, was Hahnemann unter Lebenskraft verstand, ist mit den heutigen physiologischen und pathophysiologischen Erkenntnissen jedoch nicht mehr vereinbar. Deswegen ist der Begriff aus der konventionellen Medizin verschwunden. Dort reagiert man sogar mit gereiztem Kopfschütteln, sobald jemand das Wort Lebenskraft in seiner Argumentation anführt. In der Homöopathie hat

der Begriff jedoch überlebt, auch wenn er etwas anders verwendet wird als noch zu Hahnemanns Zeit.

Innerhalb der Homöopathie ist viel gestritten worden, ob der Begriff überhaupt noch benutzt werden sollte. Es gibt Richtungen, die ihn am liebsten aus dem homöopathischen Wortschatz verbannen würden. Diese Richtungen sagen, dass man alles, was im Laufe einer homöopathischen Behandlung geschieht, auch ohne diesen Begriff erklären kann. Außerdem stehe er einem nüchternen Dialog zwischen Homöopathie und konventioneller Medizin im Wege. Ich stimme dieser Meinung zu. Der Begriff Lebenskraft ist zu unscharf und zu vieldeutig, als dass er hohen wissenschaftlichen Ansprüchen genügen könnte. Dennoch halte ich an ihm fest, und zwar aus zwei Gründen. Erstens hat er sich **eingebürgert**, und Sie werden kaum ein gutes Buch über Homöopathie lesen, in dem die Lebenskraft keine Rolle spielt. Zweitens kann man mit der Lebenskraft viele Prozesse, die während der Behandlung ablaufen, anschaulich erklären. Das Konzept der Lebenskraft macht viele Sachen erst greifbar, die man sonst sehr abstrakt formulieren müsste. Deswegen mag ich den Begriff, und deswegen benutze ich ihn auch weiterhin – trotz aller Vorbehalte.

Vorerst genug Theorie. Im folgenden Abschnitt möchte ich Ihnen ein paar ganz praktische Konsequenzen aufzeigen, die sich aus den angesprochenen Punkten ergeben.

Konsequenzen für die Behandlung

Der amerikanische Psychologe Abraham Maslow hat es auf den Punkt gebracht: Wenn Sie als Werkzeug nur einen Hammer besitzen, sieht für Sie jedes Problem wie ein Nagel aus (▶ Abb. 5.5). Genauso wird es Ihnen ergehen, wenn Sie ausschließlich mit bewährten Indikationen arbeiten. Irgendwann werden Sie merken, dass Ihnen die

Vorselektion von einigen Arzneien nicht mehr ausreicht, weil Sie auf Patienten treffen werden, deren Symptomatik sich mit keinem der bewährten Medikamente deckt. Um auch in diesen Fällen ein homöopathisches Mittel verschreiben zu können, brauchen Sie andere Werkzeuge als therapeutische Leitfäden und komprimierte Arzneimittellehren. Ich werde Ihnen einige geeignete Werkzeuge am Ende dieses Kapitels vorstellen. Zunächst geht es mir vor allem darum, Ihren Blick für die Tatsache zu schärfen, dass in der Großen Homöopathie bei jedem Krankheitsfall grundsätzlich **alle** geprüften Arzneien in Betracht kommen. Sie dürfen (und wollen) sich nicht mehr mit einer Vorauswahl zufrieden geben.

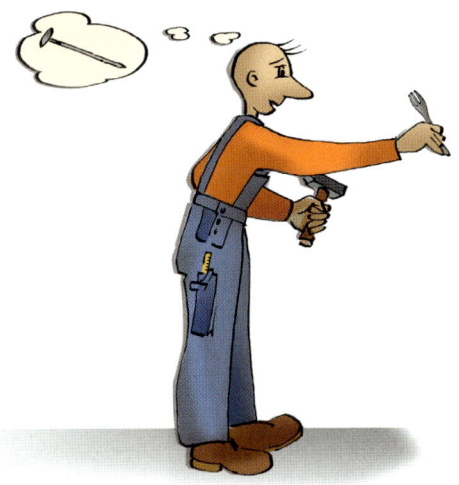

▶ **Abb. 5.5** Jedes Problem sieht wie ein Nagel aus, wenn man nur einen Hammer in seinem Werkzeugkasten hat.

Die Anamnese beansprucht wesentlich mehr **Zeit**. Planen Sie für die ausführliche Fallaufnahme eines chronisch kranken Patienten mindestens eine Stunde ein, besser anderthalb. Anschließend werden Sie den Fall in aller Ruhe noch einmal überdenken und durcharbeiten müssen, was häufig auch noch eine halbe bis eine ganze Stunde Zeit in Anspruch nimmt. Die Integration in die tägliche Praxis gelingt daher schon allein aus organisatorischen Gründen schwerer als bei der Kleinen Homöopathie. Ich vergebe Termine

zur Erstanamnese deswegen nur außerhalb der gewöhnlichen Sprechzeit.

Nach der Arzneimittelwahl folgt die Wahl der Potenz. Anders als beim Arbeiten mit bewährten Indikationen greifen Sie bei der Behandlung chronischer Fälle vermehrt auf **Hochpotenzen** zurück. Gängig sind die Potenzstufen C 200 und C 1 000, bisweilen werden auch noch höhere Potenzen eingesetzt. Und im Gegensatz zur Behandlung akuter Krankheiten wird die Arznei nur **selten** wiederholt. Eine C 200 lässt man oft sechs Wochen, manchmal auch drei Monate und gelegentlich sogar noch länger wirken, ehe man die Arznei wiederholt oder eine andere gibt. Es ist, als würden Sie durch die Gabe von Hochpotenzen eine Weiche umlegen und dadurch die Lebenskraft in andere – bessere – Geleise überführen. Und um die Reise des Zuges sicher und angenehm zu gestalten, werden Sie sich hüten, mehrere Weichen auf einmal oder zu kurz hintereinander zu stellen.

Die seltene Gabe von Medikamenten klingt äußerst verschroben. Für Kritiker ist dies ein weiteres Argument für den Aberwitz der Homöopathie. Aber auch Ihre Patienten, denen es nicht um wissenschaftliche Belege, sondern um eine Linderung ihrer Beschwerden geht, haben häufig Schwierigkeiten damit. Viele Homöopathen greifen deswegen auf **Q-Potenzen** zurück, die täglich eingenommen werden können. Andere verordnen unarzneiliche Rohrzuckerkügelchen als **Placebos**, die von den Patienten zur Überbrückung des langen Zeitraums ohne Arzneimittelgabe eingenommen werden sollen, damit überhaupt etwas geschieht (*ut aliquid fiat*). Gegner der Homöopathie sehen darin den Gipfel der Absurdität. Die lächerlich lange Zeit zwischen der Gabe von zwei Placebos wird mit anderen Placebos überbrückt. Das schlägt dem Fass den Boden aus.

Ich kann dieses Misstrauen nicht mit wissenschaftlichen Daten widerlegen. Ich kann Ihnen nur sagen, dass es in der Praxis so funktioniert. Wenn Sie sich also auf die Große Homöopathie einlassen möchten, rate ich dazu, sich an das zu halten, was dort etabliert ist. Was etabliert ist,

▶ **Tab. 5.1** Unterschiede zwischen Kleiner und Großer Homöopathie.

	Kleine Homöopathie	Große Homöopathie
Art der Erkrankung	akut	akut und chronisch
Fokus	aktuelle Symptome	Gesamtheit der Symptome
Theorie	herkömmliches Krankheitsverständnis	Modell der Lebenskraft
Praktische Konsequenzen	kleines Arzneimittelspektrum kurze Anamnese tiefere Potenzen häufige Wiederholung	großes Arzneimittelspektrum lange Anamnese hohe Potenzen seltene Wiederholung

steht in diesem Buch und in den Büchern im folgenden Abschnitt. Machen Sie es so, wie mehrere Homöopathiegenerationen vor Ihnen. Seien Sie traditionell und freuen Sie sich, dass Sie das Rad nicht neu erfinden müssen!

Arbeitsmittel

Das wichtigste Arbeitsmittel der Homöopathie sind Bücher. Bücher und Computerprogramme, v. a. aber Bücher. Die meisten Homöopathen, die ich kenne, sind außerordentlich bibliophil. Ich glaube, es ist nicht übertrieben, wenn man der bereits mehrfach erwähnten Liebe zum Detail die Liebe zu Büchern als weitere Voraussetzung für ein gelungenes Homöopathenleben hinzufügt. Wenn Ihnen Details egal sind und wenn Sie Bücher noch nie mochten, ist die Homöopathie vermutlich nicht das Richtige für Sie.

Von homöopathischen Büchern geht ein ganz besonderer Reiz aus, der schwer zu beschreiben ist. In den meisten Fällen ist er größer als der oberflächliche Reiz eines schönen Bücherrückens. Denn offen gestanden sind viele Bücher, die Sie kaufen werden, kein ästhetischer Genuss. Einige werden z.B. nur noch in Indien gedruckt. Sie sind unschlagbar günstig, aber alles andere als schön. Außerdem riechen diese Bücher oft sehr stark. Ich kenne Kollegen, die deswegen auf indische Literatur verzichten. Mir selbst gefällt dieser Geruch allerdings. Er erinnert mich an die

längst vergangene Zeit, in der ich die Homöopathie für ein Allheilmittel hielt. Mittlerweile habe ich sowohl die guten Seiten der konventionellen Medizin schätzen als auch die weniger guten der Homöopathie kennengelernt. Die blinde Begeisterung der ersten Jahre kann ich aber noch immer hervorrufen, indem ich meine Nase tief in ein indisches Buch hineinstecke und kräftig daran rieche.

Aber der Reiz homöopathischer Bücher ist noch größer. Er erinnert mich immer ein wenig an den Reiz heiliger Schriften, in denen man die Offenbarung von Geheimnissen erhofft. Bei aller Aufgeklärtheit: Ein bisschen ist es tatsächlich so. In ▶ Kapitel 2 hatte ich über den Wert der Erfahrungen früherer Generationen berichtet. Diese Erfahrungen sind vor allem in Büchern (und Zeitschriften) gesammelt worden. Die homöopathische Literatur ist deswegen eine wundervolle Schatztruhe. Hier können Sie noch heute Perlen finden, die 150 Jahre alt sind und Ihnen trotzdem helfen werden, Ihren Patienten zu heilen. Homöopathisches Wissen veraltet nur bedingt, im Gegensatz zum Wissen der konventionellen Therapie, das bekanntlich alle paar Jahre grunderneuert wird.

Sie benötigen drei Arten von Büchern:

1. Theoretische Grundlagen

Diese Lehrbücher vermitteln Ihnen das Basiswissen für die Praxis. Hier erfahren Sie, wie Sie eine gute Anamnese durchführen, welche Wege

▶ **Tab. 5.2** Bedeutung der Arbeitsmittel für die tägliche Praxis.

	Lehrbuch	Repertorium	Arzneimittellehre
Anamnese	+		
Arzneimittelfindung	+	++	++
Arzneimittelgabe	+		
Verlaufsbeurteilung	+		

es gibt, das richtige Mittel zu finden, wie Sie dieses Mittel dosieren und wie Sie den Verlauf der Behandlung korrekt beurteilen können. Weiterhin versuchen diese Lehrbücher, Krankheit und Gesundheit aus homöopathischer Sicht zu definieren – ein nicht immer ganz einfaches Unterfangen.

2. Arzneimittellehren

In einer Arzneimittellehre sind einzelne Arzneien mit ihren Symptomen verzeichnet.
Beispiele:

● In der berühmten Arzneimittellehre von Nash steht z.B. bei **Arsenicum album**:

„*Arsenicum* steht an der Spitze aller Mittel mit **brennenden** Empfindungen, besonders bei akuten Krankheiten. […] Dieses Brennen wird, so seltsam es auch erscheinen mag, **durch Wärme deutlich gebessert**, sei es durch heiße Umschläge (sofern sie lokal zu applizieren sind), sei es durch die Wärmestrahlung eines Ofens oder allgemein in einem warmen Raum. […] Bei Arsenicum wird im Falle eines akuten Schnupfens mit Halsbeschwerden das Brennen in der Nase durch das wund machende Sekret mittels äußerer Anwendung von Wärme sehr gebessert, ebenso das Brennen im Hals; letzteres findet außerdem durch heiße Speisen und Getränke Linderung."

● In meiner Arzneimittellehre (*Materia medica für Anfänger*, ▶ S. 44) finden Sie z.B. folgenden, gering modifizierten Eintrag zu **Nux vomica** (▶ S. 56).

3. Repertorien

Ein Repertorium listet einzelne Symptome und dazu alle Mittel auf, die dieses Symptom hervorgerufen oder geheilt haben. Wenn Sie vergessen haben, welches Mittel brennende Halsschmerzen erzeugt, die durch warme Getränke gebessert werden, können Sie in einem Repertorium nachschlagen. Dort finden Sie dann Arsenicum album und alle anderen Mittel, die dieses Symptom hervorgerufen oder geheilt haben, verzeichnet (▶ Abb. 5.7).

Jede dieser drei Arten Bücher hat ihren ganz besonderen Platz in der homöopathischen Behandlung. Die tägliche Praxis besteht vor allem aus der Anamnese und der Arzneimittelwahl. Dazu benötigen Sie ein **Repertorium** und eine **Arzneimittellehre**. Das Repertorium liefert Ihnen eine Vorauswahl von Arzneien, die überhaupt in Frage kommen. Mit Hilfe einer Arzneimittellehre suchen Sie nun unter den vorselektierten Arzneien diejenige heraus, die am besten passt. Wie Sie den Fall aufnehmen sollen, wie Sie die Arznei finden, wie Sie diese dosieren, und wie Sie deren Wirkung einschätzen, das steht weder in der Arzneimittellehre noch in einem Repertorium, sondern in den Büchern, die sich mit den **theoretischen Grundlagen** befassen. Diese Lehrbücher flankieren die homöopathische Praxis, zum Nachschlagen während der Sprechstunde sind sie jedoch nicht geeignet.

Ich möchte Ihnen ein paar Bücher vorstellen, die sich bewährt haben. Während vieler Seminare und Fachveranstaltungen sind zudem Büchertische mit homöopathischer Literatur aufgebaut. Dort können Sie in aller Ruhe stöbern. Auch im Internet gibt es mehrere **Versandbuchhandlun-**

Nux vomica
Strychnos nux vomica, Brechnuss, Krähenaugen-samen

Schlüsselsymptome
- fröstelig; schlechter durch trockene Kälte, besser durch Wärme
- schlechter früh morgens
- überempfindlich gegen Geräusche, Gerüche, Licht, Schmerzen, Kleiderdruck
- große Reizbarkeit, Ärger mit heftigen Wutanfällen
- Beschwerden durch „zu gutes Leben"
- Magen-Darm-Beschwerden, oft krampfartig; erfolgloser Stuhldrang
- ehrgeizig, ungeduldig, Workaholic

Allgemeines
Nux vomica (Brechnuss) wird sowohl in akuten als auch in chronischen Fällen sehr häufig verordnet. Die größte Wirkung übt es auf Geist und Gemüt sowie auf den Magen-Darm-Trakt und die Atmungsorgane aus.

Akute Krankheiten, die gut auf Nux vomica ansprechen, sind geprägt durch eine große Empfindlichkeit gegenüber äußeren Einflüssen. Kälte verschlechtert, besonders trockene Kälte. Ebenso verschlechtert jeder Luftzug, sogar der Luftzug beim Umdrehen unter der Bettdecke oder beim kurzen Aufdecken im Bett.

Auch auf alle möglichen anderen Reize reagiert der Kranke überempfindlich, er verträgt keinen Lärm, keine Gerüche, keinen Kleidungsdruck – alles stört ihn. Er ist außerordentlich reizbar, schon geringfügige Ärgernisse führen zu heftigen Wutanfällen. Häufig ist das Mittel angezeigt, wenn die Beschwerden durch zu viel Essen, zu viel Alkohol („Kater") oder zu viel andere Reizmittel (Kaffee, Drogen etc.) ausgelöst werden. Typisch für akute Beschwerden ist eine frühmorgendliche Verschlechterung.

In chronischen Fällen imponiert das charakteristische Persönlichkeitsprofil von Nux vomica, das geprägt ist durch Arbeitswut, Ehrgeiz, Reizbarkeit und impulsive Wutausbrüche. Der Patient ist übertrieben ehrgeizig, sein Leben wird bestimmt durch Leistungsstreben und Konkurrenzkampf. Große Reizbarkeit: Wenn etwas nicht nach seinen Vorstellungen verläuft, verliert der Patient rasch die Geduld. Er wird ärgerlich und bekommt heftige Zornausbrüche (oft mit rotem Gesicht), die vorübergehend Erleichterung verschaffen.

Der Patient ist sehr anspruchsvoll. Um den eigenen Ansprüchen zu genügen, greift er zu Stimulanzien, in der Regel zu Kaffee oder Alkohol, manchmal sogar zu illegalen Drogen. Nux vomica ist oft angezeigt, wenn Menschen, die sich überarbeitet haben, körperlich und geistig zusammenbrechen.

Kinder ähneln bereits dem typischen Erwachsenenbild. Sie sind reizbar, überempfindlich, leicht beleidigt und nachtragend. In der Schule möchten sie die Besten sein, leiden aber oft unter einer Rechenschwäche. Sie sind von Ehrgeiz zerfressen und furchtbar schlechte Verlierer. Wutausbrüche, wenn sie unterbrochen werden oder man ihnen widerspricht. Neigung, andere zu kritisieren.

Weitere wichtige Symptome
- wütend und ungeduldig, hält die Schmerzen nicht aus
- streitsüchtig, bis zur Gewalttätigkeit
- Verlangen nach Scharfem, Fett, Alkohol, Kaffee, Tabak
- Magenschmerzen durch Ärger, schlechter durch enge Kleidung, besser durch Wärme
- Gefühl von einem Stein im Magen, schlechter ein bis zwei Stunden nach dem Essen, muss die Kleidung lösen
- möchte erbrechen, kann aber nicht; heftiges Würgen
- hartnäckige Verstopfung mit häufigem, vergeblichem Pressen, immer nur Abgabe einer kleinen Menge Kots, Gefühl, als bliebe noch Stuhl zurück
- hält beim Husten den Kopf mit den Händen

Modalitäten
Verschlechterung der Beschwerden
- früh morgens
- Kälte: kalte (trockene) Luft, Luftzug, Abdecken im Bett
- ausschweifendes Leben: zu viel Kaffee, Alkohol, Schlemmereien, Medikamente, Drogen, Reizmittel etc.
- sitzende Lebensweise
- Überarbeitung, geistige Anstrengung, fehlende Ruhe, Schlafmangel
- geringfügige Belastungen: Ärger, Lärm, Gerüche, Licht, Berührung, Kleiderdruck etc.
- enttäuschter Ehrgeiz, verletztes Ehrgefühl

Verbesserung der Beschwerden
- frei fließende Absonderungen
- Einhüllen des Kopfs
- feuchtes, warmes Wetter
- heiße Getränke, Milch
- kurzer Schlaf
- Ungestörtsein
- abends
- fester Druck

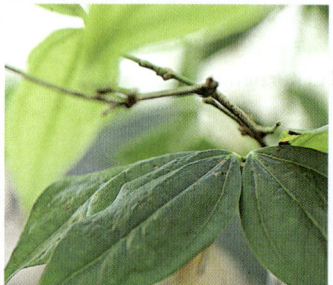

▶**Abb. 5.6** Nux vomica (Brechnuss) enthält Strychnin.

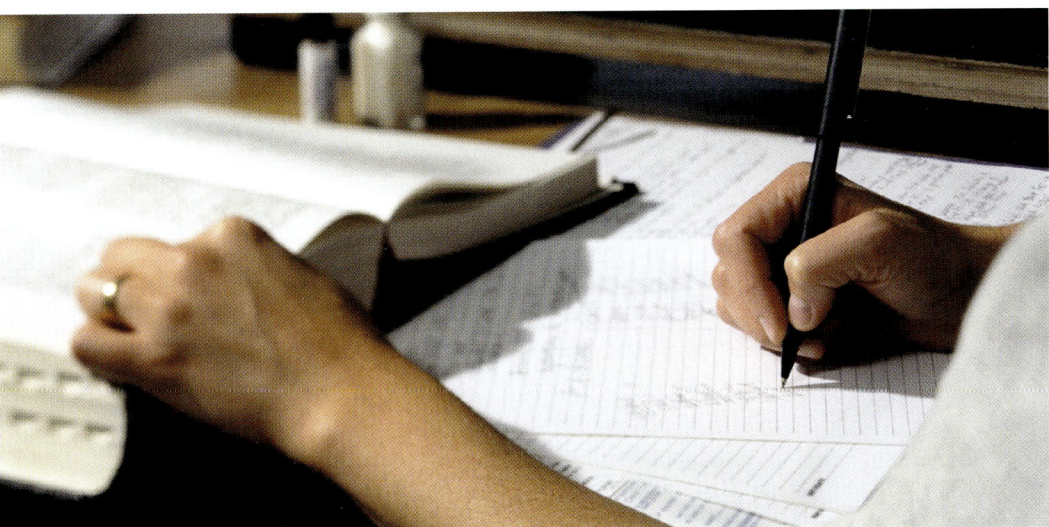

▶ **Abb. 5.7** Repertorisieren

gen, die über ein umfangreiches Sortiment, oft sogar mit Leseprobe, verfügen.

Theoretische Grundlagen

Folgende Lehrbücher fassen die theoretischen Grundlagen gut zusammen. Jedes dieser Bücher ist aus einem bestimmten Blickwinkel geschrieben, keines ist umfassend.

Teut M, Dahler J, Lucae C, Koch U: Kursbuch Homöopathie. München: Elsevier/Urban & Fischer; 2008. **Ein frisches, modernes Lehrbuch mit CD-ROM-Beilage. Das Beste, was es bislang auf dem Markt gibt. Ausgezeichnet sind beispielsweise die Kapitel „Ähnlichkeits-Prinzip und Krankheitsbegriff" sowie „Fallanalyse und Repertorisation". Für mich die ideale Ergänzung zum QuickStart!**

Köhler G: Lehrbuch der Homöopathie. Band I: Grundlagen und Anwendung. 9. Aufl. Stuttgart: Hippokrates; 2008. **Das Buch fasst zusammen, was Gerhard Köhler über Jahrzehnte hinweg an der Freiburger Universität gelehrt hat. Sehr bodenständig, sehr praxisnah. Für Anfänger immer noch eines der besten Lehrbücher.**

Genneper T, Wegener A (Hrsg.): Lehrbuch der Homöopathie. Grundlagen und Praxis. 2., über-

arb. Aufl. Stuttgart: Haug; 2004. **Ein ausgezeichnetes Lehrbuch mit sehr viel Tiefgang. Das Buch ist nichts, wenn Sie zunächst einmal nur in die Homöopathie hineinschnuppern möchten. Aber es ist äußerst wertvoll, um tiefer in die Materie einzudringen.**

Hahnemann S: Organon der Heilkunst. Standardausgabe auf der Grundlage der textkritischen Ausgabe des Manuskripts Hahnemanns (1842). Bearbeitet und herausgegeben von J.M. Schmidt. 6. Aufl. Stuttgart: Haug; 1999. **Das homöopathische Manifest. Geschrieben vor rund 200 Jahren, in manchen Punkten überholt, in anderen top-aktuell. Weil es schwer zu lesen und schwer zu verstehen ist, gibt es hilfreiche Sekundärliteratur (siehe unten). Das Original gehört jedoch auch weiterhin in jede homöopathische Bibliothek.**

Wright-Hubbard E: Kurzlehrgang der Homöopathie. 5. Aufl. Berg: Barthel u. Barthel; 1999. **Elisabeth Wright-Hubbard gehörte zu den ersten Frauen, die in den USA Medizin studierten. Ihr Kurzlehrgang ist flüssig geschrieben und seit Jahren ein Klassiker. Er lehrt eine besondere Schule innerhalb der Homöopathie, die als Kent'sche Richtung bezeichnet wird. Benannt ist diese Strömung nach James Tyler Kent, dessen Arznei-**

mittellehre und Repertorium Sie weiter unten kennenlernen werden.

Arzneimittellehren

Symptomensammlungen

Diese Arzneimittellehren gleichen einer **Enzyklopädie**. Zu einer Arznei werden alle Symptome aufgelistet, die sie beim Gesunden hervorgerufen oder beim Kranken geheilt hat. Je tiefer Sie in die Homöopathie eindringen, desto mehr werden Sie mit diesen Büchern arbeiten.

Hahnemann S: Gesamte Arzneimittellehre. Alle Arzneien Hahnemanns: Reine Arzneimittellehre, Die chronischen Krankheiten und weitere Veröffentlichungen in einem Werk. Hrsg. v. C. Lucae und M. Wischner. Stuttgart: Haug; 2007. **Unverzichtbar, wenn Sie zu den Quellen wollen. Hier finden Sie die Symptome von über 100 der wichtigsten homöopathischen Arzneien (▶ Abb. 5.8).**

Hering C: The Guiding symptoms of our Materia Medica. (Indischer Nachdruck) **Eine 10-bändige amerikanische Enzyklopädie, die von vielen als die beste Arzneimittellehre überhaupt angesehen wird. Hering sammelt nicht nur die Prüfungssymptome, sondern bezieht auch klinische Erfahrungsberichte in die Darstellung ein. Hering hat, wie Sie später noch sehen werden, mehr für die Homöopathie getan, als dieses bis heute unübertroffenen Referenzwerk mitherauszugeben. (Es gibt auch eine deutsche Übersetzung, die allerdings wesentlich kostspieliger ist als der indische Nachdruck des amerikanischen Originals.)**

Clarke JH: Der neue Clarke. Eine Enzyklopädie für den homöopathischen Praktiker. Greifenberg: Hahnemann-Institut; 2006. **Die 3-bändige Arzneimittellehre von Clarke erfreut sich seit nunmehr rund 100 Jahren weltweit größter Beliebtheit. Sie ist komprimierter als Herings** *Guiding symptoms* **und beschreibt etwas anschaulicher die Charakteristika der Arzneien. Das Werk liegt in verschiedenen deutschsprachigen Übersetzungen vor.**

Gemüt 1375

Krähenaugen

■ **Gemüt**

Während und nach großer Angst, reichlicher Schweiß. [RAL 1226]

Aengstlichkeit, welche Schweiß, wenigstens an der Stirne hervorbringt. [RAL 1227]

Bloß innere Hitze, von Aengstlichkeit erzeugt, darauf Schweiß an der Stirne (n. einigen St.). [RAL 1228]

Nach der Aengstlichkeit, Uebelkeit und schneller Odem, dann von der Uebelkeit erregter, trockner Husten, Brecherlichkeit und Erbrechen. [RAL 1229]

Unruhe mit sehr der Erweiterung fähigen Pupillen (n. 56 St.). [RAL 1230]

Abends nach dem Niederlegen, Aengstlichkeit, dann nach Mitternacht, Schweiß [F. H-n.]. [RAL 1231]

Aengstlichkeit; er konnte an keinem Orte ruhig bleiben [F. H-n.]. [RAL 1232]

Abends, beim Gehen, Bangigkeit, Beklommenheit und als wäre er trunken. [RAL 1233]

Früh, beim Erwachen, und Nachmittags (in der fünften Stunde), Aengstlichkeit Sorge, als ob etwas Wichtiges zu befürchten sei. [RAL 1234]

Aengstlich und bänglich, als wenn er etwas Böses begangen hätte. [RAL 1235]

Große Angst; er bat auf keiner Stelle Ruhe und wünscht lieber zu sterben. [RAL 1236]

Nach Mitternacht sehr heftiges Herzklopfen mit äußerster Angst, welche ihn zur Selbst-Entleibung treibt (n. 5 St.). [RAL 1237]

Sie hält den gegenwärtigen Schmerz für unausstehlich und will sich lieber das Leben nehmen. [RAL 1238]

Angst, mit Trieb, sich selbst zu entleiben. [RAL 1239]

(Selbst-Entleibung; sie stürzt sich von oben herab). [RAL 1240]

Ausserordentliche Angst. [RAL 1241]

Große Angst [Strandberg, in Kiernanders Med. lac. S. 269]. [RAL 1242]

Höchste Angst [Frid. Hoffmann, Med. rat. Lyst. II. S. 175]. [RAL 1243]

Unerträgliche Angst, eine Stunde lang [Consbruch, in Hufel. Journ. IV. S. 443, 444]. [RAL 1244]

Er befürchtet den Tod. [RAL 1245]

Sie glaubt sich dem Tode nahe. [RAL 1246]

In sich gekehrter Gram und Kummer. [RAL 1247]

Traurigkeit. [RAL 1248]

(Bei Traurigkeit kann sie nicht weinen). [RAL 1249]

Er ist befürchtend und schreckhaft und fährt leicht zusammen, wobei ihm der Kopf wie trunken und düselig ist. [RAL 1250]

Bei Erblickung eines ärgerlichen Gegenstandes, schlägt's ihr gleich in die Beine, geht's ihr durch den ganzen Körper und sie ist fast weg, eine Stunde lang. [RAL 1251]

Schmerzen werden nicht ohne lautes Winseln und Jammern, mit Vorwürfen und Zanken untermischt, ertragen. [RAL 1252]

Sie kann sich selbst über die kleinsten Uebel nicht hinwegsetzen. [RAL 1253]

Aengstliche Bedenklichkeit und Untröstlichkeit, welche in laut weinende Klagen und Vorwürfe ausbricht, bei sehr rothen, heißen Wangen, ohne Durst. [RAL 1254]

Aengstliche Besorgtheit und Unentschlossenheit. [RAL 1255]

Angst aus verdachtsamer und befürchtender Bedenklichkeit, besonders in den Nachmitternachtstunden. [RAL 1256]

Sie stöhnt und ächzt jämmerlich, ohne eine Ursache anzugeben. [RAL 1257]

Er weint, wenn man ihm nur im Mindesten zuwider handelt. [RAL 1258]

Sie ist ärgerlich weinerlich. [RAL 1259]

Sie weint laut und schluchzend (n. 3 St.). [RAL 1260]

Sie kann die mindeste Widerrede und auch die vernünftigsten Vorstellungen, sie zu etwas Anderem zu bewegen, nicht ertragen; sie wird ausser sich darüber. [RAL 1261]

Er ist ärgerlich bedenklich, nimmt alles übel und bricht leicht in Zank und Schimpfreden aus (n. 2, 3 St.). [RAL 1262]

Sie ist sehr aufgelegt zur zänkischen Aergerlichkeit. [RAL 1263]

Zornige Aergerlichkeit, Zornmüthigkeit (n. 1 St.). [RAL 1264]

Sehr geneigt, Andern ihre Fehler heftig vorzuwerfen. [RAL 1265]

Zanken, Vorwürfe, Schimpfreden, eifersüchtige Schmähungen, mit unzüchtigen Ausdrücken gemischt – dann bald Heulen und Lautweinen. [RAL 1266]

Zanksucht bis zu Thätlichkeiten. [RAL 1267]

Mit Hartnäckigkeit widerstrebt er dem, was Andre wünschen (n. 1 St.). [RAL 1268]

Er ist hastig, sieht jeden boshaft an, der ihn etwas fragt, ohne zu antworten, gleich als ob er sich

▶ **Abb. 5.8** Auszug aus Hahnemann: *Gesamte Arzneimittellehre.*

Allen TF: Encyclopedia or pure materia medica. (Indischer Nachdruck) **Ein 12-bändiges Werk des amerikanischen Homöopathen, eng gedruckt und schwer zu lesen. Für eingefleischte Homöopathen unumgänglich, alle anderen sind mit Hahnemann, Hering und Clarke besser bedient.**

Pointierte Darstellungen für das Studium

Diese Arzneimittellehren versuchen, das Charakteristische der Arzneien pointiert herauszuarbeiten. Die Symptome werden nicht mehr nur aufgelistet, wie es die großen Enzyklopädien machen. Stattdessen wird der **rote Faden** aufgezeigt, der die Symptome untereinander verbindet. Das Wesen der Arznei, ihr Persönlichkeitsprofil, kommt besser zur Geltung als bei einer reinen Symptomenauflistung. Diese Arzneimittellehren eignen sich besonders gut zum **Studium** der Materia medica. Zum raschen Nachschlagen in der Sprechstunde sind sie für Anfänger aber zu ausführlich.

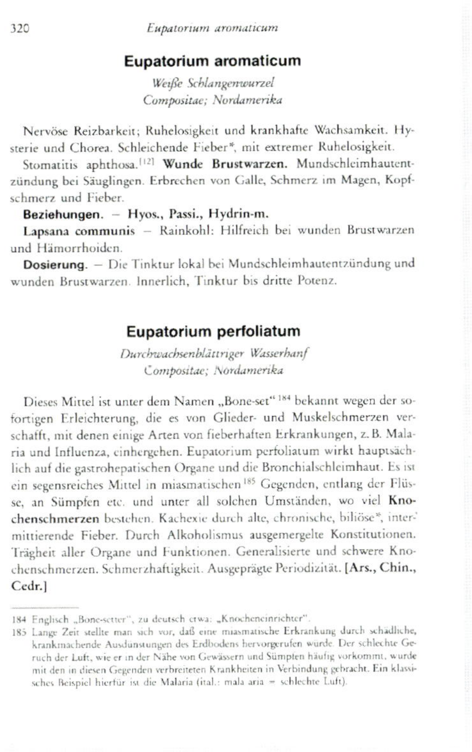

320 *Eupatorium aromaticum*

Eupatorium aromaticum
Weiße Schlangenwurzel
Compositae; Nordamerika

Nervöse Reizbarkeit; Ruhelosigkeit und krankhafte Wachsamkeit. Hysterie und Chorea. Schleichende Fieber*, mit extremer Ruhelosigkeit. Stomatitis aphthosa.[12] **Wunde Brustwarzen.** Mundschleimhautentzündung bei Säuglingen. Erbrechen von Galle, Schmerz im Magen, Kopfschmerz und Fieber.
Beziehungen. – Hyos., Passi., Hydrin-m.
Lapsana communis – Rainkohl: Hilfreich bei wunden Brustwarzen und Hämorrhoiden.
Dosierung. – Die Tinktur lokal bei Mundschleimhautentzündung und wunden Brustwarzen. Innerlich, Tinktur bis dritte Potenz.

Eupatorium perfoliatum
Durchwachsenblättriger Wasserhanf
Compositae; Nordamerika

Dieses Mittel ist unter dem Namen „Bone-set"[184] bekannt wegen der sofortigen Erleichterung, die es von Glieder- und Muskelschmerzen verschafft, mit denen einige Arten von fieberhaften Erkrankungen, z.B. Malaria und Influenza, einhergehen. Eupatorium perfoliatum wirkt hauptsächlich auf die gastrohepatischen Organe und die Bronchialschleimhaut. Es ist ein segensreiches Mittel in miasmatischen[185] Gegenden, entlang der Flüsse, an Sümpfen etc. und unter all solchen Umständen, wo viel **Knochenschmerzen** bestehen. Kachexie durch alte, chronische, biliöse*, intermittierende Fieber. Durch Alkoholismus ausgemergelte Konstitution. Trägheit aller Organe und Funktionen. Generalisierte und schwere Knochenschmerzen. Schmerzhaftigkeit. Ausgeprägte Periodizität. [Ars., Chin., Cedr.]

184 Englisch „Bone-setter", zu deutsch etwa: „Knocheneinrichter".
185 Lange Zeit stellte man sich vor, daß erste miasmatische Erkrankung durch schädliche, krankmachende Ausdünstungen des Erdbodens hervorgerufen würde. Der schlechte Geruch der Luft, wie er in der Nähe von Gewässern und Sümpfen häufig vorkommt, wurde mit den in diesen Gegenden verbreiteten Krankheiten in Verbindung gebracht. Ein klassisches Beispiel hierfür ist die Malaria (ital.: mala aria = schlechte Luft).

▶ **Abb. 5.9** Auszug aus Boerickes *Handbuch der homöopathischen Materia medica.*

Nash EB: Leitsymptome in der homöopathischen Therapie. Neuübersetzung. Stuttgart: Haug; 2004. *Die* klassische Arzneimittellehre, auch für die Große Homöopathie. (siehe S. 44)

Kent JT: Homöopathische Arzneimittelbilder. Vorlesungen zur homöopathischen Materia medica. Stuttgart: Haug; 2001. Kents *Lectures on Homoeopathic Materia Medica* gehören zu den Klassikern der Homöopathie. Kent versteht es, den Arzneien ein persönliches, ein charakteristisches Profil zu geben. Das führt zwar manchmal zum Schubladendenken, gerade wenn es um die Geistes- und Gemütssymptome geht. Aber insgesamt ist und bleibt der Kent eine der bedeutendsten Arzneimittellehren.

Mezger J: Gesichtete homöopathische Arzneimittellehre. Bearbeitet nach den Ergebnissen der Arzneiprüfungen, der Pharmakologie und der klinischen Erfahrungen. 12. Aufl. Stuttgart: Haug; 2007. „Der Mezger" ist eine ganz besondere Arzneimittellehre, die erstmals vor rund 50 Jahren erschien. Mezger, ein deutscher Homöopath, versucht nur das zu präsentieren, was wirklich hieb- und stichfest ist und was sich klinisch bewährt hat. Das Buch ist eine Fundgrube für toxikologische und pharmakologische Details. Der pathophysiologische Hintergrund ist in der Regel zwar etwas veraltet, nichtsdestoweniger aber spannend zu lesen.

Prägnante Zusammenfassungen für die Sprechstunde

Diese homöopathischen Arzneimittellehren sind besonders für den Praxisalltag geeignet. Alle oben erwähnten Arzneimittellehren sind zu detailliert, als dass man während der Sprechstunde in ihnen nachschlagen könnte. Sie brauchen aber ein Buch auf Ihrem Schreibtisch, um sich mit einem Blick orientieren zu können. Folgende Bücher fassen das, was in den oben erwähnten Arzneimittellehren steht, prägnant zusammen.

Phatak SR: Homöopathische Arzneimittellehre. Übersetzt, anhand der Quellen überprüft und bearbeitet von Frank Seiß. 3., überarb. Aufl. München: Urban und Fischer; 2006. „Der Phatak" ist ein Meisterwerk. Er zählt zu den weltweit am meisten gelesenen Arzneimittellehren. Phatak kondensiert das Wissen vieler großer Homöopathen.

Boericke W: Handbuch der homöopathisch Materia medica. Quellenorientierte Neuübersetzung. Aus dem Amerikanischen übertragen und bearbeitet von K.-F. Scheible, D. J. Beha und R. Hickmann. 3., korrigierte Aufl. Stuttgart: Haug; 2004. Auch „Der Boericke" ist ein Klassiker (▶ Abb. 5.9). Kurz, knapp und prägnant, allerdings nicht ganz so praxisnah wie die Arzneimittellehre von Phatak. Dafür enthält er deutlich mehr Arzneien.

Morrison R: Handbuch der homöopathischen Leitsymptome und Bestätigungssymptome. 2. Aufl. Groß Wittensee: Kai Kröger; 1997. **Roger**

Morrison, ein amerikanischer Schüler des griechischen Homöopathen Georgos Vithoulkas, hat mit diesem Buch eine prägnante und nicht nur bei Vithoulkas-Schülern beliebte Arzneimittellehre geschrieben. Nicht ganz so umfangreich wie der Boericke oder der Phatak, dafür aber etwas moderner.

Repertorien

Eine Arzneimittellehre listet einzelne Arzneien mit ihren Symptomen auf. Ein Repertorium ist andersherum aufgebaut. Es listet einzelne Symptome auf und nennt alle Arzneien, die ein bestimmtes Symptom in der Arzneimittelprüfung hervorgerufen oder beim Kranken geheilt haben. Ein Repertorium ist daher eine **Brücke zur Materia medica**. Jedes Repertorium ist anders aufgebaut und erfordert deswegen auch eine eigene Arbeitsweise.

Kent JT: Kent's repertory. (Indischer Nachdruck) Dieses Repertorium, erstmals 1897–99 erschienen, ist das einflussreichste und am meisten benutzte Repertorium der Homöopathie. Inzwischen gibt es jedoch viele Ergänzungen, sodass der „Kent an sich" nur noch selten verwendet wird. Die ursprüngliche Struktur des Kent schimmert in den Nachfolgerwerken (Synthesis, Complete, s.u.) aber noch durch. Es gibt auch eine deutsche Übersetzung von Keller und Künzli, die etwas anders aufgebaut ist als der Original-Kent und seine Nachfolger. Letztere sind jedoch weltweit verbreitet. Auch die modernen Computerprogramme halten sich – selbst in deutscher Übersetzung – an die Struktur des Originals. Deswegen übergehe ich die Keller-Künzli-Version.

Shroyens F: Synthesis: Repertorium Homeopathicum Syntheticum. 9. Aufl. Greifenberg: Hahnemann Institut; 2005.

Zandvoort Rv: Complete Repertory. Zwei moderne Repertorien, die auf dem Kent aufbauen. Sie unterschieden sich in einigen Punkten, die aufzuzählen hier zu weit gehen würde. Beliebter und verbreiteter ist das Synthesis, etwas vollständiger das Complete. Beide Repertorien gibt es auch als Computerprogramme. Ein Problem bei beiden Werken ist die Qualität der Nachträge. Nicht alle sind verlässlich. Viele Homöopathen misstrauen beispielsweise den Nachträgen von Jean Pierre Gallavardin, einem französischen Arzt, der viele Geistes- und Gemütssymptome nachgetragen hat. (Zu Kents Repertorium und seinen Nachfolgern ▶ S. 82.)

Gypser KH (Hrsg.): Bönninghausens Therapeutisches Taschenbuch. 3., durchges. Aufl. Stuttgart: Sonntag; 2006. Clemens von Bönninghausen war einer der engsten Vertrauten Hahnemanns. Sein Repertorium von 1846 ist ein Meilenstein der Homöopathiegeschichte. In die von Klaus-Henning Gypser herausgegebene Fassung sind zahlreiche vertrauenswürdige Nachträge eingearbeitet (▶ S. 85).

Boger CM: Synoptic Key. Charakteristik und Hauptwirkungen homöopathischer Arzneimittel. Materia Medica & Repertorium. Ruppichteroth: Stefanovic; 2002. Auch auf Boger, den amerikanischen Homöopathen und Bönninghausen-Experten, werde ich später noch einmal zurückkommen (▶ S. 85). Sein Synoptic Key bietet sowohl eine komprimierte Arzneimittellehre als auch ein Repertorium. Boger hat eine eigene Art, Arzneimittelbilder und Krankheitsgeschichten zu betrachten. Deswegen ist der Umgang mit dem Synoptic Key ein anderer als mit dem Kent'schen Repertorium.

Phatak SR: Homöopathisches Repertorium. München: Urban und Fischer; 2006. Wie die Arzneimittellehre von Phatak ist auch sein Repertorium ein Meisterwerk, allerdings nur in der Hand von Fortgeschrittenen. Es fasst die Arbeiten von Bönninghausen und Boger prägnant und praxisnah zusammen.

Bevor Sie diese Bücher benutzen können, müssen Sie jedoch erst einmal den Fall aufnehmen. Ohne eine sorgfältige **Anamnese** nützen Ihnen die besten Bücher nichts. Im folgenden Kapitel werden ich Ihnen die Grundzüge der homöopathischen Anamnese vorstellen und gefährliche Stolpersteine nennen.

Literatur

Coulter C: Portraits homöopathischer Arzneimittel. Zur Psychosomatik ausgewählter Konstitutionstypen. Band I–III. Stuttgart, Haug; 1998–2004.

Jus MS: Praktische Materia medica. 3 Bde. Steinhausen: Homöosana; 2004.

Kohler U: Hilfe zu Samuel Hahnemanns Organon der Heilkunst. Greifenberg: Hahnemann Institut; 1999.

Risch G: Homöopathik. Die Lehrmethode Hahnemanns. 3. Aufl. München: Pflaum; 1998.

Schmidt JM: Organon der Heilkunst. Neufassung mit Systematik und Glossar. 2. Aufl. München: Elsevier; 2006.

Teut M: Homöopathie zwischen Lebenskraft und Selbstorganisation. Forschende Komplementärmed 2001, 8: 162–167.

Vermeulen F: Konkordanz der Materia Medica. Haarlem: Merlijn: 2000.

Vithoulkas G: Die Praxis homöopathischen Heilens. 6. Aufl. München: Urban und Fischer; 2005.

Wischner M: Organon-Kommentar. Eine Einführung in Samuel Hahnemanns Organon der Heilkunst. Mit einem Glossar zeitgenössischer Begriffe. Essen: KVC; 2001.

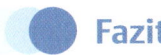 **Fazit**

- Zur Behandlung chronischer Krankheiten reicht die Kleine Homöopathie nicht aus.

- Die homöopathische Behandlung chronischer Krankheiten ist stärker auf den Menschen und seinen Organismus ausgerichtet als auf seine Krankheit.

- Die Gesamtheit der Symptome ist von Interesse, nicht nur die aktuelle Symptomatik.

- Das Band, das die Gesamtheit der Symptome verknüpft, nennt man in der Homöopathie Lebenskraft.

- Lebenskraft ist ein umstrittener, aber pragmatischer Begriff.

- Sie benötigen drei Arten Bücher für die Ausübung der Großen Homöopathie: Theoretische Grundlagen, ausführliche Arzneimittellehren, Repertorien.

6 – Anamnese

Dieses Kapitel soll Ihnen die Bedeutung der homöopathischen Anamnese und die Durchführung bei akuten und chronischen Krankheiten vermitteln. Die Anamnese akuter Krankheiten fällt etwas leichter. Am Ende sollten Sie Antwort auf folgende Fragen gefunden haben: Was hat der Patient – und wo, wann, wodurch, warum und womit hat er es? Bei akuten Krankheiten berichtet der Patient vieles von dem, was für die Arzneimittelfindung wichtig ist, von sich aus. Bei der Erstanamnese chronischer Krankheiten müssen Sie hingegen mehr aktiv erfragen. Besonders wichtig ist es, einen Eindruck davon zu bekommen, wer überhaupt vor Ihnen sitzt. Was ist ihr Patient für ein Mensch, welchen Charakter hat, welche körperliche Konstitution? Kurz wird noch auf Besonderheiten bei Kindern, auf häufige Stolpersteine und auf die Folgegespräche eingegangen.

Bedeutung der Anamnese

Magie oder Medizin?

In den frühen 1990er-Jahren drehte die BBC eine mehrteilige Serie über Komplementärmedizin mit dem Titel „Magic or Medicine?". Am Film über die Homöopathie waren George Lewith, ein homöopathischer Arzt, und Robert Buckman, ein Onkologe, beteiligt. Buckman stand der Homöopathie skeptisch gegenüber. Nachdem die Dreharbeiten beendet waren, schrieben sich Lewith und Buckman noch einige Briefe, in denen sie ihren Dialog über Wirkung und Wissenschaftlichkeit der Homöopathie fortsetzten. Dieser **Briefwechsel** wurde 1994 im *British Medical Journal* veröffentlicht. Er ist ein gelungenes Beispiel dafür, dass eine Diskussion über Homöopathie auch sachlich und mit Respekt vor der Meinung des anderen geführt werden kann.

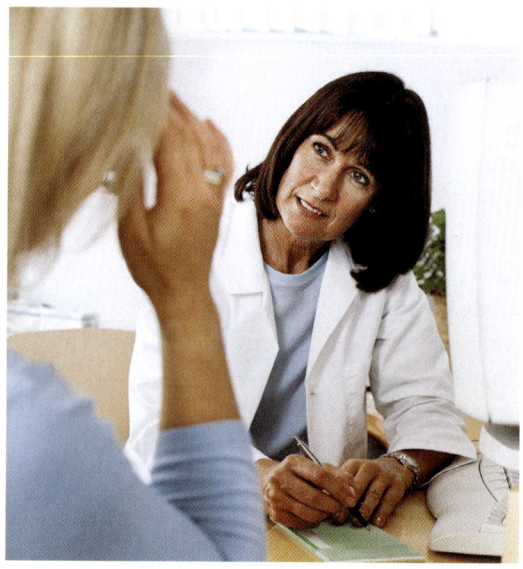

▶ **Abb. 6.1** Wichtig ist das individuelle Eingehen auf den Patienten.

In seinem ersten Brief schrieb Buckman, der Skeptiker, dass es ihn sehr beeindruckt hatte, wie Lewith auf seine Patienten einging:

„Lassen Sie mich meinen Eindruck schildern, als ich Sie das erste Mal mit dem Team von ‚Magic or Medicine?' in Ihrer Praxis besuchte. Als ich sah, wie Sie Ihre Patienten befragt und untersucht, wie Sie mit ihnen gesprochen und wie Sie sie behandelt haben. Ich sagte damals zu Ihnen, dass Ihre klinischen – und besonders Ihre zwischenmenschlichen – Fähigkeiten zu den besten gehörten, die ich jemals gesehen habe. Ich sagte auch (ohne Ihnen schmeicheln zu wollen), dass jeder Medizinstudent auf der ganzen Welt ein Video davon sehen müsste, um zu lernen, wie ein **guter Arzt** mit seinen Patienten umgeht. Als ich in Ihrem Sprechzimmer war, hatte ich den Eindruck, die stärkste Arznei im Raum sitzt auf Ihrem Stuhl – und sind Sie selbst."

Weg oder Ziel?

Buckman steht mit seiner Auffassung nicht alleine da. Viele Menschen, sowohl Kritiker als auch Anhänger, sind von der Art und Weise beeindruckt, wie homöopathische Therapeuten mit Ihren Patienten umgehen. Besonders die homöopathische Anamnese erregt immer wieder Aufmerksamkeit. So patientenzentriert geht es in kaum einer anderen Therapie zu. Das, was Medizinstudenten heute in speziellen Kommunikationsworkshops lernen sollen, praktizieren die Homöopathen schon seit zweihundert Jahren mit größter Selbstverständlichkeit (▶ Abb. 6.1).

Kritiker begnügen sich damit, die Wirkung der Homöopathie darauf zu reduzieren: Wenn die Homöopathie dem Patienten gut tut, dann nur wegen der liebevollen Zuwendung, die ihm der Therapeut entgegenbringt. Homöopathen betrachten diese Zuwendung indessen lediglich als Weg zum Ziel. Das Ziel ist die richtige Arznei und der Weg dorthin ist oft steinig und führt nur über eine ausführliche Anamnese.

Dennoch ist die liebevolle Zuwendung nicht bloßes Mittel zum Zweck. In einer Heilmethode, in der der Mensch so sehr im Mittelpunkt steht wie in der Homöopathie, wird vom Therapeuten gefordert, dass er seinen Patienten respektvoll, einfühlend und hilfsbereit gegenübertritt – oder sich zumindest darum bemüht. Respekt, Einfühlungsvermögen und Hilfsbereitschaft sind demnach Grundvoraussetzungen für eine gelungene Anamnese. Diese zutiefst humanistische Einstellung gehört noch mehr zur Homöopathie als die Liebe zum Detail und die Liebe zu den Büchern.

Die Zutaten

Respekt, Einfühlungsvermögen und Hilfsbereitschaft sind unabdingbar. Aber zu einer gelungenen Anamnese gehört noch dreierlei:

1. aufmerksames Zuhören
2. sorgfältiges Beobachten
3. geschicktes Fragen

Diese drei Zutaten erklären sich von selbst. Wie wollen Sie ohne aufmerksames Zuhören die Gesamtheit der Symptome erfassen? Die wichtigsten Hinweise auf das zu wählende Mittel werden oft nur beiläufig erwähnt, sodass sie leicht überhört werden können. Und wenn Sie nicht aufmerksam zuhören, weil Sie mit Ihren Gedanken woanders sind, wird Ihr Patient das merken und seinerseits das Interesse an der Homöopathie verlieren.

Aber es kommt nicht nur darauf an, *was* Ihr Patient sagt, sondern auch *wie* er es sagt, *wie* er sich verhält und was Ihnen sonst noch an ihm auffällt. Hier ist Ihre Beobachtungsgabe herausgefordert. Angenommen, Ihr Gegenüber sucht Sie wegen langjähriger Kopfschmerzen auf. Dass er seit Jahren eine große Warze auf seiner Nasenspitze sitzen hat, weiß er natürlich, er hält es aber nicht für erwähnenswert, weil er keinen Zusammenhang mit seinen Kopfschmerzen sieht. Ihnen fällt die Warze jedoch auf. Manchmal ist eine solche Beobachtung der Schlüssel zum richtigen Mittel. Die homöopathische Materia medica enthält viele Symptome, die Patienten nicht von sich aus erwähnen, die aber wahrgenommen werden sollten, weil sie für die Arzneiwahl wichtig sein können.

Schließlich ist das geschickte Fragen eine essenzielle Zutat für eine gelungene Anamnese. Bitte beachten Sie dabei Folgendes: Die homöopathische Anamnese verläuft nicht immer gleich. Damit ist nicht die Binsenweisheit gemeint, dass jede Fallaufnahme anders ist, weil jeder Patient anders ist und mit anderen Beschwerden zu Ihnen kommt. Die homöopathische Anamnese verläuft nicht immer gleich, weil es zwei unterschiedliche Formen gibt, zum einen die Anamnese akuter, zum anderen die Anamnese chronischer Krankheiten. Was und wie viel Sie fragen müssen, hängt vor allem davon ab, weswegen Ihr Patient Sie aufsucht.

Anamnese bei akuten Krankheiten

Die Anamnese akuter Krankheiten haben Sie in Grundzügen bereits in ▸ Kapitel 4 kennengelernt. Sie ist vergleichsweise einfach, weil der Patient oft mit der Tür ins Haus fällt und das, was wichtig ist, von sich aus berichtet. Hahnemann hat das treffend formuliert:

„Im Ganzen wird dem Arzte die Erkundigung acuter, oder sonst seit Kurzem entstandner Krankheiten leichter, weil dem Kranken und den Angehörigen alle Zufälle und Abweichungen von der nur unlängst erst verlornen Gesundheit, noch in frischem Gedächtnisse, noch neu und auffallend geblieben sind. Der Arzt muß zwar auch hier alles wissen; er braucht aber weit weniger zu erforschen; man sagt ihm alles größtentheils von selbst." (*Organon* §99)

NB: Der Abschnitt im *Organon* über die Anamnese (§§83–104) ist sehr gut zu lesen und leicht zu verstehen. Wenn Sie das *Organon* lesen möchten, fangen Sie zur Einstimmung am besten mit diesen Paragrafen an. Hahnemanns *Organon* ist, wie erwähnt, das Manifest der Homöopathie und sollte von jedem Homöopathen wenigstens einmal durchgearbeitet werden (▸ S. 58).

Von offen nach geschlossen

Beginnen Sie die Anamnese mit einer offenen Frage. „Was kann ich für Sie tun?", „Worum geht es?", „Was führt Sie zu mir?" – irgendetwas in dieser Richtung. Es gibt sogar Kollegen, die überhaupt nichts fragen, wenn sich der Patient hingesetzt hat, sondern sich zurücklehnen, beide Arme mit nach oben geöffneten Handflächen in Richtung ihres Gegenübers ausstrecken und aufmunternd nicken.

Als Nächstes lassen Sie den Patienten ausreden, ohne ihn zu unterbrechen. Das ist nicht immer ganz einfach, schon gar nicht unter dem Zeitdruck einer Kassenpraxis. In aller Regel hören die Patienten aber von sich aus bereits nach ein paar Sätzen auf. Die weit verbreitete Unsitte, den Spontanbericht nach wenigen Sekunden zu unterbrechen, ist daher nicht nur unhöflich, sondern kontraproduktiv. Ihr Gegenüber wird alle für die Homöopathie wichtigen Details beiseite lassen, wenn er sich von Ihnen abgewürgt fühlt. Sollte der Redefluss dennoch einmal ausufern, können ein, zwei höflich eingeflochtene Hinweise die Anamnese wieder ins richtige Fahrwasser lenken.

Hat Ihr Patient ausgeredet, bieten sich erneut offene Fragen an, um das Beschwerdebild noch genauer nachzeichnen zu können. Fragen wie „Was noch?", oder „Fällt Ihnen sonst noch etwas ein, was wichtig wäre?", oder „Erzählen Sie bitte mehr" können den Spontanbericht wieder ins Fließen bringen. Erst wenn Ihr Patient verneint und trotz weniger Sekunden Gesprächspause nicht wieder von sich aus Neues berichtet, können Sie gezieltere Fragen stellen, aber bitte wieder offene. Hat Ihr Patient bisher nur von Erbrechen berichtet, sollten Sie nicht fragen „Haben Sie Durchfall?", sondern „Hat sich der Stuhlgang auch verändert?".

Gerade wenn Sie unter Zeitdruck stehen oder Anfänger in der Homöopathie sind, helfen Ihnen diese Überblicksfragen, die Schwere der akuten Symptomatik abschätzen zu können (▸ Abb. 6.2). Es ist z.B. wichtig zu wissen, ob der Patient Fieber hat. Ein Durchfall seit vier Tagen mit 40 Grad Celsius ist vielleicht keine virale Enteritis, sondern eine Sepsis. Dann müssen Sie die homöopathische Anamnese verlassen und konventionell fortfahren.

Wenn Sie sich mit dieser Handvoll Fragen einen Überblick über die Symptomatik verschafft haben, ist es Zeit, die homöopathisch relevanten Dinge einzukreisen. Das machen Sie am besten mit sechs W-Fragen (▸ Abb. 6.3): Was hat Ihr Patient – und wo, wann, wodurch, warum und womit hat er es?

Was?

Was hat Ihr Patient? Ihr Patient sucht ja Sie wegen einer bestimmten Erkrankung, wegen eines bestimmten Beschwerdebildes auf, z.B. wegen

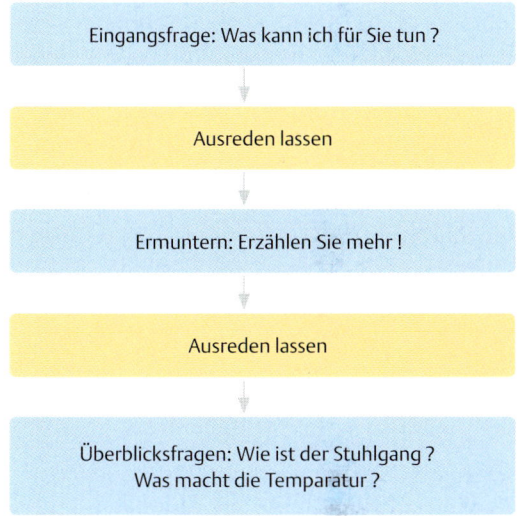

▶ **Abb. 6.2** Homöopathische Anamnese in der Kassenpraxis.

Durchfall oder Nasennebenhöhlenentzündung. Sie interessiert nun, wie seine Beschwerden *genau* sind. Ist der Durchfall schmerzhaft? Wenn ja, wie ist der Schmerz? Und wie ist der Stuhl beschaffen? Welche Farbe hat er? Enthält er Speisereste oder Blut? Oder Schleim? Und wie genau ist der Schnupfen? Hell, grün, oder sind es kleine Klumpen? Ist das Sekret fadenziehend? Kommt es nur aus einem Nasenloch heraus? Und gibt es Schmerzen? Wenn ja – die nächste Frage kennen Sie bereits –, wie ist der Schmerz? Stechend, reißend, brennend, drückend? Und wenn er z.B. drückend ist, drückt es von innen nach außen, von außen nach innen, von oben nach unten oder von unten nach oben?

Ich denke, es ist klar geworden, worum es geht: Um die genaue Art der Krankheitserscheinung. Deswegen möchte ich Sie nicht mit weiteren Details langweilen. Noch etwas: Bitte ekeln Sie sich nicht. Die genaue **Stuhl- oder Sekretbeschaffenheit** ist zwar unappetitlich, aber sehr wichtig. Viele Patienten wundern sich, dass Sie sich mit so etwas aufhalten. Und sie wundern sich noch mehr, wenn sie die Freude in Ihren Augen bemerken über ein Sekret, das an die Fäden beim Käsefondue erinnert. (Schauen Sie einmal

im hinteren Teil im Kapitel „Atemwege" bei Sinusitis nach, welche Mittel für ihr klebrig-zähes Sekret berühmt sind.)

Wo?

Wo sitzen die Beschwerden? Lassen Sie sich den genauen Ort **zeigen**. Achten Sie auch darauf, ob die Beschwerden immer auf einer Seite sind, oder ob sie die Seiten wechseln, ob sie in andere Regionen ausstrahlen, oder ob sie an einer kleinen Stelle sitzen, die man mit der Fingerspitze markieren kann. Viele Mandelentzündungen sind geheilt worden, weil sie von rechts nach links oder von links nach rechts zogen. Beschwerden, die rechts beginnen und nach links ziehen, sprechen oft auf Lycopodium clavatum (Bärlappsporen) an, Beschwerden, die sich von links nach rechts entwickeln, auf Lachesis muta (Gift der Buschmeisterschlange).

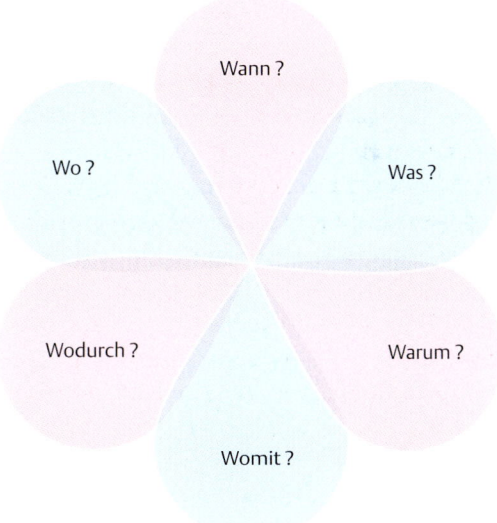

▶ **Abb. 6.3** Sechs W-Fragen.

Es gibt einen berühmten, oft zitierten Fall in der homöopathischen Literatur, der die Wichtigkeit solcher Beobachtungen veranschaulicht: Ein amerikanischer Patient befand sich um 1880 wegen einer seit zehn Jahren andauernden Zeugungsunfähigkeit in homöopathischer Behandlung. Anderthalb Jahre tat sich nichts. Erst als ein zweiter Homöopath, der legendäre Adolph Lippe (1812–1888), hinzugezogen wurde, konnte ihm geholfen werden. Lippe fand heraus, dass der Patient vor Beginn seiner Impotenz an einer Diphtherie erkrankt war, von der er sich nie richtig erholt hatte. Das Besondere an dieser Diphtherie war, dass sie von einer Seite auf die andere und wieder zurück wechselte. Lippe verordnete wegen dieser Besonderheit Lac caninum (Hundsmilch), weil dieses Mittel bekannt dafür ist, dass seine Symptome die Seiten wechseln. Nur drei Monate nach der Mittelgabe wurde die Ehefrau des Patienten zum ersten Mal schwanger, einige Jahre später gebar sie ein zweites Kind.

NB: Die homöopathische Literatur bietet viele solcher Falldarstellungen wundervoller Heilungen. Ich gehe davon aus, dass die „alten Meister" sorgfältig beobachtet und dokumentiert haben, und schenke ihren Aufzeichnungen im Großen und Ganzen Glauben. Dennoch kann ich mitunter eine gewisse Skepsis nicht verhehlen, zumal im beschriebenen Fall. Er verdeutlicht zwar sehr schön, wie wichtig der genaue Ort für die Arzneimittelfindung sein kann – weswegen ich ihn an dieser Stelle auch präsentiere. Es gibt aber bekanntlich noch andere Möglichkeiten, Vater zu werden, als durch eigenes Zutun. In diesem Fall wäre es deswegen interessant gewesen, nicht nur etwas über die Ähnlichkeit zwischen Krankheits- und Arzneisymptomen zu erfahren, sondern auch etwas über die Ähnlichkeit zwischen dem Patienten und seinen Kindern. Letztere ist leider nicht überliefert.

Wann?

Wann treten die Beschwerden auf? Morgens nach dem Aufwachen? Oder abends zwischen 16 und 20 Uhr? Oder geht es den ganzen Tag über schlecht, von Sonnenaufgang bis Sonnenuntergang? Und wenn die Beschwerden nachts schlimmer sind, sind sie es vor Mitternacht oder nach Mitternacht, gegen 1 oder gegen 3 Uhr?

Eine spitzfindige Frage lautet, wie es mit der Sommerzeit ist. Muss man dann bei Beschwer-

den, die während der Sommerzeit um 3 Uhr auftreten bei 2 Uhr, 3 Uhr oder 4 Uhr im Repertorium nachschlagen? Ich weiß es nicht, und ich glaube, auch sonst weiß niemand genau, wie man mit diesem Problem umgehen soll. Es hat sich daher eingebürgert, sich auch im Sommer nach der Uhr, nicht nach der tatsächlichen Zeit zu richten. Allenfalls in den ersten Tagen nach der Zeitumstellung kann man den veränderten Rhythmus in Betracht ziehen.

Wodurch?

Wodurch werden die Beschwerden besser oder schlechter? Diese Frage gehört zu *jeder* homöopathischen Anamnese! Die Erkundigung nach den genauen Umständen, die die Beschwerden verschlechtern oder verbessern, ist so unausweichlich wie die Frage nach dem Willen von Braut und Bräutigam auf dem Standesamt. Anders als der Standesbeamte sollten Sie es in der Homöopathie jedoch vermeiden, Fragen zu stellen, die nur mit Ja oder Nein beantwortet werden können.

Die Umstände, unter denen sich die Beschwerden verschlechtern oder verbessern, nennt man Modalitäten. Ort und Art der Beschwerden werden vom Patienten meist spontan berichtet, die Modalitäten – wozu auch die vorhin erwähnten zeitlichen Umstände gehören – müssen hingegen meistens aktiv angesprochen werden. Die wenigsten Patienten berichten von sich aus, dass ihre Kopfschmerzen durch leichte Berührung schlechter werden, von festem Druck aber besser. Oder dass kalte Getränke die Halsschmerzen lindern. An dieser Stelle müssen Sie oft nachfragen, z.B. „Gibt es etwas, wodurch Ihre Beschwerden besser oder schlechter werden?", oder „Was machen Sie, wenn die Beschwerden ganz stark sind?" – „Dann presse ich die Hand dagegen und verhalte mich so ruhig, wie es geht." (Durch eine solche Aussage haben Sie bereits zwei Modalitäten erfahren, die Besserung durch Druck und absolute Ruhe bzw. die Verschlechterung durch die geringste Bewegung.)

Es gibt unzählige Modalitäten. Wenn Sie den hinteren Teil des Buches und später die homöo-

**Einige Beispiele
für häufige Modalitäten**

- Temperatureinflüsse
Kälte, Wärme, Heizungsluft, frische
Luft

- Witterung
Schnee, Wind, Gewitter, Sturm,
Regen, trockenes Wetter, feucht-
warmes Wetter, Föhn, Sonne

- Körperhaltung
– Sitzen, Stehen, Liegen

– Liegen auf der schmerzhaften
Seite, Liegen auf der schmerz-
losen Seite

- Sinneseindrücke
– Licht, Geräusche
– Berührung, Druck, Streicheln

- Bewegung
– schnelles und langsames Gehen,
Gehen an frischer Luft
– Auftreten, Aufstehen, Aufsetzen
– Anstrengung, Treppensteigen
oder -herabgehen
– passive Bewegung, Autofahren

- Nahrungsaufnahme und
-ausscheidung
– vor, während, nach dem Essen
– vor, während, nach dem Stuhlgang

- Menstruation
vor, während, nach der
Menstruation

---

pathischen Arzneimittellehren und Repertorien studieren, werden Sie feststellen, wie facettenreich alltägliche Krankheitsbilder sein können. Gerade Therapeuten, die aus der konventionellen Medizin kommen, fällt auf, wie wenig sie bisher auf die genauen Umstände geachtet haben – oder achten mussten, weil sie für die Therapie unerheblich waren.

Noch einmal zum Einprägen: Modalitäten sind zahlreich und außerordentlich wichtig! Besonders in akuten Krankheiten weisen sie oft den Weg zum richtigen Mittel.

Warum?

Warum hat Ihr Patient Beschwerden? Die Antwort auf diese Frage ist ebenfalls außerordentlich wichtig, manchmal sogar noch wichtiger als die Modalitäten. Zwei Punkte sollten Sie dabei beachten.

1. Viele Patienten bieten **spontane** Erklärungen für ihre Beschwerden an, z.B. die kalten Füße am Vortag, die falsche Bewegung bei der Gartenarbeit oder der Ärger über die Schwiegermutter. Seien Sie froh, wenn Ihr Patient einen solchen Zusammenhang von sich aus herstellt. In diesen auslösenden Faktoren liegt oft der Schlüssel zum richtigen Mittel. Sollte sich Ihr Patient nicht zu diesem Thema äußern, lohnt es sich meistens nicht, genauer nachzufragen. Allenfalls vage Fragen wie „Können Sie sich Ihre Beschwerden er-

klären?" oder „Was glauben Sie, woher Ihre Beschwerden kommen?" sind sinnvoll. Keinesfalls darf zu viel in die Aussagen des Patienten hineininterpretiert werden. Wenn Sie wissen, dass Frau Müllers Ehemann ein Lump ist, dieser Umstand aber von Frau Müller in keinen Zusammenhang mit ihren aktuellen Beschwerden gebracht wird, dann dürfen Sie „Beschwerden durch Ärger" oder „Beschwerden durch unterdrückten Zorn" nicht als auslösendes Symptom verwenden.

2. Es geht nicht um **kausale** Zusammenhänge, wie Sie Ihnen aus der konventionellen Medizin bekannt sind. Ob der Durchfall Ihres Patienten viraler oder bakterieller Genese ist, entscheidet nicht die Arzneimittelwahl. Aber dass Ihr Patient am Tag zuvor in den Regen gekommen ist und klitschnass wurde, das ist wichtig (vor allem, wenn er es Ihnen spontan erzählt). Es geht, und das klang oben schon an, um auslösende Faktoren, es geht um das, was dem Betroffenen intuitiv als Ursache seiner Krankheit plausibel erscheint. Wie die konventionelle Medizin die Beschwerden erklärt, ist für die Arzneimittelwahl nicht entscheidend, wie der Patient sie sich erklärt hingegen schon. Etwas verallgemeinernd könnte man daher sagen, dass in der Homöopathie die **Auslöser**, in der konventionellen Medizin die pathophysiologischen Ursachen wichtig sind (▶ Abb. 6.4).

Das, was ich auslösende Faktoren genannt habe, nennt man in der Homöopathie auch **Folge-von-Symptome** oder **Sequelae-Symptomatik**. Einige Beispiele sollen die Bandbreite möglicher Auslöser verdeutlichen:

- Unfälle, Verletzungen
- Überanstrengungen
- Verkühlung, Durchnässung, Überhitzung
- emotionale Faktoren, z.B. Schreck, Ärger, Eifersucht, Liebeskummer
- Nachtwachen, Pflege von Angehörigen

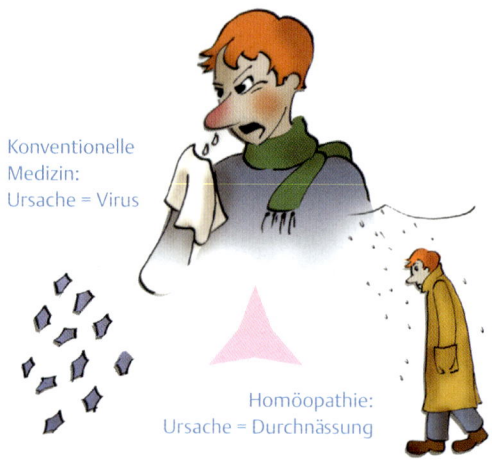

Konventionelle Medizin: Ursache = Virus

Homöopathie: Ursache = Durchnässung

▶ **Abb. 6.4** Ursachen?

Womit?

Womit gehen die Beschwerden Ihres Patienten einher? Welche Symptome begleiten seine Hauptbeschwerden? Hat ihr Patient während seiner akuten Krankheit auffälligen Durst? Wenn ja, worauf? Oder ist er durstlos, obwohl er sogar Fieber hat? Verlangt er nach frischer Luft, oder ist ihm der leiseste Luftzug ein Gräuel?

Diese sog. **Begleitsymptome** führen fast ebenso häufig zum richtigen Mittel wie Modalitäten und Auslöser. In der konventionellen Medizin hingegen werden sie kaum beachtet. Sie merken schon: Das, was in der Homöopathie wichtig ist, ist dort egal. Andersherum ist das nur bedingt der Fall: Das, was in der konventionellen Medizin wichtig ist, kann auch in der Homöopathie

wichtig sein. Ob hinter den Bauchschmerzen eine Blinddarmentzündung steckt, interessiert natürlich auch den Homöopathen.

Zurück zu den Begleitsymptomen: Es müssen nicht nur körperliche sein. Oft sind es gerade die seelischen Veränderungen während einer Krankheit, die besonders eindrucksvoll und wichtig sind. Sondert sich der Kranke von seiner Familie ab und möchte seine Ruhe haben? Oder sehnt er sich nach Trost und Gesellschaft? Kullern die Tränen oder knallen die Türen? All das sind wertvolle Hinweise auf die zu wählende Arznei. Aber Achtung: Diese Geist- und Gemütssymptome sind nur dann verwertbar, wenn sie während der Krankheit neu aufgetreten sind, wie z.B. bei dem Choleriker, der plötzlich weinerlich und sanftmütig geworden ist, oder bei dem schüchternen Kind, das entgegen seiner sonstigen Neigung schreit und um sich schlägt, sobald man ihm zu nahe kommt.

Um die **Geistes- und Gemütssymptome** erkennen und richtig einschätzen zu können, müssen Sie manchmal auch die Angehörigen in die Anamnese einbeziehen. Bei Kindern ist ohnehin meistens eine Begleitperson anwesend. Bei Erwachsenen ist das schwerer. Wenn Sie den Patienten nicht kennen, können Sie ihn z.B. fragen: „Sind Sie sonst auch so wie im Moment?" oder „Kennt Ihre Frau das so von Ihnen, wie Sie sich momentan verhalten?"

Weitere Diagnostik und Dokumentation

Damit ist die Anamnese akuter Krankheiten beendet. Die körperliche Untersuchung und bei Bedarf weitere diagnostische Schritte (Labor, Röntgen etc.) schließen sich an. Dabei richtet sich das Vorgehen ganz nach dem, was **konventionell etabliert** ist. Diese Zusatzdiagnostik dient der Einschätzung von Schweregrad und Prognose der Erkrankung. Das homöopathische Mittel wird jedoch ausschließlich anhand der Symptomatik ermittelt. Pendeln, Wünschelruten, Kinesiologie oder irgendwelche Apparate zum „Austesten" haben mit homöopathischer Diagnostik nichts zu tun.

Was jetzt noch fehlt, ist die **Dokumentation**. Hier gibt es keine Vorgaben, sodass jeder seinen eigenen Stil entwickeln muss. Gut ist eine Dokumentation dann, wenn die wesentlichen Elemente der Anamnese erfasst und bei der nächsten Konsultation noch lesbar sind. Manchmal reichen dazu ein paar Sätze, manchmal bedarf es mehr Platz. Um Zeit zu sparen empfehle ich Ihnen, sich folgende **Zeichen** einzuprägen. Sie werden weltweit in der Homöopathie verwendet und verkürzen den Schreibaufwand enorm.

- < bedeutet: schlechter durch, z.B. < Bewegung = schlechter durch Bewegung. In der englischsprachigen Literatur liest man häufig die Abkürzung agg. Agg. steht für aggravated (=verschlechtert).
- > bedeutet: besser durch, z.B. > Bewegung = besser durch Bewegung. In der englischsprachigen Literatur heißt es häufig amel. Amel. steht für ameliorated (=gebessert).
- → steht für: Erstreckung, Ausstrahlung, z.B. links → rechts = Erstreckung von der linken auf die rechte Seite

Mit diesen drei Zeichen können Sie den Dokumentationsaufwand erheblich entschlacken. Besonders < und > sind wertvoll, weil Sie damit die wichtigen Modalitäten sowohl skizzieren als auch für spätere Durchsichten hervorheben können. Denken Sie bei der Dokumentation bitte auch daran, dass sie nicht nur homöopathischen Ansprüchen genügen muss, sondern auch juristischen Anforderungen unterliegt.

Anamnese bei chronischen Krankheiten

Die Anamnese chronischer Krankheiten enthält neben denselben Elementen wie die Anamnese akuter Krankheiten noch zusätzliche Aspekte und dauert deswegen länger (1–2 Stunden). Es geht los, wie oben beschrieben:

Eingangsfrage, z.B.: Was kann ich für Sie tun?
Ausreden lassen
Ermunterung, z.B.: Gibt es sonst noch etwas?
Ausreden lassen

Die Überblicksfragen der Anamnese einer akuten Krankheit können bei chronischen Krankheiten meistens unterbleiben. In aller Regel war der Patient bereits bei mehreren Fachärzten, sodass die Diagnose klar ist und es nur noch um die homöopathische Behandlung geht. Es folgt die genauere Einkreisung der Problematik mit den sechs W-Fragen: Was, wo, wann, wodurch, warum und womit? Hier gelten dieselben Regeln wie bei der Anamnese einer akuten Krankheit. Auch das Ziel ist dasselbe: das möglichst akkurat gezeichnete **Krankheitsbild**. Aber es schließen sich noch weitere Fragen an, die Sie aktiv stellen müssen. Verglichen mit der Anamnese akuter Krankheiten müssen Sie bei der Anamnese chronischer Krankheiten mehr fragen. Sie wollen schließlich auch mehr wissen. Sie interessiert jetzt nicht mehr nur das genaue Bild der Beschwerden, wegen denen Ihr Patient Sie aufsucht, sondern auch

- die ausführliche Krankheitsvorgeschichte,
- alle anderen gesundheitlichen Probleme (die dann auch mit den sechs W-Fragen näher bestimmt werden) und
- die Familienanamnese.

Und vor allem interessiert Sie, **wer** da überhaupt vor Ihnen sitzt (▶ **Abb. 6.5**). Was ist das für ein Mensch, der die Hautbeschwerden hat? Die Suche nach einer Antwort auf diese Frage ist der zeitaufwendigste Teil der Anamnese. Damit kein Aspekt vergessen wird, gibt es verschiedene **Fragebögen**. Sie können Sie noch vor dem persönlichen Kontakt von Ihren Patienten ausfüllen lassen oder während des Erstgespräches abfragen. Beide Möglichkeiten haben Vor- und Nachteile. Viele Homöopathen fragen während der Anamnese ungefähr das, was Kents Fragebogen (▶ S. 71) vorschlägt. Bleiben Sie dabei aber bitte unverkrampft! Eine gelungene homöopathische Anamnese gleicht einem Gespräch unter Freunden, keinem Kreuzverhör.

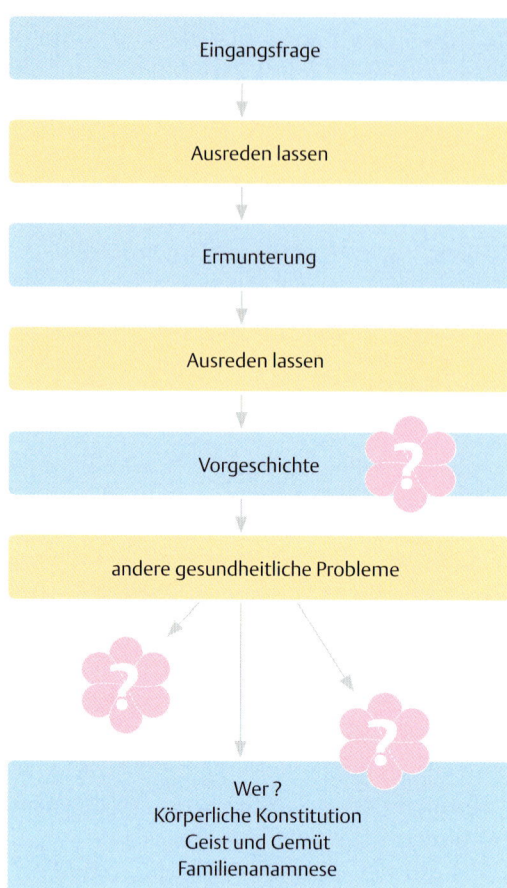

► **Abb. 6.5** Anamnese chronischer Erkrankungen.

die **körperliche Konstitution** des Patienten und sein **Geistes- und Gemütszustand**. Zu diesen Themenbereichen werden die meisten Fragen gestellt.

Bitte beachten Sie: Die Grenze zwischen krank und gesund, zwischen Angewohnheit und homöopathisch verwertbarem Symptom ist oft unscharf. Gerade was die Geistes- und Gemütssymptome angeht, gerät man häufig ins Schleudern. Einerseits sind sie ungeheuer wichtig, wie in ► **Kapitel 7** noch gezeigt werden wird, andererseits verstrickt man sich allzu leicht in **unnützen Psychologismen**. Erfahrung macht auch hier den Meister.

Anamnese bei Kindern

Die Anamnese bei Kindern unterscheidet sich im Wesentlichen nicht von der Anamnese bei Erwachsenen. Sie sind jedoch in der Regel auf die Angaben und die Mitarbeit der Angehörigen angewiesen – bei Säuglingen natürlich mehr als bei 10-Jährigen. Zudem ist Ihre **Beobachtungsgabe** gefragt. Oft liefert das Verhalten des Kindes in Ihrem Sprechzimmer wichtige Aufschlüsse. Versteckt es sich hinter der Mutter, malt es still ein Bild oder reißt es das Papier von der Untersuchungsliege? Achten Sie gerade bei Säuglingen und Kleinkindern auf eine gründliche Schwangerschafts- und Geburtsanamnese.

Nebenbei bemerkt ist die homöopathische Behandlung von Kindern oft besonders erfolgreich, und es bereitet große Freude, ihnen mit den kleinen Kügelchen zu helfen. Der Schweizer Homöopath Voegeli sprach sogar vom **„Eldorado der Homöopathie"**. Auch die Anamnese fällt oft leichter als bei Erwachsenen. Kinder sind spontan. Sie sagen das, was sie empfinden. Erwachsene sind meistens komplizierter. Sie vermuten hinter jeder Frage eine Falle und möchten sich in möglichst gutem Licht präsentieren.

Kents Fragebogen

Überfliegen Sie einmal den Fragebogen auf ► **S. 71**. Er wurde von James Tyler Kent entwickelt, später von Jost Künzli von Fimmelsberg etwas modifiziert und von mir für dieses Buch noch einmal geringfügig verändert. Kent haben Sie bereits als Autor des Repertoriums kennengelernt. Jost Künzli von Fimmelsberg war ein schweizerischer Homöopath, der maßgeblich zur Verbreitung der Kent'schen Schule im deutschsprachigen Raum nach dem zweiten Weltkrieg beitrug. Er war ein echter Kent-Experte und ein großer Homöopath.

Sie werden sehen, wie detailliert die Anamnese chronischer Krankheiten sein soll und worauf geachtet werden muss. Besonders wichtig sind

Fragebogen nach Kent

1. Wegen welcher Beschwerden und Symptome suchen Sie mich auf, und was haben Sie bisher dagegen schon unternommen?

2. Zu welcher Tages- oder Nachtzeit oder zu welcher Stunde fühlen Sie sich im Allgemeinen am schlechtesten?

3. Zu welcher Jahreszeit fühlen Sie sich am schlechtesten?

4. Wie wirken kaltes Wetter, heißes Wetter, trockenes Wetter, feuchtes Wetter auf Sie?

5. Wie ertragen Sie Nebel?

6. Wie ertragen Sie Sonnenbestrahlung?

7. Welchen Einfluss haben Wetterwechsel auf Sie?

8. Es gibt Leute, die immer frieren und es kalt haben, und andere, die immer warm oder zu heiß haben, anderen ist die Temperatur nicht so entscheidend. Zu welchen gehören Sie?

9. Was verspüren Sie vor, bei oder nach Sturmwetter?

10. Wie reagieren Sie auf Nordwind, Südwind, oder Wind ganz allgemein?

11. Wie ertragen Sie Zugluft?

12. Wie ertragen Sie Wärme ganz allgemein? Bettwärme, Zimmerwärme?

13. Wie reagieren Sie auf Extremtemperaturen (sehr heiß, sehr kalt)?

14. Wie oft sind Sie im Winter erkältet? Und in den anderen Jahreszeiten?

15. Wie ertragen Sie einen ganzen Tag ohne frische Luft?

16. Welche Körperstellung ist Ihnen unangenehm, welche angenehm? Sitzen? Stehen? Liegen? Und warum?

17. Wie steht es bei Ihnen punkto Reisekrankheit? Seekrankheit?

18. Wie ertragen Sie längeres Stehen? Zum Beispiel beim Warten auf einen Zug?

19. Wie steht es mit Ihrem Appetit? Und wann jeweils haben Sie Hunger?

20. Wie steht es mit dem Durst? Welche Mengen trinken so pro Mahl und was vorzugsweise?

21. Welche Speisen und Getränke bekommen Ihnen nicht? Und warum nicht?

22. Für welche Nahrungsmittel und Getränke haben Sie eine ausgesprochene Vorliebe? Süßigkeiten? Süßes Gebäck? Gezuckerte Speisen? Saure Dinge? Gewürzte Dinge? Schwere und fette Speisen? Butter? Brot? Obst? Fisch? Fleisch? Kaffee? Wein? Bier? Salz? etc.

23. Gegen welche Speisen und Getränke haben Sie eine ausgesprochene Abneigung?

24. Wie vertragen Sie Wein? Bier? Kaffee? Tee? Milch? Essig?

25. Wie steht es mit dem Rauchen? Wie viel pro Tag?

26. Welchen Impfungen unterzogen Sie sich? Und wie waren deren Effekte auf Ihre Gesundheit?

27. Wie ertragen Sie ein heißes Bad? Ein kaltes Bad? Ein Meerbad?

28. Wie fühlen Sie sich am Meer, im Gebirge?

29. Wie ertragen Sie geschlossene Kragen? Gürtel? Eng anliegende Kleider?

30. Wie heilen Verletzungen bei Ihnen? Und wie lange bluten sie?

31. Wie ertragen Sie Alleinsein? Und Gesellschaft?

32. Wie ertragen Sie Trost?

33. Unter welchen Umständen empfinden Sie Eifersucht?

34. Wie steht es mit Ängsten bei Ihnen? Zum Beispiel:
    – Wasserscheu?
    – Angst vor Tieren?
    – Angst vor und bei Gewitter?
    – Furcht vor Einbrechern?
    – Furcht zu fallen?
    – Furcht vor Alleinsein?
    – Angst, den Verstand zu verlieren?
    – Furcht vor der Nacht?
    – Furcht vor der Zukunft?
    – Furcht vor Krankheit etc.?

35. Wie fühlen Sie sich in einer Menschenmenge?

36. Unter welchen Umständen werden Sie zornig? Was setzt Sie in Zorn?

37. Wie ertragen Sie das Warten?

38. Wann kommen Todes- oder Selbstmordgedanken bei Ihnen auf?

39. Welches ist Ihre bevorzugte Schlafstellung? Wie legen Sie Arme? Beine? Kopf? Viele liegen lieber tief, andere lieber etwas erhöht, und Sie?

40. Manche Leute reden, schreien, weinen, lachen im Schlaf, schrecken auf, sind unruhig, haben Angst, knirschen im Schlaf mit den Zähnen, schlafen mit offenen Augen, offenem Mund. Wie ist es bei Ihnen?

41. Wann erwachen Sie? Wann stehen Sie auf?

42. Welche Stunden nachts sind Sie schlaflos? Wann im Verlauf des Tages sind Stunden der Schläfrigkeit? Und welchen Umständen schreiben Sie das jeweils zu?

43. Erzählen Sie mir jene Träume, die bei Ihnen öfter vorkommen.

44. In welchem Alter begann die Periode bei Ihnen? Wie oft kommt sie nun? Wie stark? Wie regelmäßig? Ihre Dauer? Die Farbe? Wie sieht sie aus? Wie sieht das Blut aus? Nennen Sie

mir die Tages- oder Nachtstunde, zu der sie am stärksten fließt. Wie fühlen Sie sich vor, während und nach der Periode körperlich? Und wie ist die Gemütsstimmung vor, während und nach der Periode?

45. Was ist Ihnen punkto Nerven- und Geisteskrankheiten, schweren Krankheiten wie Tuberkulose, Rheumatismus, Krebs etc. in Ihrer Familie bekannt?

46. Machen Sie mir etwas detailliertere Angaben über das, was Sie zu Ihren Mahlzeiten essen und trinken.

47. Um wie viel Uhr gehen Sie zu Bett? Machen Sie mir auch etwas detailliertere Angaben über Ihr Tagesprogramm, Aktivität, Ausruhpausen, Vergnügen und Erholung.

48. Ihr Gewicht?

49. Nennen Sie mir nun auch noch diejenigen Störungen, die bei diesen Fragen nicht zur Sprache kamen.

Häufige Stolpersteine der Anamnese

Es gibt einige **Stolpersteine**, die Ihre Anamnese unergiebig machen. Die häufigsten sind:

- Sie sind unaufmerksam. Homöopathische Anamnesen erfordern höchste Konzentration über einen langen Zeitraum. Deswegen sind sie anstrengend, auch wenn es nicht immer so aussieht.
- Sie lassen Ihren Patienten nicht ausreden.
- Sie werden immer wieder unnötig gestört.
- Sie stellen Suggestivfragen: Nicht wahr, Ihnen geht es besser, wenn Sie sich hinlegen?
- Sie stellen Fragen, auf die man nur mit Ja oder Nein antworten kann: Haben Sie Verstopfung?
- Sie dokumentieren nur stichwortartig, was Ihr Patient sagt. Besser ist es, Wort für Wort die zentralen Aussagen zu notieren.
- Sie sind zu sehr auf der Jagd nach dem richtigen Mittel. Besser ist es, sich ganz dem Gespräch zu widmen und erst hinterher an verschiedene Mittel zu denken.
- Sie denken bereits nach kurzer Zeit an ein bestimmtes Mittel. Den Rest der Anamnese versuchen Sie, Ihren ersten Eindruck zu bestätigen. Besser ist es, Arzneimittel, die einem in den Sinn kommen, irgendwo zu notieren und erst am Ende nach Bestätigungssymptomen zu suchen.

- Sie schauen zu viel in Ihren Computer und zu wenig ins Gesicht Ihres Gegenübers. Um dies zu vermeiden, kann die Anamnese auf einem leeren Blatt Papier festgehalten werden.
- Sie wollen das Gespräch zu sehr in die Hand nehmen und hasten durch Ihren Fragenkatalog, statt sich von Ihrem Patienten führen zu lassen.
- Sie haben Ihrem Patienten nicht erklärt, dass all die Dinge, die Sie ihn fragen, in der Homöopathie wichtig sein können, um das richtige Mittel zu finden. Er versteht nicht, warum Sie das alles wissen wollen und antwortet deswegen irgendetwas, um überhaupt geantwortet zu haben.
- Sie verlieren zu schnell die Geduld, weil Ihr Patient keine verwertbaren Symptome schildert. Viele Patienten sind es einfach nicht gewöhnt, so sehr auf die individuellen Feinheiten ihrer Beschwerden zu achten, wie es in der Homöopathie erforderlich ist.

Anamnese der Folgegespräche

Das Erstgespräch ist sehr lang und ausführlich. Die Folgekonsultationen dauern **kürzer**. Das erste Gespräch musste so ausführlich sein, um einen Überblick über die Symptomatik zu gewinnen. Im zweiten Gespräch geht es vor allem darum, die Wirkung des Mittels zu beurteilen. Dazu müssen Sie natürlich auch noch auf Details eingehen, aber nicht mehr auf so viele wie in der ersten Anamnese. Nur wenn sich neue Gesichtspunkte ergeben, sollten diese wie bisher mit den W-Fragen umrissen werden. Deswegen dauern die Gespräche nach der ersten Mittelgabe oft nur 10–15 Minuten. Im weiteren Verlauf schwankt die Anamnesedauer zwischen 5 und 30 Minuten, selten ist ein längeres Gespräch von 45 Minuten nötig.

In ▸ Kapitel 8 zur Verlaufsbeurteilung werde ich Ihnen erklären, wie Sie die Reaktion auf ein homöopathisches Mittel einschätzen können. Im nächsten Kapitel möchte ich Ihnen zunächst allerdings noch zeigen, wie Sie die einzelnen Symptome bewerten sollen und welche für die Arzneimittelwahl besonders wichtig sind. Denn Sie müssen aus den vielen, vielen Symptomen, die Ihr Patient während der Anamnese berichtet hat, diejenigen heraussuchen die Sie zur richtigen Arznei führen. Nach dem Sammeln kommt also das Filtern. Beides ist gleich wichtig.

Literatur

Foubister DM: Homöopathische Anamneseerhebung bei Kindern. Zeitschrift für Klassische Homöopathie. 1962; 6: 64–67.

Gawlik W: Die homöopathische Anamnese. 2. Aufl. Stuttgart: Hippokrates; 2001.

Heé H: Die Anamnese bei Adoleszenten. Zeitschrift für Klassische Homöopathie. 2007; 51: 4–11.

Kaplan B: Die Kunst der Fallaufnahme – das homöopathische Gespräch. Stuttgart: Haug; 2004.

Lucae C: Die homöopathische Anamnese in der Pädiatrie. AHZ 2003; 248: 5–13.

Patel RP: Die Kunst der Fallaufnahme und Repertorisationspraktik in der Homöopathie. München: Müller und Steinicke; 2001.

Pfeiffer H, Drescher M, Hirte M (Hrsg.): Homöopathie in der Kinder- und Jugendmedizin. 2. Aufl. München: Urban und Fischer; 2007.

Schmidt P: Die homöopathische Sprechstunde – die Kunst des Befragens. Zeitschrift für Klassische Homöopathie. 1969; 4: 160–175.

Vermeulen F: Kindertypen in der Homöopathie. 7. Aufl. Stuttgart: Sonntag; 2007.

 ## Fazit

- Die homöopathische Anamnese ist eine schwierige Kunst.

- Die Anamnese unterscheidet sich bei akuten und chronischen Krankheiten.

- Gefragt wird grundsätzlich „von offen nach geschlossen".

- Die Anamnese akuter Krankheiten stellt folgende Fragen: Was, wo, wann, wodurch, warum, womit?

- Die Anamnese chronischer Krankheiten ist ausführlicher. Im Mittelpunkt stehen Fragen nach dem Patienten und seiner Konstitution.

- Es gibt Fragebögen, die bei der Anamnese chronischer Krankheiten hilfreich sein können. Besonders bewährt ist der Fragenkatalog von Kent.

- Eine homöopathische Erstanamnese dauert durchschnittlich 60 bis 90 Minuten.

7 – Arzneimittelfindung

Nach vollendeter Anamnese wird das homöopathische Mittel in drei Arbeitsschritten ausgewählt (▶Abb. 7.1)
1. Sie prüfen jedes einzelne Symptom, ob es zur Arzneimittelwahl herangezogen werden kann. Symptome, die zu allgemein und gewöhnlich sind, sortieren Sie aus. Unter den näher charakterisierten Symptomen erstellen Sie eine Hierarchie. Das gesuchte Arzneimittel muss besonders die hochwertigen Symptome aufweisen. Viele Symptome, die für den Patienten schmerzhaft und lästig sind und bei guter Mittelwahl auch verschwinden müssen, spielen für die Arzneimittelwahl keine Rolle.
2. Sie kreisen die in Frage kommenden Mittel mit Hilfe eines Repertoriums ein. Nach der Repertorisation kommen statt der ursprünglich vielen hundert Mittel nur noch wenige in Frage. Die Repertorien von Kent und Bönninghausen werden vorgestellt.
3. Ein Vergleich mit der Materia medica gibt Ihnen Aufschluss darüber, welches Mittel Sie zu wählen haben.

Hierarchisierung

In der Homöopathie ist es wie beim **Beerensammeln**. Ein paar ganz besonders leckere Beeren naschen Sie vielleicht schon im Wald, von den offensichtlich unbrauchbaren lassen Sie von vornherein die Finger (▶Abb. 7.2). Mit den anderen füllen Sie Ihren Korb, um zu Hause auszusortieren. Sie legen die Beeren vor sich auf den Tisch und prüfen jede einzelne. Die faulen kommen auf einen Haufen, die zerquetschten auf einen zweiten und die unversehrten auf einen dritten. So ähnlich ist es auch in der Homöopathie.

In der Anamnese haben Sie sich einen Überblick über die Beschwerden verschafft. Vor Ihnen liegt eine Liste mit *allen* Symptomen, die Sie dokumentiert haben. Jetzt müssen Sie aussortieren. Es wäre vollkommen falsch (und einer der häufigsten Anfängerfehler!), alle Symptome zur Arzneimittelwahl heranziehen zu wollen. Stattdessen finden nur die wichtigsten Symptome Beachtung. Welche Symptome von Belang sind und welche nicht, erkläre ich weiter unten. Dieses **Aussortieren**, dieses Abwägen und Prüfen jedes einzelnen Symptoms ist nach der Anamnese nicht nur der wichtigste, sondern auch der schwierigste Ar-

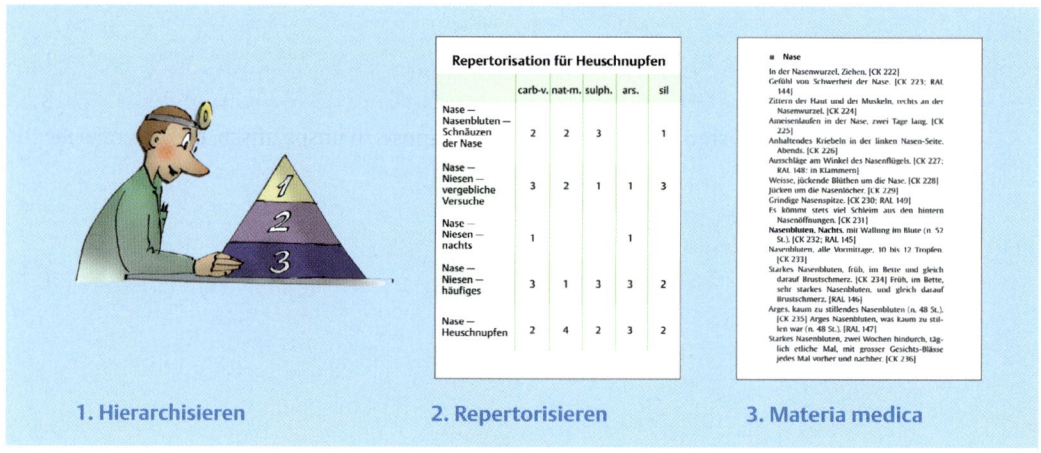

1. Hierarchisieren   2. Repertorisieren   3. Materia medica

▶**Abb. 7.1** Arbeitsschritte: das passende Arzneimittel finden.

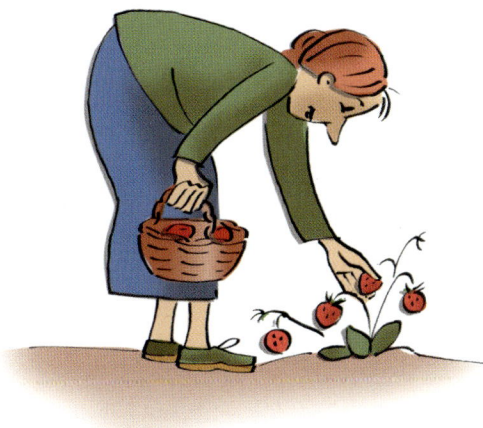

▶ **Abb. 7.2** Auswahl der brauchbaren und unbrauchbaren Symptome.

beitsschritt in der Homöopathie. Erfahrene Therapeuten erledigen diese Arbeit schon während der Fallaufnahme. Während sie dem Patienten aufmerksam zuhören, läuft im Hinterkopf ein Selektionsprogramm ab, das bereits die Spreu vom Weizen trennt. Anfänger sollten diesen Arbeitsschritt allerdings zunächst getrennt von der Anamnese durchführen. Aber welche Symptome sind wichtig? Welche finden Beachtung und können zur Arzneimittelwahl herangezogen werden?

Vom Sammeln zum Filtern: Ein Beispiel

Eine 46-jährige Patientin berichtet im Mai 2005 von ihrem Heuschnupfen, der seit Jahren besteht und diese Saison besonders stark ist. Die Augen brennen, vermehrt am inneren Winkel. Das Sekret ist klar und mild. Die Nase läuft, auch hier ist das Sekret wässrig. Am meisten stört sie das häufige und heftige Niesen. Immer wieder hat sie das Gefühl, Niesen zu müssen, aber dann klappt es nicht. Die Beschwerden sind im Freien etwas schlimmer, treten aber auch im Zimmer auf. Alles ist eigentlich über den ganzen Tag verteilt gleich schlimm. Das Niesen tritt jedoch auch nachts im Bett auf. Außerdem leidet Sie unter Nasenbluten beim Heuschnupfen. Immer wenn sie sich schnäuzt, kommt Blut mit heraus, manchmal läuft es auch so. Komisch sei auch, dass während

der Heuschnupfenzeit ihre Knie immer schmerzten.

Das verordnete Mittel behebt die Beschwerden schon am nächsten Tag – vollständig und für den Rest der Saison. (Leider verlaufen nicht alle Fälle so schön wie dieser!)

Überlegen Sie einmal, wie Sie vorgegangen wären und welche Symptome Sie für die Arzneimittelwahl herangezogen hätten. Sie können dazu auch im hinteren Teil unter Heuschnupfen (▶ S. 143) nachschlagen.

Welches Mittel hätten Sie verordnet?

Wenn Sie soweit sind, möchte ich Ihnen zeigen, wie Sie auch ohne therapeutischen Leitfaden zum richtigen Mittel kommen. Um es etwas übersichtlicher zu machen, sortiere ich die Beschwerden zunächst anders und diskutiere dann jedes einzelne Symptom.

Diagnose: Heuschnupfen

Augen: Brennen, vermehrt am inneren Winkel. Klares und mildes Sekret.

Nase: Heftiges, häufiges Niesen, auch nachts. „Vergebliches" Niesen. Nasenbluten beim Heuschnupfen. Wässriges Sekret.

Modalität: Im Freien etwas schlechter.

Knie: Schmerzen während des Heuschnupfens.

Lassen Sie uns nun die Symptome einzeln durchgehen und bewerten:

● Heuschnupfen. Heuschnupfen ist kein Symptom, sondern eine **Diagnose**. Für die Arzneimittelwahl der Kleinen Homöopathie ist die Diagnose nur insofern wichtig, als sie die Rubrik kennzeichnet, in der Sie nach einem passenden Mittel suchen. Für die Große Homöopathie ist die Diagnose zu unspezifisch, als dass man sie für die Arzneimittelwahl heranziehen könnte. Jeder Heuschnupfen verläuft anders. Dennoch würde es die Wahl absichern, wenn das anhand der übrigen Symptome ausgewählte Mittel bereits in anderen Heuschnupfenfällen geholfen hat.

● Augen: Brennen, vermehrt am inneren Winkel. Brennen kann als genauer charakterisierte Empfindung wichtig sein. Aber ebenso wie die Lokalisation „innere Augenwinkel" ist diese Empfindung beim Heuschnupfen zu **alltäglich**. Auch das wässrige Sekret ist typisch für die meisten Fälle. Diese Symptome werden also aussortiert. (Das heißt jedoch nicht, dass sie nicht lästig sind. Sie gehören zum Krankheitsbild der Patientin dazu und müssen deswegen auch verschwinden. Aber für die *Wahl* des homöopathischen Mittels sind sie unbedeutend.)

● Heftiges, häufiges Niesen, auch nachts. Ein wichtiges Symptom. Wichtig ist dabei nicht das Niesen überhaupt, da es bei den meisten Heuschnupfenarten dazugehört. Wichtig ist, dass die Patientin auch nachts niesen muss. Das ist **ungewöhnlich**. Es unterscheidet diesen Heuschnupfen von vielen anderen.

● „Vergebliches" Niesen. Ebenfalls ein wichtiges Symptom, wenn es gehäuft auftritt. Hier hängt es von der Schilderung der Patientin ab. Wenn sie berichtet, dass sie einmal am Tag Niesreiz verspürt, aber nicht niesen muss, insgesamt aber rund 50-mal niest, dann ist dieses Symptom nicht wichtig. Die Patientin im geschilderten Fall berichtete aber spontan, dass sie immer wieder dieses „vergebliche Niesen" verspüre.

● Nasenbluten beim Schnäuzen. Auch dieses Symptom ist wichtig, da Nasenbluten als **Begleiterscheinung** des Heuschnupfens selten ist. Hier müssen Sie allerdings genau nachfragen: Besteht auch sonst eine Neigung zum Nasenbluten? Oder nur während der Heuschnupfenzeit? Bei dieser Patientin besteht sonst keine Neigung zum Nasenbluten, insofern haben wir ein gutes Begleitsymptom, das zur Arzneimittelwahl herangezogen werden kann.

● Geringe Verschlechterung im Freien. Diese Modalität ist zu wenig ausgeprägt und zu **unspezifisch**. Deswegen schenken wir ihr keine Beachtung. Anders wäre es, wenn die Beschwerden fast ausschließlich im Zimmer auftreten würden. Das wäre untypisch für einen Heuschnupfen und daher umso wichtiger für die Arzneimittelwahl.

● Knieschmerz in der Heuschnupfenzeit. Ein Supersymptom! Die Patientin berichtet eindrucksvoll, dass ihre Knie während jeder Heuschnupfenperiode schmerzen würden. Leider kann sie keine genaueren Angaben zur Empfindung oder zu den Modalitäten machen. Aber dass die Knie überhaupt während des Heuschnupfens schmerzen, ist doch ungewöhnlich, oder nicht? Leider habe ich dieses Symptom weder im Repertorium noch in der Materia medica finden können. Auch die Suche nach ähnlichen Formulierungen (Knieschmerzen/ Gliederschmerzen/ Gelenkschmerzen im Frühjahr/ im Sommer/ in der Sonne) blieb erfolglos. Deswegen können wir dieses Symptom, obwohl es so gut ist, nicht zur Arzneimittelwahl heranziehen und müssen uns mit den obigen begnügen. Diese sind zum Glück gut genug, um uns zur helfenden Arznei zu führen.

Es bleiben folgende Symptome, die das Arzneimittel in der Arzneimittelprüfung an Gesunden hervorgerufen haben sollte:

● Nasenbluten beim Schnäuzen
● Niesen nachts
● vergeblicher Niesreiz
● häufiges Niesen

Wenn Sie im 2. Teil nachschlagen, werden Sie sehen, dass *Carbo vegetabilis* (Holzkohle) die Symptomatik am besten abdeckt. Dieses Mittel, in C30 in Wasser aufgelöst und schluckweise über den Tag getrunken, führte zur geschilderten schnellen, sanften und dauerhaften Besserung.

Sie hätten auch mit Hilfe eines Repertoriums auf dieses Mittel kommen können. Wie das geht, erläutere ich Ihnen weiter unten. Anschließend werde ich Ihnen auch zeigen, dass sich die zur Arzneimittelwahl herangezogenen Symptome tatsächlich in der Materia medica finden lassen. Vorher aber möchte ich Ihnen noch einige allgemeine Hinweise geben, wie Sie die Symptome gewichten sollten.

Paragraf-153er-Symptome

Sobald Sie tiefer in die Homöopathie eindringen, werden Sie mit Paragraf-153er-Symptomen konfrontiert. Diese Symptome sind besonders wichtig für die Arzneimittelwahl. Der Name bezieht sich auf Hahnemanns *Organon*. Hahnemann schreibt dort in §153, welche Symptome wichtig sind und welche nicht. In aller Regel wird dieser

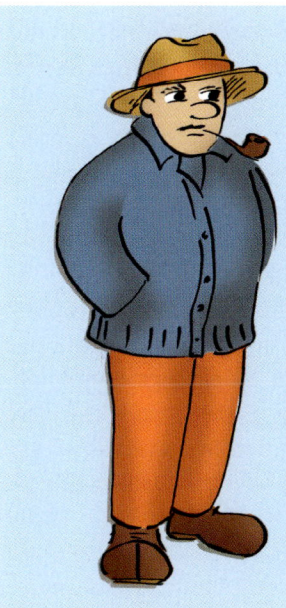

§. 153.

Bei dieser Aufsuchung eines homöopathisch specifischen Heil-
mittels, das ist, bei dieser Gegeneinanderhaltung des Zeichen-
Inbegriffs der natürlichen Krankheit gegen die Symptomenreihen
der vorhandenen Arzneien, um unter diesen eine, dem zu heilenden
Uebel in Aehnlichkeit entsprechende Krankheits-Potenz zu finden,
sind die *auffallendern, sonderlichen, ungewöhnlichen* und *eigent-
heitlichen* (charakteristischen) Zeichen und Symptome[156] des Krank-
heitsfalles, besonders und fast einzig fest in's Auge zu fassen; denn
*vorzüglich diesen, müssen sehr ähnliche, in der Symptomenreihe der
gesuchten Arznei entsprechen*, wenn sie die passendste zur Heilung
sein soll. Die allgemeinern und unbestimmtern: Eßlust-Mangel,
Kopfweh, Mattigkeit, unruhiger Schlaf, Unbehaglichkeit u. s. w.,
verdienen in dieser Allgemeinheit, und wenn sie nicht näher bezeichnet sind, wenig Aufmerksamkeit, da man so etwas Allgemeines fast bei jeder Krankheit und jeder Arznei sieht.

▶**Abb. 7.3** Hahnemanns §153.

Paragraf mit einer gewissen Feierlichkeit ins Feld geführt, gerade so, als läge hier der Stein der Weisen verborgen. Leider gibt es unterschiedliche Interpretationen des Paragrafen, sodass der Begriff 153er-Symptom nicht ganz einheitlich verwendet wird.

Im Grunde genommen ist es aber ganz einfach. 153er-Symptome sind solche, die irgendwie näher gekennzeichnet, die irgendwie näher bestimmt sind. Die **nähere Bestimmung** kann durch alles Mögliche erfolgen, z.B. durch die Zeit (immer um 3 Uhr), durch die Modalitäten (schlechter durch Wärme, besser durch Ruhe), oder durch die Begleitsymptome (Knieschmerzen oder Nasenbluten beim Heuschnupfen). Niesen alleine ist kein 153er-Symptom, aber Niesen nachts oder versagendes Niesen sind genauer gekennzeichnet und daher wertvoll. Ein weiteres Beispiel: Müdigkeit ist ohne nähere Charakterisierung nicht brauchbar, um zur Arzneimittelwahl beizutragen. Müdigkeit selbst nach langem Schlaf oder Müdigkeit nur gegen 11 Uhr sind hingegen verwertbare Symptome.

Es ist, als ob Sie einen Menschen am Hauptbahnhof abholen sollen, den Sie nicht kennen. Die Beschreibung „Mann, Anfang 50" wird kaum ausreichen. Auch die Beschreibung „Mann, Anfang 50, blaue Jacke" wird an einem überfüllten Bahnhof nicht weiterhelfen. Erst eine detailliertere Beschreibung minimiert das Risiko für Missverständnisse, z.B. „Mann, Anfang 50, trägt einen Schlapphut und hat eine Pfeife mit langem Stiel im Mund" lässt Sie den Gesuchten schon von Weitem erkennen (▶Abb. 7.3).

Am Anfang der Selektion steht also die Aufteilung in **brauchbare** (153er-Symptome) und **unbrauchbare** (nicht näher gekennzeichnete Symptome). Damit ist die Bewertung aber noch nicht abgeschlossen. Nun müssen Sie auch noch die einzelnen 153er-Symptome einer Prüfung unterziehen, denn nicht alle sind gleich wichtig. Deswegen ordnen Sie die 153er-Symptome hierarchisch (▶Abb. 7.4). Diese **Hierarchisierung** geschieht bei akuten Krankheiten anders als bei chronischen. Achten Sie in beiden Fällen aber darauf, dass Ihr Arzneimittel besonders die neuen, zuletzt entstandenen Symptome abdeckt. Auch hier ist es wie beim Beerensammeln: je frischer, desto besser.

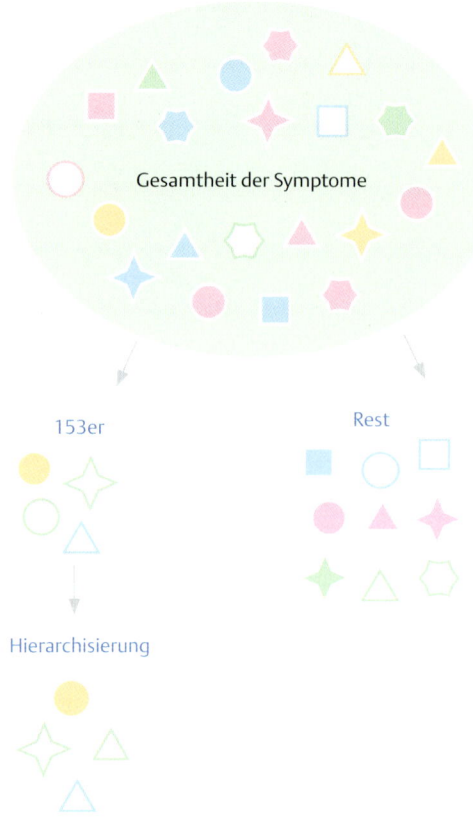

▶ **Abb. 7.4** Hierarchisierung der Symptome.

Akute Krankheiten

Bei akuten Krankheiten können Sie sich an folgendem Schema orientieren:
Hierarchisierung der Symptome für die Arzneimittelwahl bei akuten Krankheiten:

- Sequelae-Symptomatik (auslösende Ursache, Folgen von …): Warum?
- Veränderungen in Geist und Gemüt: Womit?
- Modalitäten: Wodurch? Wann?
- Begleitsymptome: Womit?
- Lokalisation und Empfindung: Wo? Was?

Dieses Schema ist außerordentlich hilfreich. Auch wenn Sie sonst fast alles in diesem Buch überfliegen, weil es Ihnen nicht wichtig erscheint oder weil Sie erst später in die Tiefe dringen möchten – prägen Sie sich diese fünf Punkte bitte ein. Es lohnt sich.

Dabei dürfen Sie allerdings Folgendes nicht vergessen: Dieses Schema ist eine Hilfe, kein Dogma. Manchmal ist ein gutes Begleitsymptom wertvoller als eine auslösende Ursache, auch wenn es hierarchisch weiter unten angeordnet ist. Angenommen, Ihr Patient leidet seit Jahren unter Heuschnupfen. In dieser Saison sind seine Beschwerden besonders stark. Vor einigen Monaten wurde er außerdem von seiner Partnerin verlassen, ein Verlust, den er bis heute nicht überwunden hat. Typisch für den Heuschnupfen in diesem Jahr ist, dass er mit Nasenbluten und vergeblichem Niesreiz verbunden ist. Dann haben Sie ein gutes Begleitsymptom (Nasenbluten) und eine starke Empfindung (vergeblicher Niesreiz), die zusammen den Heuschnupfen besser charakterisieren als der ohnehin fragliche Auslöser „Liebeskummer". In einem solchen Fall verschiebt sich die Hierarchie.

Chronische Krankheiten

Chronische Krankheiten sind schwieriger zu behandeln als akute. Die Symptomliste ist länger, die Auswahl der Symptome fällt schwerer und die Hierarchisierung ist komplexer. Am besten ist es, Sie ordnen die Symptome zunächst in folgende **Vier-Felder-Tafel** (▶ Tab. 7.1) ein, wobei die Wertigkeit von I nach IV abnimmt.

Sie sehen die Aufteilung in **Allgemein- und Lokalsymptome** auf der einen sowie in **gewöhnliche und charakteristische** Symptome auf der anderen Seite. Die Einteilung in gewöhnliche

▶ **Tab. 7.1** Vier-Felder-Tafel zur Erfassung der Symptome chronischer Krankheiten.

	Charakteristische Symptome = 153er-Symptome	Gewöhnliche Symptome
Allgemeinsymptome	I	III
Lokalsymptome	II	IV

und charakteristische Symptome kennen Sie bereits. Charakteristische Symptome sind solche, die näher gekennzeichnet sind und den Fall charakterisieren (153er-Symptome). Gewöhnliche Symptome sind gewöhnlich, sie kommen bei den meisten Menschen und den meisten an einer bestimmten Krankheit leidenden Patienten vor. Auch in der Behandlung chronischer Krankheiten gilt: Gewöhnliche Symptome führen nur selten zur Arzneimittelwahl. Während die gründliche Anamnese akuter Krankheiten in den meisten Fällen näher bestimmte Beschwerden zu Tage fördert, ist dies bei chronischen Krankheiten nicht immer so. Manchmal gibt es Fälle, in denen sich trotz sorgfältigster Anamnese keine charakteristischen Symptome eruieren lassen. Dann bleibt Ihnen nichts anderes übrig, als auf die gewöhnlichen zurückzugreifen. Anders also als bei den akuten Krankheiten fallen diese Symptome bei der Hierarchisierung chronischer Krankheiten nicht unter den Tisch.

Neu – und wichtig – ist auch die Unterscheidung in Allgemein- und Lokalsymptome. **Allgemeinsymptome** sind solche, die den gesamten Menschen betreffen. Immer dann, wenn der Patient von „Ich" oder „Mir" redet, stehen die Chancen gut, dass Sie es mit Allgemeinsymptomen zu tun haben. Beurteilen Sie einmal folgende Symptome (▶ Tab. 7.2):

Zunächst handelt es sich bei allen sechs Symptomen um näher bestimmte, also um charakteristische Symptome. Auch das Symptom „Mir ist immer zu kalt" ist durch das „immer" und die Intensität näher bestimmt – auch wenn das auf den ersten Blick nicht sofort auffällt. Die Unterschie-

de zwischen den beiden Spalten fallen dagegen eher ins Auge. In der linken Spalte stehen näher bestimmte Symptome, die sich jedoch immer nur auf einen Teil des Menschen – und somit nicht auf ihn selbst – beziehen. In der rechten Spalte stehen Allgemeinsymptome, die den Menschen als Ganzes betreffen.

Bei der Arzneimittelwahl bei chronischen Krankheiten sind diese Allgemeinsymptome von entscheidender Bedeutung. Gerade die Allgemeinsymptome sollten von der zu wählenden Arznei abgedeckt werden. Um auf die Vier-Felder-Tafel zurückzukommen: Sie würden die Symptome der rechten Spalte in Feld I (charakteristische Allgemeinsymptome) und die Symptome der linken Spalte in Feld II (charakteristische Lokalsymptome) eintragen. Nun möchte ich Ihnen noch einige Beispiele für gewöhnliche Allgemein- und Lokalsymptome nennen:

III. Gewöhnliche Allgemeinsymptome
* allgemeine Schweißneigung
* allgemeine Unruhe

IV. Gewöhnliche Lokalsymptome
* drückender Kopfschmerz hin und wieder
* morgens Schmerzen in arthrotisch veränderten Gelenken

Wenn Sie sich die gewöhnlichen Lokalsymptome ansehen, wird deutlich, dass Sie zur Ausübung der Homöopathie ein solides **medizinisches Wissen** benötigen. Eine Polyarthrose tut nun einmal in den meisten Fällen morgens weh, die Beschwerden vergehen nach geraumer Zeit und

▶ **Tab. 7.2** Unterscheidung Lokal- und Allgemeinsymptome (Bsp.).

Lokalsymptome	Allgemeinsymptome
Die Nackenschmerzen begannen, nachdem ich Zug bekommen hatte.	Ich bin furchtbar empfindlich gegen Zugluft, da fühle ich mich sofort unwohl.
Ich bekomme Kopfschmerzen, sobald ich in der Sonne bin.	Ich vertrage überhaupt keine Sonne. Da fühle ich mich einfach furchtbar.
Wenn ich Halsschmerzen habe, helfen warme Getränke.	Mir ist immer zu kalt. Alle anderen schwitzen und ich friere.

▶ **Tab. 7.3** Vier-Felder-Tafel: Hierarchisierung der charakteristischen Allgemeinsymptome (Gruppe II).

	Charakteristische Symptome	Gewöhnliche Symptome
Allgemeinsymptome	Gemütssymptome Allgemeine Modalitäten, die den Patienten als Ganzes betreffen Unverträglichkeiten, Abneigungen und Vorlieben bestimmter Nahrungsmittel Absonderungen (Schweiß, Sekrete, Menstruation) Schlaf- und Sexualsymptome	III
Lokalsymptome	II	IV

werden meistens durch Wärme gebessert. Wenn Sie ein Patient mit Polyarthrose aufsucht, dann sind diese Beschwerden zwar seine Hauptbeschwerden – aber zur Arzneimittelwahl taugen sie nur dann, wenn es keine besseren (charakteristischen) Symptome gibt.

Noch mehr Hierarchie

Jetzt möchte ich Ihren Blick noch einmal auf die charakteristischen **Allgemeinsymptome** (Feld I) lenken. Dieses Feld enthält die wichtigsten Symptome. Innerhalb des Feldes gibt es jedoch noch eine gesonderte **Hierarchie**, die es zu beachten gilt (▶ Tab. 7.3):

Hierarchie der charakteristischen Allgemeinsymptome:

1. Gemütssymptome

Bitte verwenden Sie Gemütssymptome nur dann, wenn sie wirklich vorhanden und charakteristisch sind. Eine Angst vor Hunden ist gewöhnlich, wenn man als Kind von einem Rottweiler gebissen worden ist. Eine Angst vor Einbrechern, die einen jede Nacht aufwachen und das Haus durchsuchen lässt, ohne dass man für dieses Verhalten einen Grund angeben könnte, ist dagegen charakteristisch und entsprechend hoch zu bewerten.

Noch einmal möchte ich Sie an dieser Stelle davor warnen, sich in Psychologismen zu verheddern. Stecken Sie Ihre Patienten nicht in Schubladen. Die Homöopathie der 1980er- und 1990er-Jahre hat eine Flut von Arzneimittelbeschreibungen hervorgebracht, die ausgeklügelten Psychogrammen ähneln. Manchmal können diese Hinweise hilfreich sein, oft aber stehen sie der korrekten Arzneimittelfindung im Wege. Daher gilt bei den Geistes- und Gemütssymptomen fast noch mehr als bei allen anderen Symptomen: Ziehen Sie nur solche Symptome zur Arzneimittelwahl heran, die wirklich charakteristisch und tatsächlich vorhanden – also **nicht hineininterpretiert** – sind! Haben Sie ein solches Symptom gefunden, können Sie es in der Hierarchie getrost an die Spitze stellen. Um einen Überblick über die Bandbreite wegweisender Gemütssymptome zu bekommen, empfehle ich Ihnen, das Kapitel „Geist und Gemüt" in Kents Repertorium durchzulesen.

2. Allgemeine Modalitäten, die den Patienten als Ganzes betreffen

Hierzu hatte ich Ihnen oben bereits Beispiele genannt: „Ich vertrage überhaupt keine Sonne", „Ich bin furchtbar empfindlich gegen Zugluft, da fühle ich mich sofort unwohl" etc. Bleiben Sie aber auch hier kritisch. Ein **Beispiel**: Viele Menschen schlafen bei offenem Fenster, weil sie es einfach mögen oder weil sie es für gesund halten. Sollte das Fenster einmal geschlossen sein, würde es sie jedoch nicht um den Schlaf bringen. Es gibt aber auch Menschen, die bei geschlossenem Fenster gar nicht oder nur sehr viel schlechter schlafen können. Nur bei diesen darf der Lufthunger zur Arzneimittelwahl herangezogen werden.

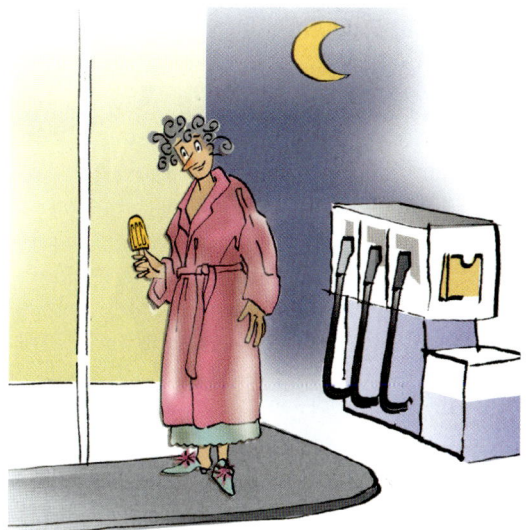

▶ **Abb. 7.5** Nur eindeutig vorhandene Symptome bestimmen die Arzneimittelwahl.

3. Unverträglichkeiten, Abneigungen und Vorlieben bestimmter Nahrungsmittel

Auch hier gilt: Das Symptom muss schon stark ausgeprägt sein, um zur Arznei führen zu können. Unverträglichkeiten und Abneigungen werden etwas höher gewichtet als Vorlieben. Auch hier ein Beispiel: Auf die Frage, was Ihr Patient gerne isst und wonach er ein echtes Verlangen hat, werden Sie überrascht sein, wie viele Menschen Obst, Gemüse und Joghurt bevorzugen. „Und würden Sie dafür auch nachts zur Tankstelle laufen?" „Nein, das natürlich nicht, das mache ich nur für Eiscreme, wenn ich keine im Haus habe, so wie letzte Woche, als ich um Mitternacht noch losgezogen bin." In diesen Fällen dürfen Sie „Verlangen nach Eiscreme" als Symptom bewerten (▶ Abb. 7.5).

4. Absonderungen (Schweiß, Sekrete, Menstruation)

Der genaue Charakter der Absonderungen ist ein weiteres charakteristisches Allgemeinsymptom. Daher ist bei Frauen auch die Beschaffenheit der Regelblutung so wichtig.

5. Schlaf- und Sexualsymptome

Die genaue Schlafposition kann ebenfalls wegweisend sein. Äußert ein Patient „Ich kann unmöglich auf der rechten Seite schlafen", so haben Sie ein gutes Allgemeinsymptom. Auch Sexualsymptome betreffen den gesamten Menschen, kommen aber in der Regel noch nicht während der ersten Anamnese zur Sprache. Eine Abneigung gegen Geschlechtsverkehr oder ein stark gesteigertes Verlangen danach sind beispielsweise wichtige Symptome, auch wenn es hier wie auch sonst bei der Symptomengewichtung nicht immer leicht ist, die Grenze zwischen gesund und krankhaft zu ziehen.

Soviel zur Hierarchie der einzelnen Symptome. Auf dem Papier sieht alles ganz einfach aus. In der Praxis aber werden Sie merken, dass dieser wichtige Arbeitsschritt sehr oft sehr schwer fällt. Die richtige Bewertung der Symptomatik ist und bleibt ein **lebenslanges Arbeitsfeld**. Niemand bekommt die Fähigkeit zur korrekten homöopathischen Hierarchisierung in die Wiege gelegt, alle müssen das erst mühsam lernen. Und selbst erfahrene Homöopathen haben hiermit hin und wieder noch Probleme. Außerdem zeigt sich an dieser Stelle, dass die Ausübung der Homöopathie niemals mechanistisch ist. Die wenigsten Fälle sind eindeutig. Eine gute Symptomenauswahl und deren Gewichtung ist daher eine Kunst, die viel Erfahrung, große Ausdauer und auch ein bisschen Intuition benötigt.

Ich empfehle Ihnen, sich zu den oben bereits genannten Arbeitsmitteln (Lehrbücher, Arzneimittellehren, Repertorien) eine oder mehrere **Fallsammlungen** anzuschaffen und durchzuarbeiten. In diesen wird der Weg von der Anamnese zur Arznei Schritt für Schritt nachvollzogen. Auch die im nächsten Abschnitt angesprochene Repertorisation wird auf diesem Weg eingeübt. Besonders gut geeignet ist die Fallsammlung von Thomas Genneper. Genaue Angaben sowie einige andere Fallsammlungen finden Sie im Kapitel „Literatur".

Vom Filtern der Symptome zum Filtern der Arznei: Repertorisation

Nach dem Sammeln (Anamnese) kommt die Auslese (Hierarchisierung). Damit wissen Sie aber noch nicht, welches Medikament Sie Ihrem Patienten verabreichen sollen. Welches der vielen hundert Mittel hat in der Arzneimittelprüfung die ähnlichsten Symptome hervorgerufen? Die Beantwortung dieser Frage ist der nächste Arbeitsschritt.

In der Kleinen Homöopathie lesen Sie alle Mittel durch, die zu einer bestimmten Indikation aufgelistet sind. Aber was machen Sie, wenn keine der beschriebenen Arzneien das Symptomenspektrum Ihres Patienten abdeckt? Sie können ja nicht die gesamte Materia medica durcharbeiten, um nach einem passenden Mittel zu suchen. Das wäre zu zeitaufwendig. Die Antwort ist einfach: Sie repertorisieren. Was ein Repertorium ist und welche verschiedenen Arten es gibt, haben Sie bereits in ▶ Kapitel 5 kennengelernt. Zur Erinnerung: In einem Repertorium finden Sie zu einzelnen Symptomen alle Arzneien aufgelistet, die dieses Symptom in der Arzneimittelprüfung hervorgerufen oder beim Kranken geheilt haben. Nun möchte ich Ihnen den Umgang mit diesen Werken in groben Zügen erläutern.

Der Standard: Das Repertorium von Kent

Vorweg ein paar nützliche Details zum Verständnis von Aufbau und Inhalt des Kent'schen Repertoriums und seiner Erweiterungen (Synthesis, Complete). Das Kent'sche Repertorium ist genau entgegengesetzt aufgebaut wie ein Sandwich. Beim Sandwich haben Sie das Wertvollste in der Mitte und halten es mit zwei blassen Toastscheiben fest. Im Kent werden die weniger wichtigen Kapitel von den beiden wichtigsten umklammert – das Toastbrot steckt in der Mitte. Kents Repertorium beginnt mit dem Kapitel „Geist und Gemüt" und endet mit dem Kapitel „Allgemeines". Diese Kapitel enthalten, wie Sie oben gesehen haben, Symptome, die hierarchisch besonders hochwertig sind. Zwischen diesen Kapiteln finden sich rund 30 weitere, die nach einem Kopf-zu-Fuß-Schema angeordnet sind. Zuerst kommt der Kopf, dann die Sinnesorgane, dann die Magen-Darm- und Urogenitaltrakt, dann die Atemwege, und schließlich das Muskuloskelettalsystem. Am Ende stehen die Kapitel „Schlaf", „Träume", „Frost", „Schweiß", „Fieber" und „Haut". Innerhalb der Kapitel finden sich viele Oberrubriken, die meisten davon wiederum mit Unter- und Unter-Unterrubriken versehen.

Es bringt nichts, an dieser Stelle zu sehr auf Einzelheiten einzugehen. Wenn Sie homöopathisch arbeiten wollen, werden Sie um dieses Repertorium in Buchform nicht herum kommen. Es reicht nicht, eine Computerversion zu besitzen. Sie müssen sich mit dem Aufbau des Buches vor seiner Benutzung intensiv auseinandergesetzt haben, damit Sie die Computerversionen korrekt nutzen können. Am besten ist es vielleicht, Sie nehmen den Kent als einziges Buch mit in den Urlaub. Sie werden staunen, wie spannend es sein kann (▶ Abb. 7.6).

Noch kurz zu den Gradierungen, die Kent den Arzneimitteln zuteilt: Jede Rubrik enthält eine oder mehrere Arzneien, die das entsprechende Symptom entweder in der Arzneimittelprüfung hervorgerufen oder am Krankenbett öfter geheilt haben. Die Mittel sind in unterschiedlichen Schriftarten gesetzt:

1. Grad = Normaldruck (z.B. sulph): Das Mittel hat das entsprechende Symptom in der Arzneimittelprüfung hervorgerufen, es ist aber bisher noch nicht bestätigt worden, dass es dieses Symptom auch wirklich zu heilen vermag. Möglicherweise aber wurde das Symptom auch von der Arznei geheilt, ohne dass es bislang in der Arzneimittelprüfung auftauchte. Insgesamt ist also die Verbindung zwischen Arznei und Symptom noch unsicher.

2. Grad = Kursivdruck (z.B. *sulph*): Das Mittel hat das entsprechende Symptom wiederholt in der Arzneimittelprüfung hervorgerufen und in manchen Fällen geheilt.

965 GLIEDERSCHM. / *Mod.* **Nachts**, krampfartig

GLIEDERSCHMERZEN

Modalitäten

(⇒ EXTREMITÄTEN → Empfindungen)

SCHMERZ (nicht näher bezeichneter Art): *Abrot.*, *Acon.*, *Aesc.*, Aeth., **Agar.**, All-s., Alumn., *Alum.*, Am-c., Anac., Anthr., Ant-t., *Apis*, Apoc., Arg-m., *Arn.*, **Ars.**, Ars-h., Ars-j., Asaf., Asc-t., Aster., *Aur.*, *Bapt.*, Bar-c., **Bell.**, Berb., *Bol.*, Both., **Bry.**, Cact., *Calc.*, Calc-p., Calc-s., Cann-i., Canth., Caps., Carb-an., Carb-v., Carb-h., Carb-o., Carb-s., *Caul.*, **Caust.**, Cedr., *Cham.*, **Chel.**, *Chin.*, Chin-a., Cimic., *Cina*, Cinnb., Coca, Cocc., Coff., **Colch.**, *Coloc.*, Con., Cop., Crot-h., Crot-t., Cupr., Dig., Dios., *Dros.*, *Dulc.*, Elaps, **Eup-per.**, Eup-pur., Euph., Fago., *Ferr.*, Ferr-ar., Form., *Gels.*, Glon., *Graph.*, *Guaj.*, Ham., *Hell.*, Hep., Hydr., Hyos., Ign., Indg., Ind., *Ip.*, Iris, Jatr., Jug-c., **Kali-ar.**, *Kali-bi.*, *Kali-c.*, *Kali-j.*, Kali-n., Kali-p., **Kali-s.**, **Kalm.**, *Karl.*, *Kreos.*, Lach., Lac-ac., Lact., Led., Lith., Lyc., Lycps., *Lyss.*, Mag-p., **Med.**, Meph., Merl., **Merc.**, *Merc-c.*, Merc-j-f., Merc-j-r., Mez., *Mur-ac.*, Naja, *Nat-a.*, *Nat-c.*, Nat-m., *Nat-p.*, *Nit-ac.*, **Nux-v.**, Op., Osm., Ox-ac., *Phos.*, *Ph-ac.*, Phys., **Phyt.**, Plan., Plat., **Plb.**, Podo., Psor., Ptel., **Puls.**, **Rhod.**, **Rhus-t.**, *Ruta*, Sabad., Sabin., *Sang.*, *Sars.*, Scil., *Sec.*, Sel., Sep., Sil., Sol-n., Staph., Stram., Stront., *Stry.*, **Sulf.**, Sulf-ac., Sumb., Tab., Tarant., Tax., Tell., Thuj., *Valer.*, **Verat.**, Vip., Zinc.

MORGENS: Arg-n., Calc-p., Cinnb., Clem., Kali-bi., Lyc., Phos., Sulf.

Bett, im: *Nux-v.*, **Puls.**, *Rhus-t.*

Erwachen, beim: Aesc., Aur., *Hep.*, Op., *Puls.*, Sulf., Tell., Zinc.

gegen Morgen: *Ars.*, Bov., *Kali-c.*, *Nux-v.*, Rhus-t., Thuj.

4 Uhr: Gels.

VORMITTAGS: Am-c., Mag-m., Merc., Nat-a., Plan.

MITTAGS: Bry., Sulf.

dauert bis Mitternacht: Bell., Mag-s., Rhus-t.

NACHMITTAGS: Calc., Cina, Glon., Kali-c., Lyc., Lycps., Nit-ac., Ptel., Staph., Thuj.

ABENDS: Am-c., Apoc., *Ars.*, *Bell.*, Cact., Calc., Calc-p., Colch., *Kali-s.*, *Kalm.*, *Led.*, Mag-s., Petr., Ph-ac., Plan., **Plb.**, *Puls.*, *Rhus-t.*, Sol-n., Sulf.

Hinlegen, nach dem: *Ars.*

NACHTS: Acon., *Agar.*, Alum., Am-c., Arn., *Ars.*, *Asaf.*, *Aur.*, Bry., Calc., Carb-v., **Cham.**, Cinnb., Dulc., *Ferr.*, *Fl-ac.*, Gels., Graph., *Hep.*, Kali-bi., *Kali-c.*, *Kali-j.*, Kalm., *Lach.*, Lyc., **Merc.**, *Merc-j-f.*, Merc-sulf., *Mez.*, Nat-m., *Nit-ac.*, *Nux-v.*, Phos., *Phyt.*, **Plb.**, Podo., *Puls.*, *Rhod.*, *Rhus-t.*, Sabin., *Sars.*, *Sulf.*, Syph., Thuj.

Bett, treibt ihn aus dem: **Cham.**, *Ferr.*, **Merc.**

krampfartig: Phos.

▶ **Abb. 7.6** Auszug aus Kents Repertorium.

3. Grad = Fettdruck (z.B. **sulph**): Das Mittel hat das entsprechende Symptom wiederholt in der Arzneimittelprüfung hervorgerufen und bei wiederholter Anwendung in verschiedenen Fällen jedes Mal geheilt.

4. Grad: Manche Autoren haben einen vierten Grad (z.B. **SULPH**) eingeführt, der anzeigen soll, dass sich ihnen dieses Mittel bei ansonsten unvollständiger, uncharakteristischer Symptomatik besonders bewährt hat.

Der Grad einer Arznei hängt also von mehreren Faktoren ab. Er richtet sich zum einen danach, ob und wie oft eine Arznei das entsprechende Symptom in der Arzneimittelprüfung hervorgerufen hat. Zum anderen fließt in die Gradzuweisung auch die Erfahrung am Krankenbett ein. Ein Symptom, das von einer Arznei am Gesunden hervorgerufen und am Kranken geheilt wurde, nennt man **verifiziert**.

Bitte beachten Sie, dass die Gradierung auf der klinischen Erfahrung früherer Generationen beruht. Deswegen ist oft nicht mehr nachvollziehbar, warum eine Arznei im zweiten und nicht im dritten Grad angeführt wird. Die Einteilung in verschiedene Grade ist daher zwar hilfreich, muss aber mit Vorsicht betrachtet werden.

Symptom für Symptom

Zurück zum obigen Heuschnupfen-Fall (▶ S. 75) und seiner Bearbeitung mit dem Kent'schen Repertorium. Sie gehen dazu folgendermaßen vor: Zuerst erstellen Sie eine Liste der ausgewählten Symptome (in akuten Fällen sind es oft nur drei, vier oder fünf, in chronischen Fällen selten mehr als zehn). Dann schlagen Sie jedes Symptom im Repertorium nach und notieren sich alle Mittel, die Sie in der entsprechenden Rubrik vorfinden. Diese Arbeit erledigt ein **Computerprogramm** viel schneller – und genau hier liegt der Vorteil der Software, nirgendwo anders.

Das Symptom „nächtliches Niesen" finden Sie unter „Nase – Niesen – nachts". Das Kapitel „Nase" enthält das Symptom „Niesen". Unter „Niesen" gibt es viele Unterrubriken (Niesen abends, Niesen mit Gähnen, Niesen beim Gehen im Freien etc.). Eine Unterrubrik lautet: „Niesen nachts". Das ist die gesuchte Rubrik. „Nase – Niesen – häufiges" finden Sie ebenfalls in unmittelbarer Nachbarschaft. So gehen Sie jedes einzelne Symptom durch. Um die geeignete Rubrik schnell zu finden, ist es, wie bereits gesagt, unabdingbar, dass Sie sich *vor* der ersten Repertorisation mit dem Repertorium vertraut gemacht haben.

Im geschilderten Fall sieht die Gegenüberstellung Symptom – Repertoriumsrubrik folgendermaßen aus:

- Nasenbluten beim Heuschnupfen, Nasenbluten beim Schnäuzen der Nase: Nase – Nasenbluten – Schnäuzen der Nase
- vergebliches Niesen: Nase – Niesen – vergebliche Versuche
- nächtliches Niesen: Nase – Niesen – nachts
- häufiges Niesen: Nase – Niesen – häufiges
- Heuschnupfen: Nase – Heuschnupfen

Die Diagnose „Heuschnupfen" dürfen Sie in diesem Fall mit in die Repertorisation einbeziehen, allerdings nur unter Vorbehalt. Zuerst müssen Sie sich klarmachen, dass „Heuschnupfen" eine klinische Rubrik ist. In der Arzneimittelprüfung wird ja niemals ein Heuschnupfen als Krankheit hervorgerufen, allenfalls Symptome, die an einen Heuschnupfen erinnern. In der Rubrik Heuschnupfen stehen daher Mittel, die sich bei der Behandlung eines Heuschnupfens bewährt haben. Das heißt aber nicht, dass ein Mittel, das in dieser Rubrik fehlt, bei Heuschnupfen nichts auszurichten vermag. Angenommen, nur ein einziges Mittel ist in allen vier der oben genannten Rubriken vertreten, nicht aber in der klinischen Rubrik Heuschnupfen. Dann können Sie dennoch von diesem Mittel eine gute Wirkung erwarten.

Zurück zu unserer Repertorisation. Wenn Sie alle Mittel herausgeschrieben haben, werden Sie zu einer Liste kommen, die ungefähr so aussieht (▶ Tab. 7.4):

Sie sehen, dass Carbo vegetabilis als einziges Mittel in den ersten vier Rubriken vertreten ist. Und auch die klinische Beziehung zum Heuschnupfen ist gut dokumentiert. Es wäre jedoch ein grober Fehler, wenn Sie nun Carbo vegetabilis allein aufgrund dieser Repertorisation geben würden. Das Repertorium ist nur eine Brücke zur Arzneimittellehre. Es gibt Ihnen Hinweise auf Mittel, die in Frage kommen. Die endgültige Auswahl des Mittels hängt von der Materia medica ab, nicht von einer Tabelle. Vor dem Vergleich mit der Materia medica möchte ich Ihnen noch kurz das *Therapeutische Taschenbuch* von Bönninghausen und einige Arbeiten von Boger vorstellen.

Kombinatorik: Das Therapeutische Taschenbuch von Bönninghausen

Das Kent'sche Repertorium und seine Weiterentwicklungen besitzen eine unangefochtene Vormachtstellung innerhalb der heutigen Homöopathie, vor allem was die Behandlung chronischer Krankheiten anbelangt. Daneben ist gerade in den letzten Jahren ein reges Interesse an anderen Repertorien und an anderen Arten der Repertorisation entstanden.

Hervorzuheben ist das *Therapeutische Taschenbuch* von Clemens Franz Maria von Bönninghausen (1785–1864). Die Struktur dieses Buches ist gänzlich anders als die des Kent'schen Repertoriums. Es gibt deutlich weniger Rubriken, die zumeist sehr allgemein gehalten sind und in der Regel mehr Arzneien enthalten, als dies bei Kent der Fall ist (▶ Abb. 7.7). Insgesamt eignet es sich besonders in akuten Fällen, die durch klar umrissene Modalitäten geprägt sind. Auch die Art der Repertorisation ist eine andere. Bei Kent bildet das Repertorium die Arzneimittellehre spiegelbildlich ab. Bei Bönninghausen werden die in den Prüfungen gewonnen Symptome dahingegen in ihre einzelnen Bestandteile zerlegt. Ein Symptom, das bei Kent in einer Rubrik zusammengefasst ist (z.B. Kopf – Stirn – Schmerz – drückend – morgens) findet sich bei Bönninghausen über drei Kapitel verteilt (Empfindung: Drücken – Lokalisation: Stirn – Zeit: Morgens). Diese Zergliederung erlaubt es, durch Analogie auf Symptome zu schließen, die bisher noch nicht in der Arzneimittelprüfung aufgetreten sind.

Tab. 7.4 Repertorisation für Heuschnupfen (Nach Synthesis 8.0. Die Ziffern in den Spalten geben die Gradeinteilung an.).

	carb-v.	nat-m.	sulph.	ars.	sil.
Nase – Nasenbluten – Schnäuzen der Nase	2	2	3		1
Nase – Niesen – vergebliche Versuche	3	2	1	1	3
Nase – Niesen – nachts	1			1	
Nase – Niesen – häufiges	3	1	3	3	2
Nase – Heuschnupfen	2	4	2	3	2

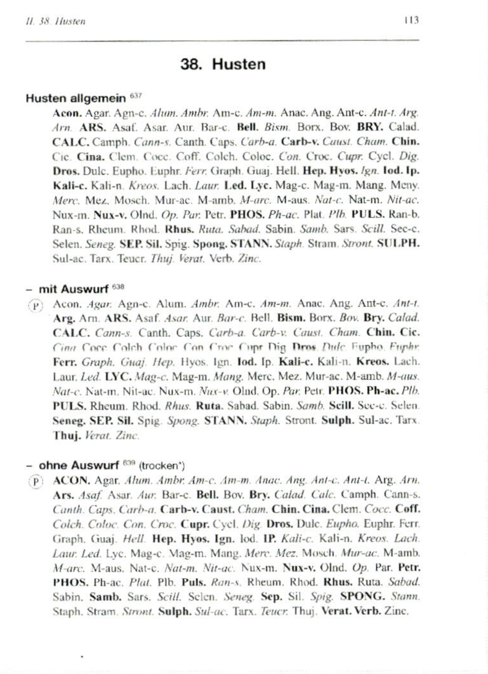

II. 38. Husten   113

38. Husten

Husten allgemein [637]

Acon. Agar. Agn-c. Alum. Ambr. Am-c. Am-m. Anac. Ang. Ant-c. Ant-t. Arg. Arn. **ARS.** Asaf. Asar. Aur. Bar-c. **Bell.** Bism. Borx. Bov. **BRY.** Calad. **CALC.** Camph. Cann-s. Canth. Caps. Carb-a. **Carb-v.** Caust. Cham. **Chin.** Cic. **Cina.** Clem. Cocc. Coff. Colch. Coloc. Con. Croc. Cupr. Cycl. Dig. **Dros.** Dulc. Eupho. Euphr. Ferr. Graph. Guaj. Hell. **Hep. Hyos.** Ign. **Iod. Ip. Kali-c.** Kali-n. Kreos. Lach. Laur. **Led. Lyc.** Mag-c. Mag-m. Mang. Meny. Merc. Mez. Mosch. Mur-ac. M-amb. M-arc. M-aus. Nat-c. Nat-m. Nit-ac. Nux-m. **Nux-v.** Olnd. Op. Par. Petr. **PHOS.** Ph-ac. Plat. Plb. **PULS.** Ran-b. Ran-s. Rheum. Rhod. **Rhus.** Ruta. Sabad. Sabin. Samb. Sars. Scill. Sec-c. Selen. Seneg. **SEP. Sil.** Spig. **Spong. STANN.** Staph. Stram. Stront. **SULPH.** Sul-ac. Tarx. Teucr. Thuj. Verat. Verb. Zinc.

– mit Auswurf [638]

Ⓟ Acon. Agar. Agn-c. Alum. Ambr. Am-c. Am-m. Anac. Ang. Ant-c. Ant-t. Arg. Arn. **ARS.** Asaf. Asar. Aur. Bar-c. Bell. Bism. Borx. Bov. **Bry.** Calad. **CALC.** Cann-s. Canth. Caps. Carb-a. **Carb-v.** Caust. Cham. Chin. Cic. Cina. Cocc. Colch. Coloc. Con. Croc. Cupr. Dig. **Dros.** Dulc. Eupho. Euphr. Ferr. Graph. Guaj. Hell. **Hep. Hyos.** Ign. **Iod.** Ip. **Kali-c.** Kali-n. Kreos. Lach. Laur. Led. **LYC.** Mag-c. Mag-m. **Mang.** Merc. Mez. Mur-ac. M-amb. M-aus. Nat-c. Nat-m. Nit-ac. Nux-m. Nux-v. Olnd. Op. Par. Petr. Plb. **PULS.** Rheum. Rhod. **Rhus.** Ruta. Sabad. Sabin. Samb. **Scill.** Sec-c. Selen. Seneg. **SEP. Sil.** Spig. Spong. **STANN.** Staph. Stront. **Sulph.** Sul-ac. Tarx. **Thuj.** Verat. Zinc.

– ohne Auswurf [639] (trocken*)

Ⓟ **ACON.** Agar. Alum. Ambr. Am-c. Am-m. Anac. Ang. Ant-c. Ant-t. Arg. Arn. **Ars.** Asaf. Asar. Aur. Bar-c. **Bell.** Bov. **Bry.** Calad. Calc. Camph. Cann-s. Canth. Caps. Carb-a. **Carb-v.** Caust. Cham. **Chin. Cina.** Clem. Cocc. **Coff.** Colch. Coloc. Con. Croc. **Cupr.** Cycl. Dig. **Dros.** Dulc. Eupho. Euphr. Ferr. Graph. Guaj. Hell. **Hep. Hyos.** Ign. **Ip. Kali-c.** Kali-n. Kreos. Lach. Laur. Led. Lyc. Mag-c. Mag-m. Mang. Merc. Mez. Mosch. Mur-ac. M-amb. M-arc. M-aus. Nat-c. Nat-m. Nit-ac. Nux-m. **Nux-v.** Olnd. Op. Par. **Petr. PHOS.** Ph-ac. Plat. Plb. **Puls.** Ran-s. Rheum. Rhod. **Rhus.** Ruta. Sabad. Sabin. **Samb.** Sars. Scill. Selen. Seneg. **Sep.** Sil. Spig. **SPONG.** Stam. Staph. Stram. Stront. **Sulph.** Sul-ac. Tarx. Teucr. Thuj. **Verat. Verb.** Zinc.

▶ **Abb. 7.7** Auszug aus Bönninghausens *Therapeutischem Taschenbuch*.

Hat ein Mittel beispielsweise folgende Symptome hervorgerufen:

- an verschiedenen Orten drückende Schmerzen,
- bei verschiedenen Beschwerden eine morgendliche Verschlechterung sowie
- unterschiedliche Beschwerden im Stirnbereich,

dann ist es wahrscheinlich, dass es auch drückende Schmerzen im Stirnbereich mit einer Verschlechterung in den Morgenstunden heilen kann, selbst wenn dieses Symptom noch nicht in der Arzneimittelprüfung hervorgerufen wurde.

Bönninghausen war, obwohl von Haus aus Jurist, ein außerordentlich viel beschäftigter homöopathischer Praktiker. Seine große praktische Erfahrung lässt er in die Gradeinteilung der Arzneien einfließen. In seinem *Taschenbuch* gibt es fünf Grade. Bei der Repertorisation stechen meist mehrere Arzneien hervor, die in sämtlichen gewählten Rubriken vorhanden sind und sich nur durch die verschiedenen Gradzahlen unterschei-

den. Daher kommt der Summe der Grade hier eine etwas größere Bedeutung zu als in der Repertorisation mit dem Kent'schen Repertorium.

Der große Generalist: Cyrus M. Boger

In den letzten Jahren hat sich neben Kent und Bönninghausen noch ein dritter Name etabliert: Cyrus Maxwell Boger (1861–1935). Boger, in Pennsylvania geboren, verfügte über gute Deutschkenntnisse, sodass er die Urschriften der Homöopathie im Original lesen konnte. Besonders intensiv befasste er sich mit Bönninghausens Werken, die er übersetzte und präzisierte. Boger wird von manchen als „der große Generalist" der Homöopathie bezeichnet. Er verstand es meisterhaft, sowohl aus der Arzneimittelwirkung als auch aus der Krankheitsgeschichte das Wesentliche herauszufiltern. Seine Arbeiten bestechen durch eine Reduzierung auf das Allernötigste. Zu seinen Hauptwerken zählen der *Synoptic Key* (▶ S. 61) und das Mini-Repertorium *General Analysis*. Der Umgang mit Bogers Werken ist jedoch erfahrenen Praktikern vorbehalten. Dasselbe gilt, wenn auch in etwas geringerem Maße, für die Werke Bönninghausens. Als Anfänger halten Sie sich deswegen am besten an das Repertorium von Kent bzw. an eines der Nachfolge-Repertorien.

Vergleich mit der Materia medica

Die Repertorisation präsentiert Ihnen eine Auswahl an Mitteln, die im Falle Ihres Patienten in Frage kommen. Im dritten und letzten Arbeitsschritt zur richtigen Arznei ziehen Sie die Arzneimittellehre zu Rate, um sich für einen der Vorschläge zu entscheiden. Sie beginnen in unserem Heuschnupfen-Fall mit Carbo vegetabilis, weil es als einziges Mittel in allen fünf Rubriken vertreten ist. Welche Arzneimittellehre Sie heranziehen, bleibt Ihnen überlassen. Als besonders zuverlässig gelten die in ▶ **Kapitel 5** beschriebenen Werke.

Bei Hahnemann finden Sie folgende Symptome, die bereits genug Ähnlichkeit mit den Beschwerden der Patientin haben, um Carbo vegetabilis als gut passendes Mittel auswählen und den Vergleich mit anderen Arzneimittellehren unterlassen zu können:

- Jücken im innern Winkel des linken Auges.
- Jücken im linken Auge, mit Beissen darin, nach Reiben, besonders im innern Winkel.
- Nasenbluten, alle Vormittage, 10 bis 12 Tropfen.
- Arges, kaum zu stillendes Nasenbluten (n. 48 St.).
- Oefteres Niesen mit stetem und heftigem Kriebeln und Kitzeln in der Nase und katarrhalischer Rauheit in derselben und oben in der Brust, Nachts im Bette.
- Wiederholtes starkes Niesen (n. 5 St.).
- Sehr häufiges Niesen, ohne Schnupfen.
- Niesen, mit Thränen des linken Auges, wovon Beissen im innern Winkel entsteht.
- Heftiges Niesen, und darauf stark beissender Schmerz über und in der Nase, mit Thränen der Augen, wie beim Ausbruche argen Schnupfens; auch beim Schnauben derselbe Schmerz.
- Unvollkommner, versagender Reiz zum Niesen, bald stärker, bald schwächer.
- Vergeblicher Niese-Reiz unter Kriebeln in der linken Nasenhöhle, die darauf feucht, nach dem Ausschnauben im rechten Loche verstopft ward, mit schnupfigem Kriebeln und Beissen in der linken Gaumen-Seite (n. 5 St.).
- Fliess-Schnupfen mit Niesen (fast sogleich.).

Der **Vergleich mit der Materia medica** ist unabdingbar. In der Praxis werden Sie allerdings schon aus Zeitgründen nicht jedes Mal nachschlagen. Mit zunehmender Erfahrung werden Sie die Arzneimittel besser kennenlernen. Oft reicht dann nach der Repertorisation ein kurzer Blick in einen therapeutischen Leitfaden oder eine komprimierte Arzneimittellehre aus, um sich für ein Mittel zu entscheiden. Wenn Sie Erfahrung haben, brauchen Sie vor allem bei akuten

Fällen oft nicht einmal mehr das Repertorium. Oder Sie machen es während der Anamnese wie beim Beerensammeln: Besonders prächtige Exemplare werden sofort gegessen. Ein oder zwei besonders wertvolle Symptome schlagen Sie noch während der Fallaufnahme kurz nach, die Rubriken werden überflogen und das geeignete Mittel gewählt. Aber wie gesagt, das ist nur etwas für Fortgeschrittene. Als Anfänger gehen Sie am besten Schritt für Schritt vor.

Am Ende von Anamnese und Fallbearbeitung haben Sie sich für ein Mittel entschieden. Nun muss dieses noch dem Patienten gegeben und seine Wirkung korrekt eingeschätzt werden. Welche Möglichkeiten Ihnen dabei zur Verfügung stehen, zeigt das nächste Kapitel.

Literatur

Ahlbrecht J, Winter N (Hrsg.): Die Homöopathie C. M. Bogers. Grundlagen und Praxis. Band 1. Hamburg: von der Lieth; 2004.

Barthel H: Homöopathie: Der Erfolg gibt Recht. Klinisch verifizierte Fälle. Nendeln: Barthel und Barthel; 1996.

Bleul G: Kritik der Repertorien. Allgemeine Homöopathische Zeitung. 1997; 242: 55–59.

Genneper T: Falldarstellungen aus der homöopathischen Praxis. Das Übungsbuch für akute und chronische Erkrankungen. 2., überarbeitete und erweiterte Aufl. Stuttgart: Haug; 2007.

Gypser KH (Hrsg.): Bönninghausens Therapeutisches Taschenbuch. 3., durchges. Aufl. Stuttgart: Sonntag; 2006.

Hadulla M, Richter O, Fattahi N: 101 Kranken-Geschichten aus der Praxis für die Praxis. Uelzen: Medizinisch Literarische Verlagsgesellschaft; 2006.

Homöopathie Zeitschrift: Die Bönninghausen- und Bogermethode. Sonderheft 2002.

Jansen A: Eine Untersuchung zur Quellenlage des Kentschen Repertoriums und zur Herkunft/ Veränderung der Repertoriumsgrade. Zeitschrift für Klassische Homöopathie. 1996; 40: 22–32.

Klunker W: Repertorisieren 100 Jahre Kents „Repertory". Zeitschrift für Klassische Homöopathie. 1997; 41: 47–68, 91–95, 135–142.

Künzli J: Zu den 153 und 154 des Organon. Zeitschrift für Klassische Homöopathie. 1977; 21: 202–206.

Mathur KN: Prinzipien der homöopathischen Verschreibung. Synopsis weltweiter klinischer Erfahrungen. Stuttgart: Sonntag; 2003.

Miller RG: Die Bewertung der Symptome bei der Arzneimittelwahl. Deutsches Journal für Homöopathie. 1988; 7: 3–8, 83–87, 163–167, 259–264.

Morrison R: Methoden der homöopathischen Fallanalyse. 3. bearbeitete Auflage. Groß Wittensee: Kai Kröger; 2005.

Schmidt P: Die Behandlung akuter und chronischer Fälle in der Homöopathie. Zeitschrift für Klassische Homöopathie. 1968; 12: 145–160, 193–211.

Wegener A: Arbeiten mit dem „Therapeutischen Taschenbuch" Bönninghausens. Zeitschrift für Klassische Homöopathie. 1996; 40: 139–152.

 Fazit

- Die Arzneimittelwahl erfolgt in drei Arbeitsschritten: Hierarchisierung, Repertorisation, Vergleich mit der Materia medica.

- Wichtig sind alle Symptome, die durch irgendetwas näher bestimmt sind (sog. 153er-Symptome).

- Die Hierarchisierung bei akuten und chronischen Krankheiten ist unterschiedlich.

- Die wichtigsten Symptome werden repertorisiert.

- Das Repertorium von Kent bildet die Arzneimittellehre spiegelbildlich ab und ist daher sehr detailliert.

- Das Repertorium von Bönninghausen ist gröber strukturiert und eignet sich besonders in akuten Fällen, in denen es hervorstechende Modalitäten gibt.

- Die Repertorisation liefert Hinweise auf in Frage kommende Mittel.

- Der Vergleich mit der Arzneimittellehre ist unumgänglich, in der Praxis aber mit zunehmender Erfahrung und besonders bei akuten Krankheiten „aus dem Kopf heraus" möglich.

8 – Dosierung und Verlaufsbeurteilung

In diesem Kapitel steht noch einmal die Praxis der Homöopathie im Mittelpunkt. Sie sollen lernen, die gewählte Arznei richtig zu dosieren und korrekt zu verabreichen. Verschiedene Varianten werden vorgeschlagen, sowohl zur Behandlung akuter als auch zur Behandlung chronischer Krankheiten.

Anschließend geht es darum, den Verlauf der Erkrankung richtig einzuschätzen. Auch hier ist die Unterscheidung in akute und chronische Krankheiten hilfreich. Mehrere Diagramme erleichtern Ihnen die Beurteilung. In diesem Zusammenhang werde ich Ihnen auch erklären, was es mit der homöopathischen Erstverschlimmerung auf sich hat, und was man unter der Hering'schen Regel versteht.

Zum Abschluss dieses Kapitels gehe ich auf die Besonderheiten der Folgeverordnungen ein.

Dosierung

Vor zehn, fünfzehn Jahren habe ich an einem Seminar eines Berliner Homöopathen teilgenommen, der für seinen blumigen Vortragsstil bekannt ist. Irgendwann kam die Rede auf die Dosierung der homöopathischen Arznei und die Wahl der Potenz. „Ach, die Potenzfrage", sagte der Referent, „da frage ich immer zurück: Wie steht's denn mit Ihrer? Lieber einmal im Quartal oder dreimal täglich?"

Ich bin mir nicht sicher, ob diese Antwort tatsächlich befriedigt. Aber sie zeigt sehr schön, dass es bei der Dosierung homöopathischer Medikamente einen Spielraum gibt, der auch von der Individualität des Therapeuten abhängt. Manche bevorzugen die tägliche Gabe einer tiefen, andere verordnen lieber nur alle drei Monate eine hohe Potenz. Wie Sie letztendlich dosieren, hängt also zum einen von Ihren individuellen Vorlieben ab, zum anderen aber kommt es auf die Art der Krankheit an, die Sie behandeln möchten. Wieder einmal spielt der Unterschied zwischen akuten und chronischen Krankheiten die entscheidende Rolle.

Akute Krankheiten

Es gibt mehrere Möglichkeiten, die Arznei zu verordnen. Jede Verordnung besteht aus vier Angaben, die frei kombiniert werden können (▶ Tab. 8.1):

▶ **Tab. 8.1** Verordnung der Arzneimittel.

Potenz	Form	Menge	Verabreichung
D 2, D 4, D 6 oder D 12 C 6, C 12, C 30 oder C 200	Globuli, Tropfen oder Tabletten	1–6-mal pro Tag 2–5 Globuli oder Tropfen	im Mund zergehen lassen (Globuli und Tabletten) bzw. auf die Zunge (Tropfen)
		1–6-mal pro Tag 1 Tablette	in Wasser aufgelöst und schluckweise über den Tag verteilt trinken

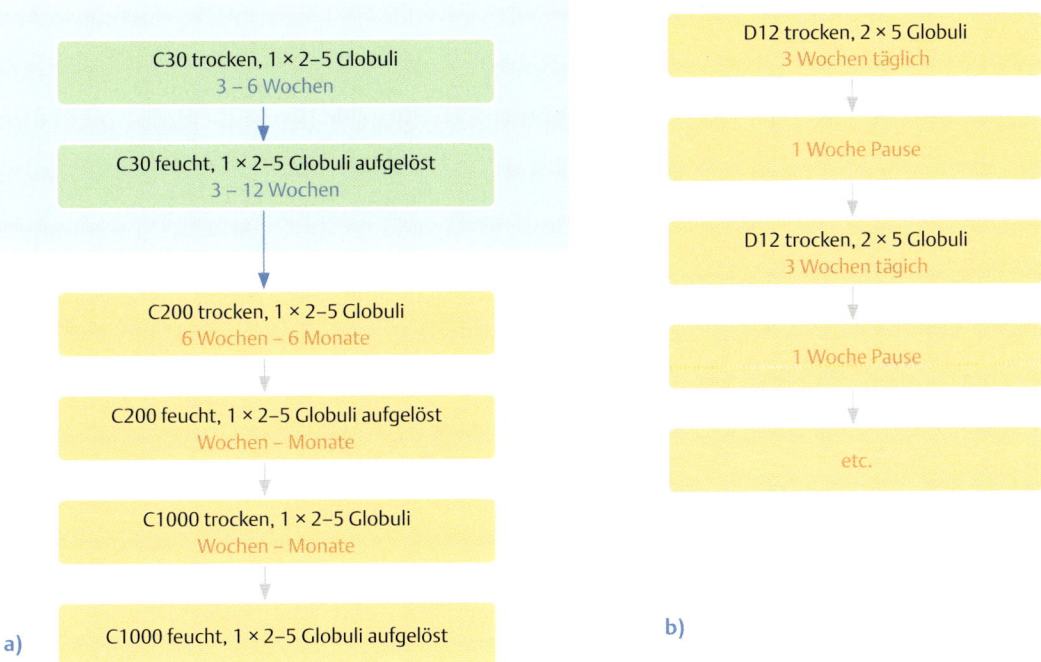

C30 trocken, 1 × 2–5 Globuli
3 – 6 Wochen

C30 feucht, 1 × 2–5 Globuli aufgelöst
3 – 12 Wochen

C200 trocken, 1 × 2–5 Globuli
6 Wochen – 6 Monate

C200 feucht, 1 × 2–5 Globuli aufgelöst
Wochen – Monate

C1000 trocken, 1 × 2–5 Globuli
Wochen – Monate

C1000 feucht, 1 × 2–5 Globuli aufgelöst

a)

D12 trocken, 2 × 5 Globuli
3 Wochen täglich

1 Woche Pause

D12 trocken, 2 × 5 Globuli
3 Wochen tägich

1 Woche Pause

etc.

b)

▶ **Abb. 8.1** Einnahmeempfehlung bei chronischen Krankheiten.

Sie sehen, es gibt wirklich viele verschiedene Varianten, und das, obwohl ich die Q-Potenzen bewusst weggelassen habe. **Pragmatisch** ist es jedoch, sich auf ein oder zwei Varianten festzulegen. Wie in ▶ **Kapitel 4** schon gesagt, empfehle ich Ihnen für die Behandlung akuter Krankheiten, sich an die Angaben in den therapeutischen Leitfäden zu halten oder eine C30 in Wasser auflösen und schluckweise über den Tag verteilt trinken zu lassen. Sie können den Patienten dafür eine Einnahmeanweisung mitgeben, auf der Sie die Häufigkeit der Einnahme und den nächsten Termin eintragen können. Eine solche Einnahmeanweisung könnte ungefähr wie im nebenstehen-Kasten aussehen (▶ **Kasten**).

Wie häufig Ihr Patient die Arznei einnehmen soll, hängt vor allem von der Schwere der akuten Krankheit ab. Bei den meisten akuten Krankheiten reicht es aus, alle vier bis sechs Stunden einen Schluck der Lösung trinken zu lassen.

Liebe Patientin, lieber Patient,

bitte lösen Sie 2–5 Kügelchen der verordneten Arznei in einem Plastikbecher mit ca. 100 ml Wasser auf. Bis sich die Kügelchen aufgelöst haben, dauert es mehrere Minuten. Durch Umrühren mit einem Plastiklöffel geht es etwas schneller. Sobald sich die Kügelchen aufgelöst haben, trinken Sie einen kleinen Schluck Wasser. Nach 1/2/4/6 Stunden rühren Sie kräftig um, so als wollten Sie Kohlensäure „herauskleppern". Dann nehmen Sie einen zweiten Schluck. Nach weiteren 2/4/6 Stunden rühren Sie erneut kräftig um, trinken wieder einen Schluck und so weiter. Insgesamt sollten Sie etwa 4/6/8 Mal von der Lösung trinken.

Ganz wichtig: Sobald eine **deutliche** Besserung eingetreten ist, keinen weiteren Schluck mehr nehmen, sondern abwarten. Erst bei erneuter Verschlechterung können Sie mit der Einnahme im bisherigen Rhythmus fortfahren.

Bitte melden Sie sich heute noch/ morgen/ übermorgen bei mir, um zu berichten, wie es Ihnen geht. Bei starken Reaktionen oder heftigen neuen Symptomen melden Sie sich bitte sofort.

Gute Besserung!

Chronische Krankheiten

Zur Behandlung chronischer Krankheiten gibt es ebenfalls mehrere Möglichkeiten. **Etabliert** ist der Beginn mit einer einmaligen Gabe C 30 (2–5 Globuli trocken unter der Zunge), die nach etwa 3–6 Wochen wiederholt oder von einer C 200 (2–5 Globuli trocken unter der Zunge) gefolgt wird. Nach weiteren 4, 6 oder bis zu 24 Wochen kann dann die C 200 wiederholt oder eine C 1 000 (2–5 Globuli trocken unter der Zunge) gegeben werden. Oft wird auch die C 30 übersprungen und sofort mit einer C 200 begonnen. Darüber hinaus ist es möglich, die Arznei bei Wiederholung in Wasser auflösen und über den Tag verteilt trinken zu lassen (▶ Abb. 8.1).

Für Interessierte: Mitunter ist auch die Gabe eines sog. **Zwischenmittels** erforderlich. Das Zwischenmittel wird vor Wiederholung der „Hauptarznei" verabreicht, damit dieses möglichst gut und lange wirken kann. (Ich werde unten auf ein ähnliches Problem zurückkommen, wenn es um die Folgeverordnungen und die Verwandtschaften zwischen einzelnen Arzneien geht.)

Wenn Sie chronische Krankheiten mit **Tiefpotenzen** behandeln möchten, verabreichen Sie z. B. eine D 12. Ihr Patient soll dann für drei Wochen täglich ein- bis dreimal fünf Globuli unter der Zunge zergehen lassen, anschließend eine Woche pausieren, um danach die Einnahme wieder für drei Wochen fortzuführen (usw.).

Sie sehen, es gibt Spielraum. Gerade für Anfänger sind die vielen verschiedenen Möglichkeiten oft verwirrend. Deswegen rate ich Ihnen erneut, sich auf ein oder zwei Varianten festzulegen und mit diesen Ihre Erfahrungen zu machen. Wechseln Sie Ihr Verordnungsschema nicht bei jedem Patienten. Sie werden sonst nur durcheinander kommen.

Die Vielfalt an Dosierungsmöglichkeiten ist mit zwei Aspekten verknüpft, mit einem positiven und mit einem kritischen. Positiv ist, dass man dadurch der Mannigfaltigkeit unterschiedlicher Erkrankungen gerecht werden kann. So hat es sich beispielsweise bewährt, Tiefpotenzen einzusetzen, wenn besonders die körperliche Ebene des Patienten betroffen ist, und Hochpotenzen, wenn Geist und Gemüt im Mittelpunkt der Symptomatik stehen. Außerdem gibt es auch Patienten, die den seltenen Gaben misstrauen und auf eine häufige Einnahme fixiert sind. Deswegen haben Sie als Therapeut die Chance, die individuell ausgewählte Arznei auch in einer individuell abgestimmten Dosierung zu verordnen.

Der kritische Aspekt legt seinen Finger in eine klaffend offene Wunde der Homöopathie: Wir wissen einfach nicht, welche Variante die beste ist. Es gibt keine aussagekräftigen Studien, die uns lehren könnten, wie wir am schnellsten zum Ziel kommen. In Anbetracht **fehlender Evidenz** müssen wir uns in diesem Punkt auf die Empfehlungen der „alten Meister" verlassen. Manchmal wünsche ich mir deswegen, dass ich in dieser wichtigen Frage nicht nur von meinen eigenen Erfahrungen oder denen anderer Homöopathen abhängig bin, sondern meine Entscheidung für oder gegen eine bestimmte Dosierung durch sorgfältige Studien abgesichert wäre.

In der Praxis werden Sie jedoch merken, dass Sie mit den vorgeschlagenen Dosierungen schöne Erfolge erzielen können. Dort haben Sie mit ganz anderen Problemen zu kämpfen. Eines der größten ist die Einschätzung des Behandlungsverlaufes. Haben sich die Beschwerden verbessert oder verschlechtert, muss die Arznei wiederholt oder gewechselt werden? Diese Fragen werden Ihnen in der Praxis am meisten Kopfzerbrechen bereiten. Und wieder einmal hängt die Antwort davon ab, ob es sich um eine akute oder um eine chronische Krankheit handelt.

Verlaufsbeurteilung akuter Krankheiten

Sie haben bei Frau Meyer die Anamnese vollendet, die Symptome hierarchisiert und repertorisiert, und anschließend haben Sie ihr die Arznei in einer bestimmten Dosierung verordnet. Nun meldet sie sich zum verabredeten Zeitpunkt bei

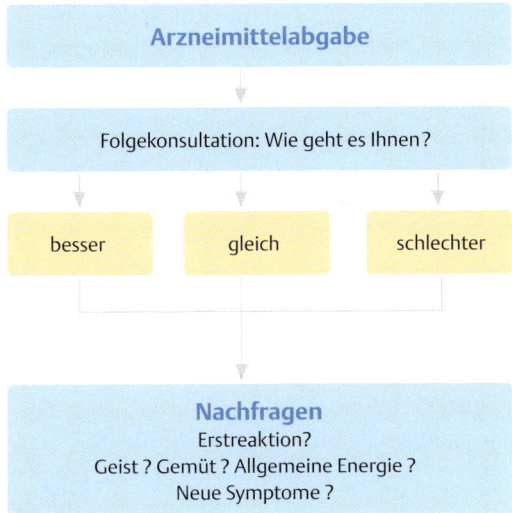

> ▶ **Abb. 8.2** Verlauf der Beschwerden und Fragen.

Ihnen und erstattet Bericht. Sie lassen Ihre Patientin ausreden und stellen offene Fragen, so wie Sie es von der Erstanamnese her kennen. Die wichtigste Frage, die Sie sich beantworten müssen, lautet: Sind die Beschwerden von Frau Meyer besser oder schlechter geworden oder sind sie gleich geblieben? Von der Antwort auf diese Frage hängt Ihr weiteres Vorgehen ab. Ich möchte alle drei Möglichkeiten mit Ihnen durchgehen.

Besserung

Im **Idealfall** sagt Frau Meyer: „Alle Beschwerden sind komplett verschwunden. Mir geht es wieder bestens." So soll es sein. So ist es aber leider nicht immer. Meistens sagt Frau Meyer: „Mir geht es besser, aber gut geht es mir noch immer nicht." Was machen Sie dann? Das Mittel wiederholen? Oder eine andere Arznei geben? Weder noch. Sie fragen nach (▶ Abb. 8.2).

Ihre Fragen konzentrieren sich auf zwei Punkte:

1. Sie möchten wissen, was genau besser geworden ist und in welchen Bereichen die Heilung hinterherhinkt.

An dieser Stelle ist es sinnvoll, die Symptomatik in zwei Ebenen zu zergliedern. Die erste Ebene entspricht den **körperlichen Beschwerden**, deretwegen Ihr Patient Sie ja meistens aufsucht. Die zweite Ebene entspricht den **Geistes- und Gemütssymptomen**, sofern sie vorhanden sind. Geistes- und Gemütssymptome sind ja, wie gesehen, wichtige Begleitsymptome akuter Krankheiten. Eng mit dieser Ebene verflochten ist auch die **allgemeine Energie** des Patienten. Viele Menschen merken im Verlauf einer akuten Krankheit, dass es ihnen *irgendwie* besser geht, ohne genau sagen zu können, warum. Die körperlichen Beschwerden sind gleich geblieben, aber sie fühlen sich etwas gelassener, etwas zuversichtlicher, etwas ruhiger oder insgesamt etwas kräftiger. (Kinder fangen zu diesem Zeitpunkt wieder an zu spielen.)

Diese Art der Besserung auf der Gemüts- und allgemeinen Energieebene ist sehr wichtig. Angenommen, Frau Meyer würde sagen, dass ihre körperlichen Beschwerden zwar etwas besser geworden seien, sie sich aber insgesamt deutlich schlechter fühle als noch am Vortag, dann läuft der Heilungsverlauf in die falsche Richtung und Sie sollten Ihre Arzneiwahl gründlich überdenken. Andersherum aber deutet eine Besserung auf der Gemüts- und Energieebene auf eine richtige Arzneiwahl hin. Sagt Frau Meyer, sie fühle sich insgesamt besser und verspüre eine deutlich verstärkte Tatkraft, obwohl ihre körperlichen Beschwerden sogar etwas schlechter geworden seien, dann heißt es abzuwarten. Der Rest wird sich von alleine erledigen.

2. Sie möchten wissen, ob es nach der Einnahme zunächst eine Verschlimmerung gegeben hat.

Eine anfängliche Verschlechterung der Symptomatik ist ein gutes Zeichen. Diese sog. **homöopathische Verschlimmerung** ist mittlerweile sogar in Laienkreisen bekannt geworden. Allerdings tritt sie nur in etwa einem Drittel aller Fälle auf. Sie gehört also nicht zwingend zu einem günstigen Heilungsverlauf dazu. Wenn sie während der Behandlung akuter Krankheiten auftritt, dann meistens nach der ersten oder zweiten Gabe. In der Regel hält sie nur wenige Stunden an und erstreckt sich nur selten bis zum nächsten Tag.

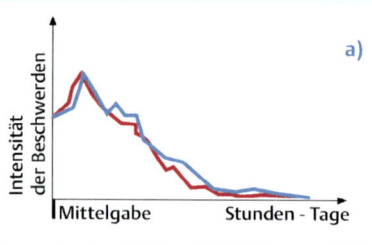

Verlauf ▶ deutliche Besserung aller Beschwerden nach anfänglicher Verschlechterung
Einschätzung ▶ richtiges Mittel
Therapie ▶ abwarten, keine weitere Arznei

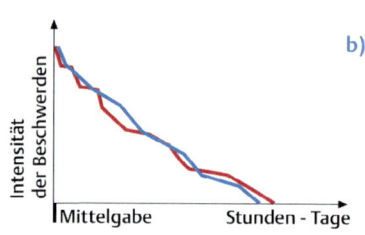

Verlauf ▶ deutliche Besserung aller Beschwerden ohne anfängliche Verschlechterung
Einschätzung ▶ richtiges Mittel
Therapie ▶ abwarten, keine weitere Arznei

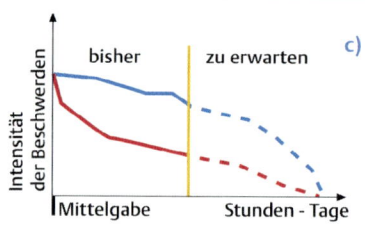

Verlauf ▶ deutliche Besserung auf Gemüts- und Energieebene, zögerliche Besserung der körperlichen Symptomatik
Einschätzung ▶ richtiges Mittel
Therapie ▶ abwarten, keine weitere Arznei

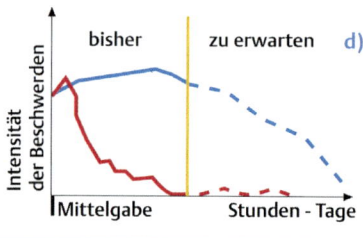

Verlauf ▶ deutliche Besserung auf Gemüts- und Energieebene, geringe Verschlechterung der körperlichen Symptomatik
Einschätzung ▶ richtiges Mittel
Therapie ▶ abwarten, zunächst keine weitere Arznei, vermutlich wird die körperliche Symptomatik bald ebenfalls nachlassen

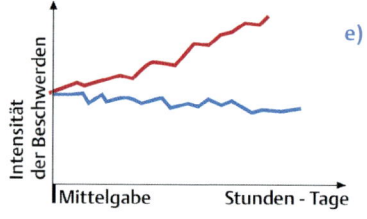

Verlauf ▶ leichte Besserung der körperlichen Beschwerden, deutliche Verschlechterung auf Gemüts- und Energieebene
Einschätzung ▶ falsches Mittel
Therapie ▶ Erstanamnese noch einmal durchgehen. Mittel wechseln. Eventuell Fall noch einmal ganz neu aufnehmen

 körperliche Beschwerden

 Beschwerden von Geist und Gemüt, Einschränkung der allgemeinen Energie

▶**Abb. 8.3** Mögliche Verlaufsformen einer Besserung.

Wenn Frau Meyer sagt, es gehe ihr besser, nach der Einnahme aber hätten sich sowohl die körperlichen als auch die Beschwerden der Gemüts- und Energieebene vorübergehend deutlich verschlechtert, dann können Sie davon ausgehen, dass die akute Krankheit bald ausgeheilt sein wird.

Ich möchte Ihnen diese Sachverhalte in einigen Diagrammen (▶Abb. 8.3) darstellen. Diese Diagramme sollen Ihnen helfen, den Verlauf korrekt beurteilen und das weitere Vorgehen planen zu können. Es versteht sich dabei von selbst, dass Sie in der Praxis immer wieder mit Situationen konfrontiert werden, die nicht abgebildet wur-

den. Krankheiten lesen leider keine Lehrbücher, und ihr Verlauf wird durch das tägliche Leben bestimmt, nicht durch Diagramme.

Verschlechterung

Frau Meyer sagt: „Es geht mir viel schlechter." Was Sie zu tun haben, wissen Sie bereits. Sie fragen nach. Vielleicht ist es zu einer geringen Verschlechterung der körperlichen Symptome gekommen, jedoch zu einer deutlichen Besserung auf der Gemüts- und Energieebene, sodass Sie es mit dem in Diagramm (▶Abb. 8.3d) beschriebenen Verlauf zu tun haben. Oder es handelt sich noch um eine Erstverschlimmerung, die Abwar-

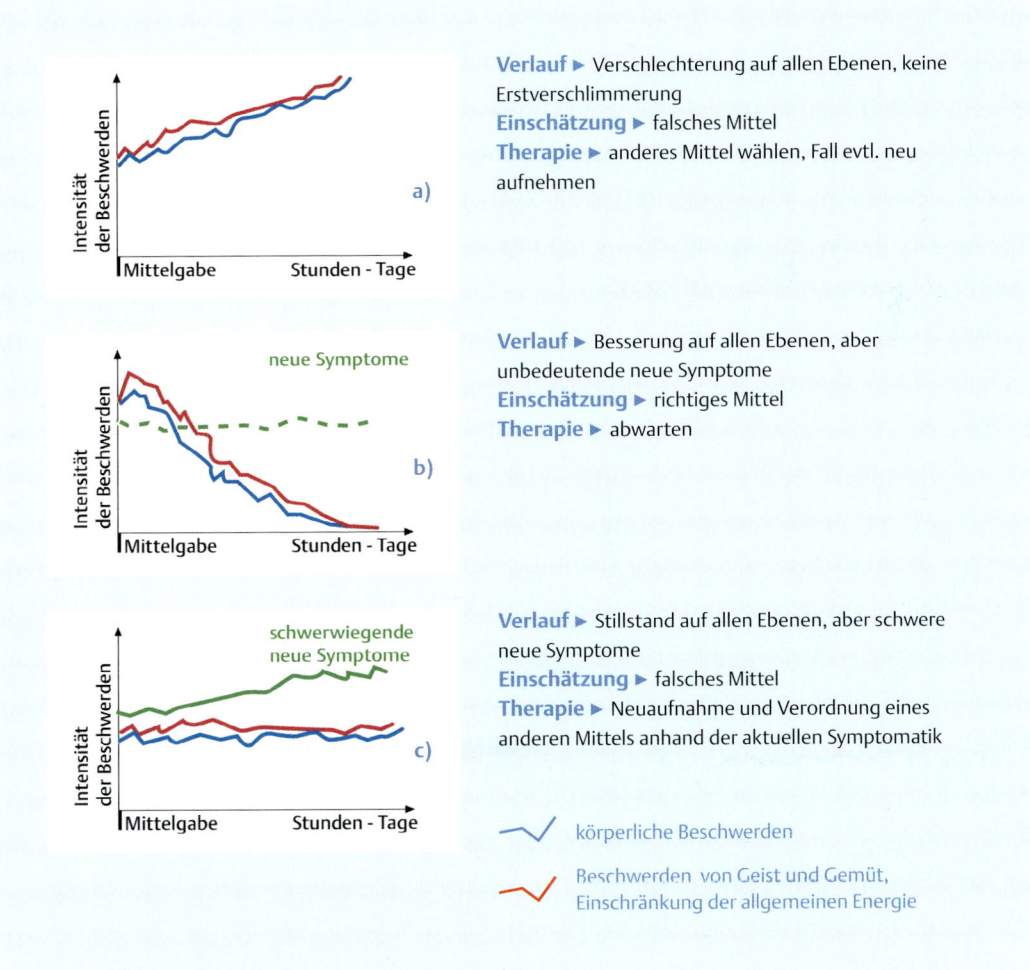

▶**Abb. 8.4** Mögliche Verlaufsformen einer Verschlechterung.

ten erforderlich macht. Sollte eine Erstverschlimmerung unwahrscheinlich erscheinen, und sollte keine Besserung auf der Gemüts- und Energieebene eingetreten sein, dann müssen Sie entweder aufgrund der bisherigen Anamnese ein anderes Mittel verordnen oder den Fall neu aufnehmen. Im Zweifelsfall ist es immer besser, den **aktuellen Symptomenstatus** zu eruieren, denn dieser bestimmt die zu gebende Arznei. Was zu tun ist, wenn neue Symptome hinzugekommen sind, zeigen die nächsten Diagramme (▶ Abb. 8.4).

Stillstand

Am schwierigsten wird es, wenn Frau Meyer sagt: „Es hat sich nichts verändert, mir geht es so schlecht wie vorher." Dann müssen Sie besonders genau nachforschen (▶ Abb. 8.6). Hat sich der Zustand wirklich überhaupt nicht geändert oder ist es nach einer anfänglichen Erstverschlechterung zu einer deutlichen Besserung gekommen, die nun allerdings nicht mehr fortschreitet? Oder war es erst besser, dann aber wieder schlechter? Oder sind nur die körperlichen Symptome gleich geblieben, wohingegen es auf der Gemüts- und Energieebene zu einer Besserung gekommen ist? Dann hätten wir es wahrscheinlich mit dem in Diagramm (▶ Abb. 8.3c) geschilderten Verlauf zu tun.

Mit diesen Diagrammen möchte ich Ihnen verdeutlichen, dass in der Homöopathie die Beurteilung des Krankheitsverlaufs nicht aus dem Bauch heraus, sondern anhand genau definierter **Kriterien** vorgenommen wird. Bei akuten Krankheiten reicht in vielen Fällen eine kurze Anamnese aus, um den weiteren Verlauf einschätzen zu können. Bei chronischen Krankheiten ist das schon schwieriger.

Verlaufsbeurteilung chronischer Krankheiten

Im Prinzip gelten die gleichen Kriterien wie bei der Beurteilung akuter Krankheiten. Deswegen

können Sie sich auch an den obigen Diagrammen orientieren, allerdings mit **veränderter Zeitachse**. Während Sie bei akuten Krankheiten bereits nach wenigen Stunden oder nach ein bis zwei Tagen den Verlauf beurteilen, tun sie dies bei chronischen Fällen zum ersten Mal in der Regel nach drei bis sechs Wochen. Optimal sähe dann folgender Verlauf aus (▶ Abb. 8.5):

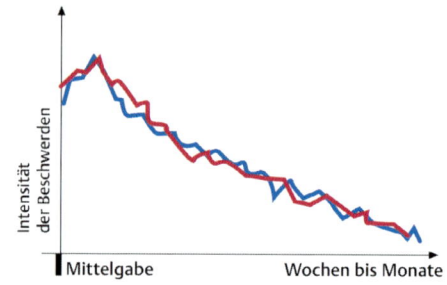

▶ **Abb. 8.5** Optimaler Verlauf bei chronischen Krankheiten.

Hering'sche Regel

Es gibt in der Homöopathie noch eine weitere Regel, mit deren Hilfe Sie besonders den Verlauf chronischer Krankheiten einschätzen können. Sie ist benannt nach Constantin Hering (1800–1880), einem sächsischen Homöopathen der **Frühzeit**. Hering begann 1820 an der Universität Leipzig Medizin zu studieren. Zu dieser Zeit hatte die Diskussion über die Homöopathie ihren ersten Höhepunkt erreicht. Es wurden zahlreiche Schriften für und gegen Hahnemanns neue Heilweise veröffentlicht. Auch Herings Lehrer, Jacob Heinrich Robbi, war gebeten worden, ein Buch gegen die Homöopathie zu verfassen. Weil der viel beschäftigte Chirurg keine Zeit hatte, sollte Hering den Auftrag in Robbis Namen ausführen.

Hering nahm die Arbeit 1821 auf und war zunächst wenig beeindruckt von der Homöopathie. Je tiefer er aber in Hahnemanns Lehre eindrang, desto interessanter fand er das, was er las. Er stellte, noch immer nicht ganz überzeugt, erste eigene Versuche mit der Homöopathie an. Kurz darauf schnitt er sich bei der Sektion eines Leich-

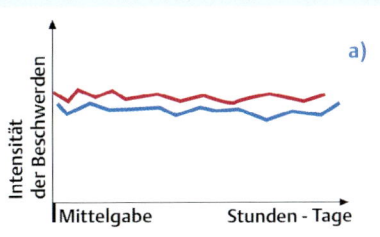

Verlauf ▸ Stillstand auf allen Ebenen
Einschätzung ▸ falsches Mittel
Therapie ▸ anhand der Erstanamnese neu wählen, eventuell Fall neu aufnehmen

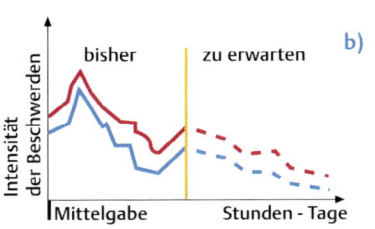

Verlauf ▸ Erstverschlechterung, dann deutliche Besserung, jetzt wieder geringe Verschlechterung
Einschätzung ▸ richtiges Mittel
Therapie ▸ abwarten, bei ausbleibender Besserung Mittel in höherer Potenz wiederholen

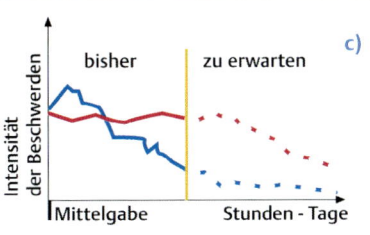

Verlauf ▸ Verbesserung der körperlichen Hauptsymptomatik mit Erstverschlechterung, aber noch keine Besserung auf Gemüts- und Energieebene
Einschätzung ▸ richtiges Mittel
Therapie ▸ abwarten

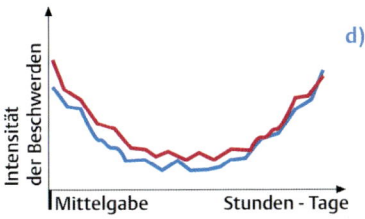

Verlauf ▸ Besserung ohne Erstverschlechterung, nun wieder Rückkehr der Symptome zur ursprünglichen Schwere

Einschätzung
1. Das Mittel war richtig, hat aber nicht lange genug gewirkt.
2. Das Mittel war falsch, die Besserung ist auf einen Placeboeffekt zurückzuführen.
3. Das Mittel war fast richtig.

Therapie
1. Wiederholung des Mittels in höherer Potenz
2. besseres Mittel wählen
3. besseres Mittel wählen

 körperliche Beschwerden

 Beschwerden von Geist und Gemüt, Einschränkung der allgemeinen Energie

▸ **Abb. 8.6** Mögliche Verlaufsformen beim Stillstand.

nams in den rechten Zeigefinger und erkrankte schwer. Die Hand entzündete sich, Fieber kam hinzu, und man überlegte bereits, ob eine Amputation nicht das Beste wäre. In dieser Situation bekam Hering durch einen Freund den Rat, Arsenicum album C30 einzunehmen. „Ungläubig nahm ich den Tropfen abends, war davon den andern Tag viel besser, und nach einer Woche hergestellt. Auch frei für immer vom Unglauben."

Constantin Hering ist *der* Saulus-Paulus der Homöopathie. Er schloss sein Medizinstudium in Deutschland ab und wanderte über Umwege nach Pennsylvania aus. Dort wurde er zu einem der wichtigsten Verbreiter der Homöopathie in Amerika. Drei Taten sind es, derentwegen die Homöopathen ihn noch immer verehren. Erstens hat Hering das **Schlangengift** der Buschmeisterschlange (Lachesis muta) mit einer heroischen Selbstprüfung in die Homöopathie eingeführt. Zweitens hat er die bereits mehrfach erwähnte **Arzneimittellehre** *Guiding Symptoms* konzipiert und bis zu seinem Tod mit herausgegeben. Und drittens hat er die **Merkmale eines günstigen Heilungsverlaufes** so prägnant zusammengefasst, dass man noch heute von der Hering'schen Regel spricht (▶ Abb. 8.7).

Zu 1: Das Auftreten **alter** Symptome ist ein gutes Zeichen. Angenommen, Frau Meyer litt früher unter rezidivierenden Gerstenkörnern, die sie nun aber schon seit Jahren nicht mehr hatte. Heute leidet sie an periodisch auftretenden Kopfschmerzen. Wenn Frau Meyer nach einem halben Jahr sagt: „Meine Kopfschmerzen sind so gut wie weg, aber jetzt kriege ich die Gerstenkörner wieder", dann ist das das Beste, was Ihnen als Homöopath passieren kann. Sie wissen dann, dass der Heilungsverlauf in die richtige Richtung geht. In dieser Situation sollten Sie nur mit äußerstem Bedacht eine bewährte Indikation gegen die Gerstenkörner verordnen, und das überhaupt nur dann, wenn die Beschwerden wirklich gravierend sind.

Zu 2: Die Symptome sollten **von innen nach außen** abklingen. Von innen nach außen, das

Bei der Heilung verschwinden die Symptome ...

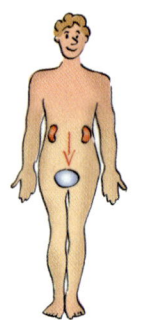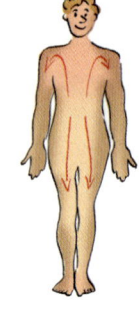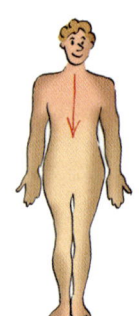

1. in der umgekehrten Reihenfolge ihres Auftretens.

2. von innen nach außen.

3. von oben nach unten.

▶ **Abb. 8.7** Hering'sche Regel.

kann z.B. bedeuten, dass sich die Symptome von der Gemütsebene auf die körperliche Ebene verlagern oder vom Magen auf die Haut. Auch das Auftreten starker Sekretionen ist in diesem Sinne zu interpretieren. Wenn Frau Meyer Sie wegen starker Ängste aufsucht und im Verlauf stattdessen ein Ekzem oder einen heftigen Ausfluss entwickelt, dann ist das gemäß der Hering'schen Regel ein guter Verlauf, sofern sie sich insgesamt besser dabei fühlt. Die Heilung ist noch nicht vollendet, aber auf einem guten Weg. Andersherum wäre es nicht so gut: Wenn Sie Frau Meyer wegen eines Ekzems behandeln, das auch verschwindet, sie aber bei der Folgekonsultation von neuen, starken und sehr quälenden Ängsten berichtet, dann fährt der Zug in die falsche Richtung.

Zu 3: Dieses Kriterium ist nicht ganz so wichtig. Angenommen Sie behandeln Frau Meyer wegen Kopfschmerzen und im weiteren Verlauf treten stattdessen Kniebeschwerden auf. Dann ist auch das ein guter Verlauf. Würden sich die Symptome andersherum entwickeln, also von unten nach oben ziehen, wäre eine skeptischere Beurteilung angezeigt.

Bitte erwarten Sie nicht, dass alle drei Kriterien gleichzeitig erfüllt sind, um von einem Heilungsverlauf gemäß der Hering'schen Regel ausgehen zu können. Eines reicht. Auch sind nicht alle drei Kriterien gleich wichtig. Das Verschwinden der Symptome in der umgekehrten Reihenfolge ihres Auftretens ist wesentlich wichtiger als das Verschwinden von oben nach unten.

Die Hering'sche Regel ist eine **Regel, kein Gesetz**. Wir beobachten auch Heilungen, die anders ablaufen. Ein Verlauf, der sich streng an die Hering'sche Regel hält, ist sogar die Ausnahme. Wenn er aber auftritt, werden Sie merken, wie komplex und weitsichtig die homöopathische Behandlung chronischer Krankheiten ist.

Eine Heilung gemäß der Hering'schen Regel ist der **Idealfall** in der homöopathischen Praxis und ein Geschenk sowohl für Ihren Patienten als auch für Sie. Leider werden Sie es öfter mit anderen Verläufen zu tun haben. Sie finden nicht das richtige Mittel, oder das Mittel wirkt nicht so, wie Sie es erwarten. Was dann? Vielleicht haben Sie ein falsches Mittel gewählt, eines, das den Fall nur teilweise abgedeckt hat. Vielleicht verhindern aber auch Heilungshindernisse die gute Wirkung der korrekt gewählten Arznei.

Heilungshindernisse

Ich möchte Ihre Aufmerksamkeit auf folgendes Diagramm (▶Abb. 8.8) lenken, das an das Diagramm in ▶Abb. 8.6d erinnert.

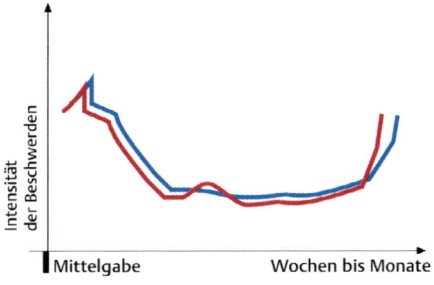

▶**Abb. 8.8** Verlauf chronischer Krankheiten mit Heilungshindernisse.

Ähnliche Verläufe gibt es auch in chronischen Fällen: Nach anfänglicher Besserung kommt es wieder zu einer Verschlechterung. Die genannten

drei Möglichkeiten (zu kurze Wirkdauer, Placeboeffekt, nicht ganz passendes Mittel) kommen auch jetzt noch in Betracht. Sie sollten aber noch eine vierte Möglichkeit ins Auge fassen: Heilungshindernisse.

Heilungshindernisse spielen in der Behandlung akuter Krankheiten nur eine geringe Rolle. Das richtige Mittel wirkt. Manchmal wirkt es zwar nicht lang genug, sodass es wiederholt werden muss, aber wenn es überhaupt keine Wirkung zeigt, war es vermutlich falsch gewählt.

In chronischen Krankheiten ist das anders. Oft versperren Heilungshindernisse eine vollständige Genesung. Sie alle kennen Fälle, in denen die eigentliche Ursache der Beschwerden Partnerschaftsprobleme sind. Eine schlechte Ehe kann aber nicht durch ein paar Kügelchen ins Lot gebracht werden. Hier können Sie allenfalls versuchen, Ihren Patienten mit Hilfe der Homöopathie dahin zu bringen, mit den privaten Problemen anders umzugehen. Wenn Ihnen das gelingt, sind Sie schon einen großen Schritt weiter.

Deswegen wirkt die Homöopathie auch bei so vielen Krankheiten der modernen Praxis nicht gut. Alle Beschwerden, die zum „Metabolischen Syndrom" (Adipositas, Diabetes mellitus, arterieller Hypertonus, Fettstoffwechselstörungen usw.) gehören, sind mit der Homöopathie nur schwer zu beeinflussen. Zuerst müssten die Heilungshindernisse beseitigt werden, besonders falsche Ernährung und mangelnde Bewegung. Nur die Beschwerden, die dann noch übrigbleiben, sind etwas für die Homöopathie.

Heilungshindernisse müssen allerdings nicht immer so schwerwiegend sein. Manchmal reicht es schon, den **Kaffee** wegzulassen oder auf das Einmassieren mit starken ätherischen Ölen zu verzichten. Eine Wiederholung der Arznei zieht dann den gewünschten Erfolg nach sich. In ▶Kapitel 11 werde ich noch etwas mehr zu Diät und Lebensordnung während der homöopathischen Behandlung sagen. Jetzt erscheint es mir jedoch wichtiger, Sie noch auf einige wesentliche Punkte bei der zweiten Verschreibung hinzuweisen.

Folgeverordnungen

Vielleicht haben Sie nicht schon beim ersten Mal das richtige Mittel getroffen, sondern ein, zwei Mal daneben gelegen. Dann aber haben Sie mit Ihrer Arznei Reaktionen hervorgerufen. Jetzt müssen wiederum Sie reagieren. Warten Sie ab, wiederholen Sie das Mittel oder geben Sie ein anderes? An diesem Punkt stoßen wir erneut an die Grenzen einer Einführung. Die Grundlagen der homöopathischen Praxis sind kompliziert und nicht auf wenigen Seiten darzustellen. Deswegen möchte ich Sie lediglich auf ein paar ganz allgemeine Dinge hinweisen, die Sie bei Folgeverordnungen beachten sollten (▶ Abb. 8.9).

Von einer Folgeverordnung sprechen wir dann, wenn die erste Arznei – genauer gesagt, die erste hilfreiche Arznei – wiederholt werden muss oder wenn eine neue Arznei angezeigt ist. Die zweite (und dritte und vierte etc.) Verordnung muss mindestens genauso umsichtig ausgewählt werden, wie die erste. Viele Homöopathen halten die Folgeverordnungen für noch **schwieriger** als die erste, weil man hier vieles, was bisher gut gelaufen ist, wieder zerstören kann.

Abwarten

„Waiting is very important in homeopathy" hat Georgos Vithoulkas, der berühmte griechische Homöopath, einmal gesagt. Treffender kann man es nicht formulieren. Abwarten ist zwar streng genommen keine Folgeverordnung, dennoch gehört es hierher.

Abwarten sollten Sie immer dann, wenn der Heilungsverlauf Fortschritte macht. Auch wenn die Symptomatik in Bewegung ist, sich aber noch kein klares Bild herauskristallisiert hat, ist abwarten angezeigt. Nichtarzneiliche Globuli können helfen, den ungewohnt langen Zeitraum zwischen den Gaben zu überbrücken. Es ist nicht selten, dass Sie nach einer C 200 oder C 1 000 sechs Wochen bis sechs Monate warten müssen, bevor Sie eine weitere Arznei geben dürfen. Neben der Liebe zum Menschen, der Liebe zum Detail und der Liebe zu den Büchern ist die **Geduld** eine weitere homöopathische Urtugend.

Wiederholung des Mittels

Das Mittel sollte wiederholt werden, wenn es gut gewirkt hat, aber keine Fortschritte im Heilungsverlauf mehr zu erwarten sind. Das ist der Fall, wenn die letzte Gabe ausreichend lange her ist und sich über einen längeren Zeitraum nichts mehr verändert hat. Außerdem muss die übrig gebliebene Symptomatik auch weiterhin von der Arznei abgedeckt werden. In **akuten Krankheiten** können Sie das Mittel schneller wiederholen. Sie sollten den Patienten aber mitteilen, dass er keine weitere Gabe mehr nehmen soll, sobald eine deutliche Besserung eingesetzt hat (▶ Einnahmeanweisung auf S. 89).

Sie können das Mittel entweder in der gleichen Potenz wiederholen oder eine höhere verwenden. Wenn Sie die gleiche Potenz wiederholen, sollten Sie zumindest beim zweiten Mal darauf achten, die **Verabreichungsform** zu ändern. Haben Sie also von einer C 200 beim letzten Mal einige Globuli unter der Zunge zergehen lassen, sollten Sie nun die Gabe in Wasser auflösen. Nach ein- oder zweimaliger Wiederholung derselben Potenzstufe müssen Sie meistens auf eine höhere Potenz umsteigen, da keine wesentliche Besserung mehr zu erzielen ist. Ich erinnere an die **etablierte Kaskade** C 30/C 30 → C 200/C 200 → C 1 000/C 1 000 (▶ S. 89).

Verordnung einer anderen Arznei

Abwarten und Wiederholen der hilfreichen Arznei sind vergleichsweise einfache Möglichkeiten, den Organismus in Richtung Heilung zu leiten. Schwierig wird es, wenn sich die Symptomatik geändert hat und ein neues Mittel erforderlich wird. Grundsätzlich gilt: Wenn die Symptomatik schwerwiegend ist und eindeutig auf ein Mittel hinweist, sollten Sie es geben.

Manchmal aber wollen einige Symptome nicht verschwinden – trotz fehlender Heilungshindernisse, geduldigen Abwartens und korrekter Wiederholung der ursprünglich hilfreichen Arznei.

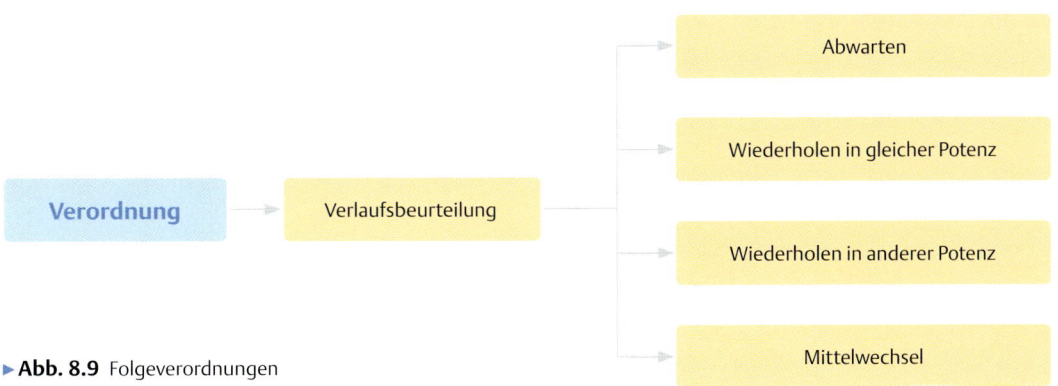

▶ **Abb. 8.9** Folgeverordnungen

Dann empfiehlt es sich, eine **Folgearznei** für den verbliebenen Symptomenkomplex auszuwählen. Dabei können Sie wieder einmal auf die Erfahrungen früherer Generationen zurückgreifen. Es hat sich nämlich gezeigt, dass bestimmte Arzneien häufig nacheinander benötigt werden.

Es gibt Bücher, die diese sog. **Arzneibeziehungen** auflisten (▶ **siehe Literatur**). Sie können darin nachschlagen, welche Arzneien sich in ihrer Wirkung besonders gut ergänzen, z.B. Sulphur, Calcium carbonicum und Lycopodium clavatum – in dieser Reihenfolge. Eine gut dokumentierte Verwandtschaft kann so wertvoll sein wie ein gutes Symptom. Angenommen, Sie haben als erstes Mittel Arsenicum album gegeben. Von den verbliebenen Beschwerden sprechen zwei Symptome stark für Phosphorus, drei deuten schwach auf ein anderes Mittel hin. Dann sollten Sie Phosphorus wählen, weil es als gutes Ergänzungsmittel zu Arsenicum album bekannt ist, und Sie somit drei starke Gründe haben, sich für dieses Mittel zu entscheiden. Ein Buch über Arzneimittelbeziehungen gehört deswegen neben Arzneimittellehre und Repertorium auf Ihren Schreibtisch.

Manche Patienten, die Sie wegen chronischer Beschwerden aufsuchen, sind verunsichert, wenn Sie ihnen eine zweite, dritte oder vierte Arznei verordnen. „War denn das erste Mittel falsch? Ich dachte, das wäre mein **Konstitutionsmittel**." Die Idee dahinter ist folgende: In der homöopathischem Literatur liest man öfter von Konstitutionsmitteln. Der Begriff „Konstitutionsmittel" ist allerdings nur unscharf definiert. Zum einen bezeichnet man damit eine Arznei, die besonders tief auf den Menschen und seine Konstitution einwirkt. Zum anderen bezeichnet man damit ein Mittel, das alle Beschwerden dieses Patienten jetzt und immerdar heilen wird. Eine Art individuelles Arkanum: egal was ist, das Konstitutionsmittel wird es wegzaubern. Diese Vorstellung ist allerdings absurd. Weil ich beide Auslegungen für falsch halte, verwende ich den Begriff ungern, und wenn, dann nur im Sinne eines tief wirkenden Mittels.

Die Praxis sieht nämlich anders aus. Es gibt zwar Patienten, die auf ein – „ihr" – Mittel besonders gut reagieren, und das über einen langen Zeitraum. Dennoch kann es auch bei diesen Patienten vorkommen, dass Sie gelegentlich ein anders Mittel brauchen, sei es in akuten Situationen, sei es in chronischen. In den meisten Fällen werden Sie jedoch das Mittel häufiger wechseln müssen. Die Symptome haben sich geändert, das eine Mittel hat seine Pflicht getan, nun muss ein anderes hinzugezogen werden.

Literatur

Friedrich U: Zur Gabe von Zwischenmitteln. Zeitschrift für Klassische Homöopathie. 1996; 40: 241–245.

Gypser KH (Hrsg.): Herings Medizinische Schriften in drei Bänden. Göttingen: Burgdorf; 1988.

Janert R: Beobachtungen und Schlussfolgerungen nach der ersten Gabe. Deutsches Journal für Homöopathie. 1986; 5: 207–216.

Lucae C: Beitrag zur Entstehung des „Heringschen Gesetzes". Zeitschrift für Klassische Homöopathie. 1998; 42: 52–61.

Miller RG, Klunker W: Arzneibeziehungen. Nach der Erstausgabe von R. Gibson Miller. Vollständig neu herausgegeben und mit einer Einführung von W. Klunker. 12., unv. Aufl. Heidelberg: Haug; 2003.

Rehman A: Handbuch der homöopathischen Arzneibeziehungen. Übersetzt von T. Schreier. 3., überarb. Aufl. Stuttgart: Haug; 2007.

Tyler M: Welche Fehler man vermeiden sollte. Deutsches Journal für Homöopathie. 1984; 3: 2–10.

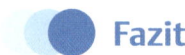

Fazit

- Es gibt mehrere Möglichkeiten, homöopathische Arzneien zu dosieren.

- Möglichkeit 1 bei akuten Krankheiten: D 6, 3–6-mal täglich 2–5 Globuli unter der Zunge zergehen lassen.

- Möglichkeit 2 bei akuten Krankheiten: 2–5 Globuli C 30 in Wasser aufgelöst über den Tag verteilt schluckweise trinken.

- Bei chronischen Krankheiten hat sich die Potenzkaskade C 30/C 30 → C 200/C 200 → C 1 000/C 1 000 bewährt.

- Die Verlaufsbeurteilung ist schwierig. Sie wird etwas leichter, wenn man zwischen Symptomen der körperlichen Ebene und Symptomen der Gemüts- und Energieebene trennt.

- Eine Erstverschlechterung ist ein gutes Zeichen. Sie tritt in akuten Fällen meistens nach wenigen Stunden auf und dauert nur kurz an.

- Die Hering'sche Regel besagt, dass die Symptome in der umgekehrten Reihenfolge ihres Auftretens, von innen nach außen und von oben nach unten abklingen.

- Folgeverordnungen sind schwierig. Bevor die Arznei wiederholt oder gewechselt wird, müssen Sie prüfen, ob nicht abgewartet werden sollte.

- Arzneimittelverwandtschaften liefern wertvolle Hinweise auf die zu wählende Folgearznei.

9 – Geschichte der Homöopathie

In diesem Kapitel möchte ich Ihnen die Bedeutung der Geschichte der Homöopathie für die heutige Praxis nahe bringen und Ihnen einen Überblick über die inzwischen rund 200 Jahre Homöopathie geben. Die bisherige Geschichte lässt sich grob in vier Teile à 50 Jahre aufgliedern.

1. Im ersten Viertel (ca. 1800–1850) wird die Homöopathie durch Samuel Hahnemann (1755–1843) begründet und geprägt. Es erfolgt eine erste Ausbreitungswelle, unter anderem nach Nordamerika.

2. Im zweiten Viertel (ca. 1850–1900) kommt es zu einer Blütephase in Nordamerika, wohingegen die Homöopathie in Deutschland hauptsächlich von Nichtärzten fortgeführt wird.

3. Im dritten Viertel (ca. 1900–1950) muss die Homöopathie weltweit ums Überleben kämpfen. In Deutschland dominiert die naturwissenschaftlich-kritische Richtung.

4. Im letzten Viertel (ca. 1950 bis heute) verbreiten Schweizer Homöopathen die Klassische Homöopathie in Europa. Seit den 1970er-Jahren boomt die Homöopathie in allen Weltteilen bis auf Afrika.

Vom Nutzen der Geschichte der Homöopathie

Während meines Studiums kam ich auf einer Party ins Gespräch mit einem Studenten der Zahnmedizin, der dazu verpflichtet war, eine Vorlesung über die Geschichte der Zahnheilkunde zu hören. Er hatte von Anfang an nicht verstanden, wozu das gut sein sollte, und resümierte am Ende des Semesters: „Früher nahm man rostige Zangen, heute hat man Laser. Das ist doch viel besser. Was soll das Ganze also?". Ich hoffe, dass Sie am Ende dieses Kapitels verstanden haben werden, dass ein derart naiver Fortschrittsglaube in der Auseinandersetzung mit der Homöopathie und ihrer Geschichte undenkbar ist.

Geschichte der Medizin (und als Unterfach die Geschichte der Homöopathie), das klingt für viele nach verstaubten Büchern, nach dem sinnlosen Pauken von Jahreszahlen und nach dem Ansammeln von Wissen, das uns heute nichts mehr zu sagen hat – dafür begeistern sich höchstens Faktenhuber mit Ledereinsatz am Ellenbogen. In Wirklichkeit ist es ganz anders. Sich mit der Geschichte der Homöopathie auseinanderzusetzen, erfordert die gleichen Tugenden wie eine gute

Anamnese: Interesse am Gegenüber, detektivischer Spürsinn, eine gesunde Portion Zurückhaltung in der Interpretation und vor allem Unvoreingenommenheit gegenüber dem, was die Quellen hergeben. Aber die Geschichte der Homöopathie ist noch aus einem anderen Grund wichtig: Man kann ein guter Zahnarzt oder Chirurg sein, ohne etwas über die Entwicklung seines Faches zu wissen. Aber ich bezweifle, dass man ein guter Homöopath sein kann, ohne sich mit Entstehung, Ausbreitung und Entwicklung der Homöopathie auseinandergesetzt zu haben.

Diese Auseinandersetzung hat jedoch nur wenig mit dem Lesen staubiger Bücher zu tun. Es kam zwar bereits mehrfach zur Sprache, dass Sie in der alten homöopathischen Literatur die Lösung für Probleme heutiger Patienten finden können. Die Bedeutung der Geschichte der Homöopathie für die aktuelle Praxis ist damit aber noch lange nicht erschöpft. Die früheren Homöopathen standen ja vor ganz ähnlichen Problemen wie wir heute: Welche Symptome sind wichtig für die Arzneimittelwahl? Wann sollen wir das Mittel wiederholen, wann sollen wir es wechseln? Welche Potenz sollen wir wählen? Und wie sollen wir uns zur konventionellen Medizin stellen? Diese Fragen brannten unseren Vorgängern genauso unter den Nägeln wie uns. Die Geschichte der Homöopathie zeigt uns daher vor allem, was überhaupt problematisch an der homöopathischen Praxis ist. Sie zeigt uns, wie verschiedene Generationen unter wechselnden Rahmenbedingungen versucht haben, diese Probleme zu lösen. Und sie zeigt uns, welche Probleme noch immer ungelöst sind und warum manche von ihnen vielleicht für immer ungelöst bleiben werden.

Man kann die bisherige rund zweihundertjährige Geschichte der Homöopathie bequem in etwa gleich große Teile vierteln, worauf Christian Lucae als Erster hingewiesen hat („Geschichte der Homöopathie" in Teut, Dahler, Lucae, Koch: *Kursbuch Homöopathie*, vgl. S. 57). Das erste Viertel (ca. 1800–1850) wird durch Hahnemann geprägt, das zweite (ca. 1850–1900) durch eine Blütephase in Amerika. Im dritten Viertel (ca. 1900–1950) kämpft die Homöopathie allerorts ums Überleben, im letzten Viertel (ab 1950) kommt es unerwartet zu einem weltweiten Aufschwung (▶ Abb. 9.1).

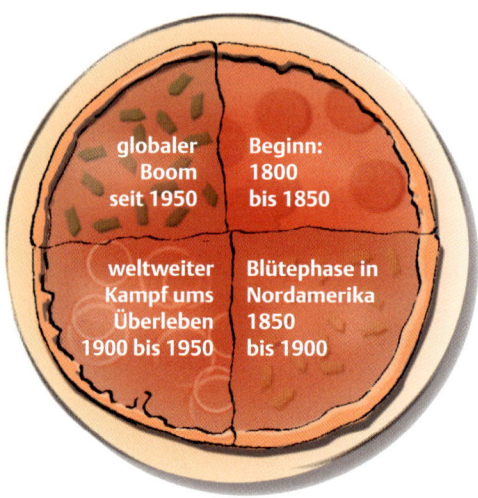

▶ **Abb. 9.1** Pizza Quattro Stagioni – Vier Viertel der Homöopathie.

Das erste Viertel: Samuel Hahnemann

Die Geschichte der Homöopathie beginnt mit Christian Friedrich Samuel Hahnemann (1755–1843) (▶ Abb. 9.2). Seine Biographie bietet alles, was für einen Hollywoodfilm reichen würde: Der Weg vom Sohn eines armen sächsischen Porzellanmalers zum Modearzt in Paris wird bestimmt von Niederlagen und Erfolgen, Verehrung und Anfeindung, Streit und Versöhnung und zu guter Letzt sogar noch von einem Schuss Erotik. Aber Hahnemanns Biographie bietet noch mehr. Sie bietet Tiefgang. Es geht in seinem Leben um nicht weniger als um die Suche nach der vollkommenen Heilkunst – nicht nur zur Sicherung der eigenen Existenz, sondern auch zum Wohle der Kranken. Man kann vieles gegen Hahnemann und seine Homöopathie einwenden. Fest steht jedoch, dass kaum einer seiner Zeitgenossen sein Leben lang so sehr um die richtige Therapie gerungen hat wie er.

In Hahnemanns Biographie kristallisieren sich bereits die wesentlichen Eckpunkte der weiteren Geschichte der Homöopathie heraus. Immer wieder wird es zu Auseinandersetzungen kommen, sowohl innerhalb der Homöopathie als auch zwischen Homöopathie und anderen medizinischen Verfahren. Sie werden feststellen, dass es von Anfang an alles andere als friedlich zuging. Dies ist ein weiteres Paradox der Homöopathie: Eine Heilkunst, die so sanft ist, und in der es so sehr um die Harmonie zwischen Körper, Geist und Seele geht, ruft gleichzeitig so erbitterte Kämpfe hervor – innerhalb und außerhalb der Homöopathie.

Frühzeit und Wanderjahre

Samuel Hahnemann wurde 1755 in Meißen als Sohn eines Porzellanmalers der berühmten Manufaktur geboren. Seine große Begabung fiel frühzeitig auf, sodass er trotz fehlender finanzieller Mittel des Elternhauses die höhere Schule besuchen und schließlich Medizin studieren konnte. 1775 wird Hahnemann in Leipzig an der me-

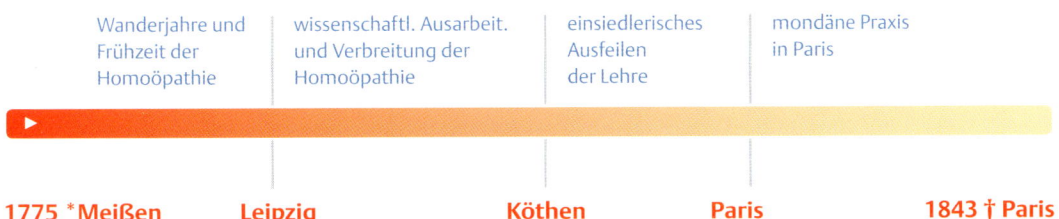

| Wanderjahre und Frühzeit der Homöopathie | wissenschaftl. Ausarbeit. und Verbreitung der Homöopathie | einsiedlerisches Ausfeilen der Lehre | mondäne Praxis in Paris |

1775 *Meißen Leipzig Köthen Paris 1843 † Paris

▶ **Abb. 9.2** Wichtige Stationen in Hahnemanns Lebens.

dizinischen Fakultät immatrikuliert. Schon bald beginnt er, nicht zuletzt aus finanzieller Not, mit der Übersetzung ausländischer Werke zu Chemie und Medizin ins Deutsche. In den nächsten drei Jahrzehnten wird er beinahe 12 000 Seiten übersetzen und zum Teil auch kritisch kommentieren.

Das Studium in Leipzig enttäuscht Hahnemann jedoch. Fast gar keine Praxis, stattdessen trockene Theorie und – wortwörtlich – Vorlesungen, so wie es damals beinahe überall üblich war. Hahnemann entschließt sich 1777, sein Studium in Wien unter der Leitung Joseph von Quarins fortzusetzen, weil dort nicht nur Theorie gelehrt wird, sondern auch Praxis am Krankenbett. Nach weiteren Umwegen beendet Hahnemann 1779 sein Medizinstudium in Erlangen und promoviert dort.

Es folgen rund dreißig unstete Wanderjahre, die uns Hahnemann mit seiner stetig anwachsenden Familie an über 20 Orten antreffen lassen, zumeist in Sachsen, Niedersachsen und Hamburg. Zunächst lässt sich Hahnemann als 25-jähriger Arzt in Hettstedt nieder, zieht aber schon im nächsten Jahr nach Dessau. Dort schließt er sich dem Apotheker Joachim Heinrich Häseler an, in dessen Apotheke er chemische Studien durchführt. 1782, Hahnemann lebt bereits im nahen Gommern, heiratet er Henriette Küchler (1764–1830), die Stieftochter des Dessauer Apothekers Häseler. Die Wanderjahre werden dennoch fortgesetzt. Das Paar bekommt elf Kinder, von denen ein Mädchen tot geboren wird und ein Sohn im ersten Lebensjahr verstirbt.

Die Familie lebt in dieser rastlosen Zeit weniger von Hahnemanns ärztlichem Einkommen

als von der Mitgift seiner Frau und von seinen Honoraren als **Übersetzer und Verfasser eigener Veröffentlichungen**. Seine zahlreichen Publikationen in angesehenen Fachzeitschriften sind von hoher Qualität und werden zum Teil in andere Sprachen übersetzt. Besonders sein zwischen 1793 und 1799 in vier Bänden veröffentlichtes *Apothekerlexikon* macht ihn in Fachkreisen bekannt, obwohl von einem Nichtapotheker verfasst. Hahnemanns ärztliche Tätigkeit tritt in dieser Phase in den Hintergrund, nicht zuletzt, weil er enttäuscht über die medizinischen Möglichkeiten seiner Zeit ist. Streitigkeiten mit ortsansässigen Kollegen und Apothekern mögen ihr Übriges dazu beigetragen haben, dass die Familie immer weiter zieht.

In die Zeit der Wanderjahre fällt auch die Begründung der Homöopathie, allerdings nicht mit einem Paukenschlag, sondern langsam und vorsichtig tastend. 1790 übersetzt Hahnemann im Leipziger Vorort Stötteritz die *Abhandlung über die Materia medica* von William Cullen und führt den in ▶ Kapitel 2 beschriebenen **Chinarindenversuch** durch. Es dauert jedoch noch einige Jahre, bis er die Homöopathie als komplexes Therapiesystem begründet hat.

In der folgenden Zeit ändert sich daher vorerst nichts. Hahnemann übersetzt und forscht, die Homöopathie spielt in der Praxis noch keine Rolle. Erst sechs Jahre später, 1796, veröffentlicht Hahnemann einen ersten Aufsatz, in dem er besonnen seine homöopathischen Gedanken vorstellt. **1796** gilt demnach zu Recht als **Geburtsjahr der Homöopathie**. Es spricht für Hahnemanns guten Ruf, dass dieser Aufsatz in der damals führenden deutschsprachigen Fachzeitschrift erscheint, in

Hufelands Journal, herausgegeben von Christoph Wilhelm Hufeland (1762–1836), einem der bedeutendsten Ärzte dieser Zeit. Weitere Aufsätze zur Homöopathie folgen. Die homöopathische Praxis nimmt Hahnemann jedoch erst um 1800 auf.

Am Ende der Wanderjahre lebt Hahnemann von 1805 bis 1811 in Torgau. In diesem vergleichsweise langen Zeitraum erscheinen **drei seiner wichtigsten Schriften**: Die erste Arzneimittellehre (noch lateinisch), die *Heilkunde der Erfahrung* (eine Vorläuferschrift des *Organons*) und schließlich 1810 die erste Auflage seines Hauptwerkes unter dem Titel *Organon der rationellen Heilkunde*, das in den folgenden Jahrzehnten in laufend überarbeiteten Auflagen erscheinen wird.

Die Resonanz in Ärzteschaft und Öffentlichkeit ist jedoch minimal. Hahnemann ist mittlerweile 55 Jahre alt und noch immer der einzige, der homöopathisch praktiziert. Sollte ihm etwas zustoßen, wäre die Homöopathie verloren. Niemand kann ahnen, dass er noch über dreißig Jahre leben wird. Hahnemann braucht deswegen dringend Anhänger, Nachfolger, Schüler. Es liegt also nahe, in die benachbarte Universitäts- und Messestadt Leipzig zu ziehen.

Leipzig

Als Hahnemann sich 1811 in Leipzig niederlässt, ist die Homöopathie nahezu unbekannt. Als er zehn Jahre später in Richtung Köthen abreist, hat sich das Bild gewandelt: Die Homöopathie ist nicht nur bekannt, sondern beinahe populär, mit berühmten Fürsprechern und Hunderten von Anhängern als Multiplikatoren. Es gibt zudem eine kleine Schülerschar, die sich um Hahnemann versammelt hat, und im gesamten deutschsprachigen Raum homöopathisch praktizierende Ärzte, die die Lehre weiter verbreiten. Was ist geschehen?

Hahnemann gelingt es, sich an der Leipziger Universität zu **habilitieren**. Seine Vorlesungen stehen in dem Ruf, kurios zu sein. Die meisten Zuhörer kommen, um sich an Hahnemanns Wutausbrüchen gegenüber der restlichen Medizin zu ergötzen. Ein paar kommen allerdings auch wegen der Homöopathie. Im Lauf der Jahre bleiben etwa zwanzig Schüler übrig, die Hahnemann mehr oder weniger treu ergeben sind. Diese Schülerschaft ist zwar klein, aber sie hilft der Homöopathie zu überleben.

Aber nicht nur Hahnemanns Schüler helfen der Homöopathie. Auch seine Werke, sein Charisma und seine Heilerfolge spielen eine große Rolle bei der Ausbreitung der neuen Heilmethode. Gerade die mit der damaligen Medizin unzufriedenen Patienten aus den oberen Schichten versuchen es mit der Homöopathie und sind oftmals begeistert. Der Einfluss mächtiger und wohlhabender Patienten ist daher nicht zu unterschätzen. Und zu guter Letzt tragen auch die Kritiker Hahnemanns, die sich mit zunehmender Verbreitung der Homöopathie immer öfter zu Wort melden, ihren Teil dazu bei, dass diese immer bekannter wird.

Köthen

Dennoch verlässt Hahnemann nach rund zehn Jahren Leipzig, um 1821 ins nahe gelegene Köthen zu ziehen, das von Herzog Ferdinand von Anhalt-Köthen, einem Patienten Hahnemanns, regiert wird. Seine Gründe sind vielfältig, aber nicht wichtig genug, um an dieser Stelle genannt zu werden. Wichtiger ist, dass die Zeit in Leipzig und die darauf folgende Zeit in Köthen sehr unterschiedlich sind. Die Leipziger Zeit war geprägt durch das **akademische Umfeld**. Hahnemann und seine Schüler prüften viele der noch heute täglich verwendeten Arzneimittel. Es ging also vor allem um die gemeinsame Bereitstellung der homöopathischen Handwerkszeuge. Die Köthener Zeit hingegen ist geprägt durch **Einsamkeit**: Hahnemann arbeitet fast vollkommen alleine vor sich hin. Ihm geht es jetzt vor allem um die Anwendung der Arzneimittel. In dieser Phase entsteht ein Großteil dessen, was noch heute als gute homöopathische Praxis Gültigkeit besitzt.

Hahnemanns neu aufgenommene Köthener Praxis floriert nach einiger Zeit wieder. Gründe dafür sind wiederum Hahnemanns Heilerfolge sowie seine einflussreiche Stelle als Leibarzt des Herzogs, später auch als Hofrat. Aber auch eine Krankheit trägt zur Verbreitung der Homöopathie bei, die **Cholera-Epidemie** von 1831/32. Diese Epidemie kostet unzähligen Menschen nicht nur in Deutschland das Leben. Die übliche Behandlung besteht unter anderem auch darin, den ohnehin schon geschwächten Kranken zusätzlich ausgiebig schwitzen oder ihn sogar zur Ader zu lassen. Hahnemann empfiehlt, obwohl Köthen von der Cholera verschont bleibt, auf Grund von Berichten seiner Schüler einige homöopathische Arzneien und ergänzende Maßnahmen. Die Erfolge dieser Behandlung sind eindrucksvoll. Es ist viel darüber spekuliert worden, was den Erfolg der Homöopathie ausgemacht hat. Waren es die Arzneien? Oder verdankten die Kranken dem Homöopathen ihr Leben, weil er sie nicht zur Ader ließ? Fest steht, dass die Homöopathie durch die Cholera-Epidemie so sehr an Popularität gewinnt, dass immer mehr ausländische Patienten auf Hahnemann aufmerksam werden und den langen Weg nach Köthen antreten.

Hahnemanns wichtigste Arbeiten – die *Chronischen Krankheiten* und die dritte bis fünfte *Organon*-Auflage – befassen sich in dieser Zeit mit **Ursache und Behandlung chronischer Erkrankungen**. Allerdings werden viele der jetzt von Hahnemann gelehrten Anschauungen nicht mehr von allen homöopathischen Ärzten nachvollzogen. Nicht nur seine Ansichten über Ursprung, Verlauf und Behandlung chronischer Krankheiten (bekannt geworden als Psora-Theorie, ▶ Kap. 11), sondern auch die immer höheren Potenzierungen, die Hahnemann empfiehlt, fordern Widerspruch heraus. Es kommt sogar zu heftigen, öffentlich ausgetragenen Streitereien innerhalb der Homöopathenschaft, an deren unsachlichem Ton Hahnemann nicht ganz unschuldig ist. Die wenigen noch treu ergebenen Schüler leben außerdem weit entfernt, sodass ein regelmäßiger Kontakt fast nur noch schriftlich möglich ist.

Auch sonst ist die Zeit in Köthen für Hahnemann eine Zeit großer **Isolation**, nicht nur in persönlicher, sondern auch in wissenschaftlicher Hinsicht. Die aktuellen Entwicklungen der Medizin nimmt er kaum noch wahr, selbst Fachzeitschriften liest er keine mehr. Unermüdlich kümmert er sich ausschließlich um die Ausarbeitung der Homöopathie und feilt verbissen-einsiedlerisch an ihrer Weiterentwicklung. Besonders einsam wird es um Hahnemann, als seine Ehefrau im Mai 1830 verstirbt.

Aber dann kommt alles noch einmal ganz anders: Am 7. Oktober 1834 trifft ein eleganter junger Herr aus der Weltstadt Paris im biederen Köthen ein. Die filmreife Wendung nimmt ihren Verlauf. Am nächsten Tag entpuppt sich der Mann als die 34-jährige Mélanie d'Hervilly, eine Malerin und Dichterin aus einem der ältesten Adelsgeschlechter Frankreichs. Mélanie erbittet unverzüglich Hahnemanns ärztliche Hilfe. Nun überstürzen sich die Ereignisse. Der 79-Jährige macht ihr schon drei Tage später einen **Heiratsantrag**, den Mélanie erfreut annimmt. Am 18. Januar 1835 wird unter den kritischen Augen der Köthener Gesellschaft Hochzeit gefeiert. Nur fünf Monate später, am 7. Juni, auf den Tag genau 14 Jahre nach Hahnemanns Ankunft in Köthen, reist das ungleiche Paar nach Paris ab.

Paris

Paris ist in der ersten Hälfte des 19. Jahrhunderts die wohl bedeutendste Metropole des gesellschaftlichen und wissenschaftlichen Lebens der westlichen Welt. Hahnemann nutzt die einmalige Chance, die Homöopathie in Paris zu etablieren, indem er sich entgegen seiner ursprünglichen Planung nicht zur Ruhe setzt, sondern weiterhin tatkräftig praktiziert. Schon bald blüht seine Praxis wieder wie zu besten Köthener Zeiten, was auch damit zusammenhängt, dass ihm seine junge Gattin dynamisch zu Seite steht.

Hahnemann wird viel besuchter **Modearzt**, frequentiert besonders von der oberen Pariser Schicht sowie englischen und schottischen Touristen, die sich auf Europareise befinden. Einige dieser Patienten werden in ihren Heimatländern zu wichtigen Wegbereitern der Homöopathie.

Der mondäne Glanz, der auf Hahnemanns Praxis ruht, bricht auch im Privatleben durch. Anders als in Köthen zieht sich Hahnemann nach arbeitsreichen Tagen nicht zurück, sondern besucht an der Seite Mélanies Theater, Konzerte und Gesellschaften. „An schönen Sommerabenden ging er zu Fuß vom Arc de Triomphe nach Hause und kehrte unterwegs bei Tortoni ein, um ein Eis zu essen." Dieser, wenn auch vielleicht etwas idealisierte Satz eines Zeitgenossen, verdeutlicht die gelöste Atmosphäre der letzten Jahre sehr schön. Hahnemann veröffentlicht in Paris noch die letzten drei Bände der zweiten Auflage der *Chronischen Krankheiten* und bereitet die letzte Ausgabe des *Organons* vor, die jedoch posthum erst 1921 herausgegeben wird. Von darin enthaltenen homöopathischen Neuerungen sind vor allem die **Q-Potenzen** zu nennen.

Am frühen Morgen des 2. Juli 1843 stirbt Hahnemann nach zehnwöchiger Krankheit an den Folgen eines Bronchialkatarrhs.

Das zweite Viertel: Blütephase in Amerika

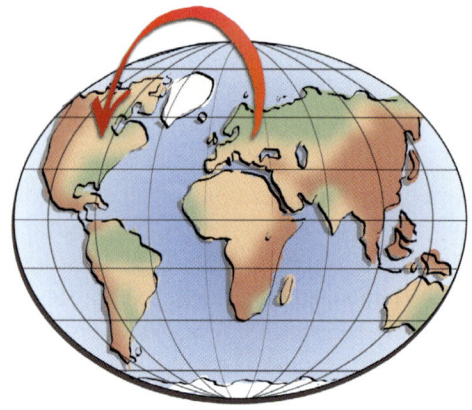

▶ **Abb. 9.3** Ausbreitung von Europa nach Amerika.

Das nächste Viertel der Homöopathiegeschichte hat zwei Seiten: eine quicklebendige in Nordamerika und eine etwas tristere im deutschsprachigen Raum (▶ Abb. 9.3).

Tristheit im deutschsprachigen Raum

In Deutschland stirbt die erste Generation der Homöopathen langsam aus. Nachfolger gibt es nur wenige. An Hahnemanns Lehren hält sich kaum noch einer. Die meisten Homöopathen praktizieren die Homöopathie so, wie es Hahnemann zu Beginn seiner homöopathischen Schaffenszeit vorgemacht hat, also mit Tiefpotenzen und relativ häufigen Wiederholungen. In der Regel werden auch keine chronischen Krankheiten behandelt, sondern akute. Hahnemanns Psoratheorie gerät vollständig in Vergessenheit: Es ist, als hätten die Generationen nach Hahnemann erst einmal wieder mit der Kleinen Homöopathie von vorne beginnen müssen.

Dennoch stirbt die Homöopathie nicht aus, sondern gewinnt mehr und mehr Anhänger. Dies liegt jedoch nur zu einem geringen Teil an den homöopathischen Ärzten und ihren Heilerfolgen. Für das Überleben der Homöopathie und ihre Ausbreitung sorgen fast ausschließlich **Nichtärzte**. Die Homöopathie wird beispielsweise bei vielen **Pastoren** auf dem Lande beliebt, die in Ermangelung eines Arztes damit ihren Gemeindemitgliedern helfen können. Auch viele **Gutsbesitzer** wenden die neue Heilmethode bei ihren Knechten (und Tieren) an. Gleichzeitig entstehen viele Laienvereine, die sich der Homöopathie verschreiben.

Ein Name ist besonders wichtig: **Willmar Schwabe** (1839–1917). Schwabe ist **Apotheker** und von der Homöopathie so begeistert, dass er sich auf die industrielle Herstellung homöopathischer Arzneien spezialisiert. Seine in den 1860er-Jahren gegründete Firma wird bald zum weltweiten Marktführer. Inzwischen ist Schwabes Firma in der Deutschen-Homöopathie-Union (DHU) aufgegangen.

Die von Schwabe industriell hergestellten Arzneien sind von hervorragender Qualität und fast überall erhältlich. Deswegen vertraut man ihnen. Aber Schwabes Erfolg – und damit auch Überleben und Ausbreitung der Homöopathie – beruht nicht nur auf den Arzneimitteln, sondern auch auf seinem zweiten Standbein, seiner verlegerischen

Tätigkeit. Schwabe gründet schon sehr früh eine „Homöopathische Verlags- und Sortimentsbuchhandlung", die er an seine Apotheke angliedert. Buchdruckerei und Buchbinderei kommen später hinzu. Er nutzt sein riesiges Sortiment an Fachbüchern und Laienliteratur, um die Homöopathie noch populärer zu machen und gleichzeitig für seine Arzneien und Hausapotheken zu werben. Schwabes Bedeutung für den deutschsprachigen Raum ist so groß, dass man sich zu Recht gefragt hat, wer denn hier eigentlich wen bedingt: Hat das Interesse der Laien an der Homöopathie den Erfolg Schwabes ermöglicht oder haben Schwabes unternehmerisches Geschick und seine Liebe zur Homöopathie das Interesse der Laien über diesen langen Zeitraum hinweg aufrecht erhalten?

Quicklebendig in Nordamerika

Trotzdem: Die Homöopathie hatte es in diesem Zeitraum in Deutschland und seinen Nachbarstaaten schwer. Ganz anders ist die Situation in Nordamerika. Dort erblüht die Homöopathie vorübergehend zu einer festen Größe auf dem Gesundheitsmarkt mit eigenen Colleges und einer reichhaltigen und bis heute lesenswerten Zeitschriftenkultur. Im Zuge der ersten Ausbreitungswelle war die Homöopathie von Europa aus nach Amerika gelangt. Constantin Hering – der Saulus-Paulus, nach dem die Hering'sche Regel benannt wurde – spielt dabei eine maßgebliche Rolle. Weitere bedeutende Homöopathen, deren Bücher bis heute zum festen Ausbildungsrepertoire gehören, sind Adolph Lippe (1812–1888), Carroll Dunham (1828–1877), Timothy F. Allen (1837–1902), Henry C. Allen (1836–1909), Ernest A. Farrington (1847–1885) und James Tyler Kent (1849–1916).

James Tyler Kent ist für die Entwicklung der Homöopathie in der zweiten Hälfte des 20. Jahrhunderts nicht nur in Amerika, sondern auch weltweit von ausschlaggebender Bedeutung. Kent kommt durch die Erkrankung seiner zweiten Ehefrau 1881 zur Homöopathie. Schnell gewinnt er als erfolgreicher Praktiker und charis-

matischer Lehrer einen großen Ruf. Seine drei Hauptwerke sind bis heute neben Hahnemanns Schriften für viele Homöopathen maßgebliche Arbeiten. Kents *Arzneimittellehre* (1905) ist eine von ihm korrigierte Vorlesungsmitschrift, in der die einzelnen Arzneien prägnant ein charakteristisches Gesicht erhalten. Seine *Lectures on Homoeopathic Philosophy* (1900) sind ebenfalls eine Vorlesungsmitschrift, jedoch nur oberflächlich von ihm korrigiert. Dieses Grundlagenwerk ist an Hahnemanns *Organon* der 5. Auflage orientiert, da das Manuskript zur sechsten Auflage (mit den darin beschriebenen Q-Potenzen) noch nicht veröffentlicht war. Kents wichtigstes Werk ist jedoch sein *Repertorium*, das erstmals 1897–99 erscheint.

Die amerikanische Art der Homöopathie ist eng an Hahnemann angelehnt (genauer gesagt: eng an Hahnemanns Köthener Zeit). Es werden überwiegend hohe C-Potenzen in seltener Wiederholung verabreicht. Außerdem werden nicht nur akute Krankheiten homöopathisch behandelt, sondern auch chronische.

Das dritte Viertel: Kampf ums Überleben

Die Zeit zwischen etwa 1900 und 1950 ist auch für die Homöopathie eine finstere Zeit. Gegen Ende des zweiten Weltkrieges muss sogar die 1832 gegründete Allgemeine Homöopathische Zeitung (AHZ) ihr Erscheinen vorübergehend einstellen. Die AHZ war und ist *das* Standesorgan der Homöopathen. Inzwischen ist sie die älteste medizinische Fachzeitschrift der Welt. Ihr Nichterscheinen zwischen 1944 und 1948 ist symbolisch für die Stellung der Homöopathie am Ende des zweiten Weltkrieges und zu Beginn der Nachkriegszeit.

Zu Beginn des Jahrhunderts dominierte in Deutschland eine Richtung, die unter dem Namen „naturwissenschaftlich-kritische Homöopathie" bekannt geworden ist. Anhänger dieser

Richtung verordnen ausschließlich Tiefpotenzen, meist nur D2, D4 oder D6. Die Arzneimittelwahl erfolgt nicht anhand der individuellen Symptomatik, sondern anhand organotroper Zuordnungen. Man spricht von Leber- oder Nierenmitteln, die in häufiger Wiederholung dem Leber- oder Nierenkranken verordnet werden. Mit Hahnemanns Art der Homöopathie hat das alles nur noch wenig zu tun. Auch die amerikanische Art der Homöopathie ist noch nicht über den Teich zurückgeschwappt.

Während der nationalsozialistischen Herrschaft zwischen 1933 und 1945 kommt es zu einem kurzen Aufschwung der Homöopathie, später dann aber zu einem fast vollständigen Niedergang. Die Nationalsozialisten zeigen zunächst großes Interesse an der Homöopathie. Durch ihre staatliche Protegierung ist die Stellung der Homöopathie so gesichert wie selten zuvor. Viele Homöopathen bringen ihrerseits dem Nationalsozialismus Interesse entgegen. Sie versprechen sich von der nationalsozialistischen Regierung genau das, was ihnen bislang weitgehend verwehrt geblieben war: Anerkennung und Gleichberechtigung. Trotz gegenseitigen Interesses vermag es die Homöopathie am Ende jedoch nicht, aus ihrer Außenseiterstellung herauszutreten. Die Gründe dafür sind vielfältig. Unter anderem tragen auch unbefriedigende Ergebnisse staatlich geforderter Untersuchungen dazu bei, dass der Homöopathie die erhoffte Anerkennung untersagt bleibt. Die Ermordung oder Vertreibung jüdischer Homöopathen schwächt die Homöopathie zusätzlich.

Auch in Nordamerika sieht es nicht mehr so rosig aus wie im letzten Viertel. Mit der Jahrhundertwende setzt der Niedergang der Homöopathie in den USA ein. Über seine Gründe ist viel spekuliert worden, und ganz genau weiß man noch immer nicht, wie es dazu gekommen ist.

Ein wichtiger Grund ist sicherlich, dass der Standard medizinischer Ausbildung deutlich erhöht wird. Infolgedessen müssen viele homöopathische Colleges ihre Pforten schließen, die diesem Standard nicht genügen. Parallel damit geht auch die Zahl ausgebildeter Homöopathen zurück. Weitere Gründe für den Untergang sind das erhöhte Ansehen der naturwissenschaftlich orientierten konventionellen Medizin, die Streitereien innerhalb der Homöopathenschaft, die zunehmenden Werbekampagnen der pharmazeutischen Industrie gegen Außenseiterverfahren und nicht zuletzt fehlende Gelder. So zieht z.B. die Rockefeller-Stiftung ihr Geld aus den homöopathischen Colleges zurück. Alle diese Gründe tragen dazu bei, dass die Homöopathie ihre gute Position in den USA wieder aufgeben muss und in der Bedeutungslosigkeit verschwindet. Diese Entwicklung ist anders als in Deutschland: Hier wird die Homöopathie zwar niemals vergleichsweise wichtig, sie geht aber auch niemals vollständig unter.

Das vierte Viertel: Weltweiter Aufschwung

Seit 1950, besonders aber seit den 1970er- und 1980er-Jahren kommt es zu einem weltweiten Aufschwung der Homöopathie, der sich über alle Erdteile bis auf Afrika erstreckt. Dieser Aufschwung kommt alles andere als erwartet, denn nach dem zweiten Weltkrieg sah es in weiten Teilen der Welt eher danach aus, als würde die Homöopathie endgültig aussterben.

Deutschsprachiger Raum

Im deutschsprachigen Raum lässt sich dieses letzte Viertel Homöopathiegeschichte in drei Phasen zergliedern (▶ Abb. 9.4).

In der ersten Phase sorgt die naturwissenschaftlich-kritische Richtung dafür, dass die Homöopathie überhaupt weiter existiert. Das Robert-Bosch-Krankenhaus in Stuttgart wird zum Mekka einer neuen Generation homöopathischer Ärzte. Unter der Leitung von Otto Leeser (1888–1964) werden dort mehrere hundert Ärzte in Theorie und Praxis der Homöopathie ausgebildet. Der jüdische Arzt Leeser muss während des „Dritten Reiches" nach England emigrieren.

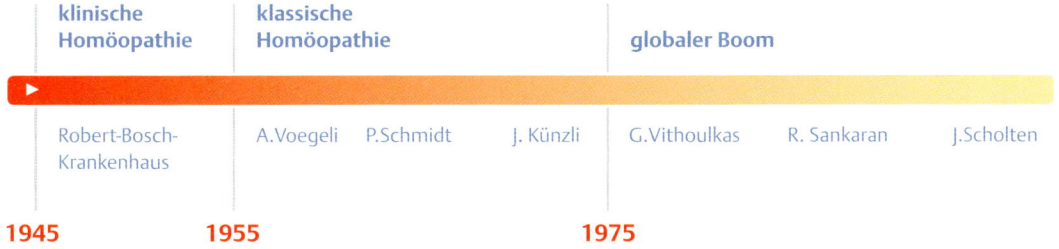

klinische Homöopathie	klassische Homöopathie		globaler Boom		
Robert-Bosch-Krankenhaus	A.Voegeli	P.Schmidt	J. Künzli	G.Vithoulkas	R. Sankaran	J.Scholten

1945   1955   1975

▶ **Abb. 9.4** Drei Phasen der Homöopathie in Deutschland.

Erst 1949 kehrt er nach Deutschland zurück, um die ärztliche Leitung des Robert-Bosch-Krankenhauses zu übernehmen, die er jedoch schon 1955 wegen Querelen mit den Verantwortlichen des Krankenhauses wieder abgibt. Die letzten Jahre seines Lebens verbringt er in England.

In der zweiten Phase, die Mitte der 1950er-Jahre beginnt, sorgen **Schweizer Homöopathen** für einen Klimawandel in der Homöopathie. Einflussreiche Wegbereiter sind Adolf Voegeli (1898–1993), Pierre Schmidt (1894–1987) und Jost Künzli von Fimmelsberg (1915–1992).

Adolf Voegeli veröffentlicht 1955 die *Heilkunst in neuer Sicht*. Dieses Buch ist der Zündfunke für die Wiederentdeckung Hahnemanns, genauer gesagt für die Wiederentdeckung von Hahnemanns Spätwerk. Selbstbewusst wie sein Titel ist auch sein Inhalt: Voegeli lehrt die prinzipielle Andersartigkeit und Unvereinbarkeit von Homöopathie und konventioneller Medizin. Er vertritt unter anderem die dynamistischen Vorstellungen des späten Hahnemann, sein Konzept der chronischen Krankheiten und die Gabe von Hochpotenzen.

Pierre Schmidt gilt vielen als der Wegbereiter der Kent'schen Homöopathie in Europa. Von Schmidt und besonders von seinem Schüler Künzli lernen die deutschsprachigen Homöopathen den Umgang mit dem Kent'schen Repertorium und überhaupt die nordamerikanische Art der Homöopathie kennen. Hahnemanns Homöopathie gelangt also über Nordamerika zurück nach Europa. Auf diesem Weg wurde sie zwar modifiziert, sodass sie nicht mehr nur Hahnemanns Ideen widerspiegelt – insgesamt aber hat diese Art der Homöopathie eine deutlich größere Nähe zu Hahnemanns ursprünglichen Vorstellungen als die naturwissenschaftlich-kritische Richtung. Daher wird sie auch als Klassische Homöopathie bezeichnet.

In der dritten Phase werden die Entwicklungen im deutschsprachigen Raum von einem globalen Boom mitgerissen.

Globaler Boom

Seit etwa **Mitte der 1970er-Jahre** interessieren sich deutlich mehr Ärzte, Laien und Laienbehandler in vielen Teilen der Welt für die Homöopathie und wenden sie an. Es entstehen Praxen, Fortbildungskurse, Schulen und Forschungseinrichtungen. Anfang der 1980er-Jahre greift dieser Boom auch auf Deutschland über.

Hinter dieser Entwicklung steckt zum einen das seit den 1960er-Jahren gewachsene ökologische Bewusstsein vieler Menschen, in dessen Folge nicht nur die Homöopathie eine Renaissance erlebt, sondern auch viele naturheilkundliche Verfahren. Darüber hinaus wird die konventionelle Medizin verstärkt kritisiert. Trotz aller unbestreitbaren Erfolge wirkt ihre Behandlung auf viele Menschen zu unpersönlich, zu technisiert und zu schematisiert. Die Contergan-Katastrophe und andere Nebenwirkungen von Medikamenten verringern zusätzlich das Vertrauen in diese Art der Medizin. Man sehnt sich nach einem anderen, nach einem tieferen Arzt-Patient Verhältnis.

Darüber hinaus kommt noch ein weiterer Grund zum Tragen, der die Entwicklung der Homöopathie immer wieder entscheidend geprägt hat: der Einfluss charismatischer Persönlichkeiten. Der weltweite Boom ist insbesondere mit dem Namen Georgos Vithoulkas (*1932) verbunden, der für seine Arbeit 1996 den Alternativen Nobelpreis erhält. Der Grieche Vithoulkas, ursprünglich Ingenieur, lehrt eine Homöopathie, in der die homöopathischen Grundregeln von Hahnemann und Kent durch eigene Prinzipien ergänzt werden. Seine Veröffentlichungen (vor allem *Medizin der Zukunft* und *Die wissenschaftliche Homöopathie*) sowie seine seit den frühen 1970er-Jahren international gehaltenen Kurse machen Vithoulkas rasch zu einem weltweit bekannten Lehrer. Besonders sein Unterricht mit Videoaufzeichnungen der Erst- und Folgeanamnesen ist neuartig und attraktiv.

In Indien und Brasilien gehört die Homöopathie inzwischen zum festen Bestandteil des Gesundheitswesens. Auch in Deutschland gewinnt die Homöopathie im akademischen Umfeld an Bedeutung. 1993 wird die Homöopathie in den Gegenstandskatalog der ärztlichen Prüfung aufgenommen, und an den meisten deutschen Universitäten finden Vorlesungen statt.

Homöopathie heute

Der historische Abriss endet in den 1990er-Jahren. Die Homöopathie ist so populär wie noch nie. Was seitdem geschehen ist, lässt sich nicht mehr überblicken. Die Homöopathie hat sich in so vielen Bereichen weiterentwickelt, dass es unmöglich geworden ist, auch nur einen Bruchteil aller Strömungen und Unterströmungen aufzulisten. Namen wie Jan Scholten, Rajan Sankaran oder Sanjay und Yogesh Seghal sind aus der Szene nicht mehr wegzudenken. Neuartig an diesen Strömungen ist, dass sie über Hahnemann hinausgehen möchten. Sie möchten seine Arbeit in seinem Sinne weiterentwickeln. Das gab es in dieser Form noch nie. Bisher versuchte man entweder, Hahnemanns späte Lehre in die Praxis umzusetzen (Klassische Homöopathie) oder aber die vermeintlichen Fehler dieser Lehre zu vermeiden (Naturwissenschaftlich-kritische Homöopathie). Nun aber geht man über Hahnemann hinaus, manchmal sogar so weit, dass nur

noch wenig Ähnlichkeit mit der ursprünglichen Homöopathie besteht. Eines der ursprünglichen Prinzipien, die Arzneimittelprüfung an Gesunden, wird beispielsweise übergangen. Man versucht stattdessen, das richtige, das ähnlichste Arzneimittel anhand von Analogieschlüssen zu bestimmen, um auf diese Weise auch bisher nicht geprüfte Arzneimittel einsetzen zu können.

Es wundert daher nicht, dass es Gegenströmungen gibt, die eine Besinnung auf die homöopathischen Grundlagen fordern. In diesem Zusammenhang werden Werke längst verstorbener Homöopathen wiederentdeckt, darunter die Arbeiten von Bönninghausen, Boger oder Lippe. Und immer wieder wird auch eine Rückkehr zur originalen Homöopathie, zur Homöopathie Hahnemanns gefordert.

Einig sind sich alle Strömungen, so unterschiedlich sie auch sein mögen, in einem: Die Wirkung von Hochpotenzen wird nicht mehr angezweifelt. Das, was die Homöopathen mehr als 150 Jahre geteilt hat, ist kein Streitpunkt mehr. Gegner der Homöopathie schätzen dies allerdings nach wie vor anders ein. Im nächsten Kapitel möchte ich Ihnen einen Überblick über die Studienlage zur Homöopathie sowie über deren Wissenschaftlichkeit geben.

Zum Ende dieses Kapitels möchte ich Sie noch einmal darauf hinweisen, wie wichtig ich die Kenntnis der Geschichte der Homöopathie für die tägliche homöopathische Praxis halte. Wenn Sie sich tiefer in die Homöopathie eingearbeitet haben, werden Sie sich früher oder später für eine bestimmte Richtung der Homöopathie entscheiden. Vielleicht neigen Sie zu Hahnemann und seiner ganz ursprünglichen Art der Homöopathie, oder Sie ziehen Kent, Pierre Schmidt oder Künzli vor. Vielleicht reizt Sie aber auch eine der moderneren Formen der Homöopathie. Und wer weiß, vielleicht ist es gerade die naturwissenschaftlich-kritische Richtung, die Sie begeistert. Diese Richtung ist zwar zurzeit außer Mode, aber nach dem Gesetz des zurückschwingenden Pendels warte ich darauf, dass auch diese Art der Homöopathie wiederentdeckt wird.

Wofür auch immer Sie sich entscheiden – Sie sollten wissen, wo Sie stehen. Denn nur dann können Sie Ihren homöopathischen Standpunkt vor sich und anderen vernünftig vertreten.

Literatur

Dinges M (Hrsg.): Homöopathie: Patienten, Heilkundige, Institutionen; von den Anfängen bis heute. Heidelberg: Haug; 1996.

Dinges M (Hrsg.): Weltgeschichte der Homöopathie: Länder, Schulen, Heilkundige. München: Beck; 1996.

Dinges M, Schüppel R: Vom Nutzen der Homöopathiegeschichte insbesondere für den „ärztlichen Stand". Allgemeine homöopathische Zeitung. 1996; 241: 11–26.

Haehl R: Samuel Hahnemann. Sein Leben und Schaffen auf Grund neu aufgefundener Akten, Urkunden, Briefe, Krankenberichte und unter Benützung der gesamten in- und ausländischen Literatur. Unter Mitwirkung von Karl Schmidt-Buhl. Band I und II. Leipzig, 1922. Nachdruck Dreieich: T & W; 1988.

Handley R: Eine homöopathische Liebesgeschichte. Das Leben von Samuel und Mélanie Hahnemann. 2. Aufl., München: Beck; 1995.

Jütte R: Samuel Hahnemann. Begründer der Homöopathie. München: dtv; 2005.

Schmidt JM: Taschenatlas Homöopathie in Wort und Bild. Grundlagen, Methodik, Geschichte. Heidelberg: Haug; 2001.

Schmitz M (Hrsg.): Strömungen der Homöopathie. Essen: KVC; 2000.

Tischner R: Das Werden der Homöopathie. Geschichte der Homöopathie vom Altertum bis zur neuesten Zeit. Neuauflage der Ausgabe von 1950. Mit einem Nachtrag von Prof. Dr. phil. Robert Jütte, gesetzt und redigiert von Dr. med. vet. Achim Schütte. Stuttgart: Sonntag; 2001.

Wischner M: Kleine Geschichte der Homöopathie. Essen: KVC; 2004.

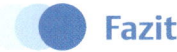 **Fazit**

- Die Homöopathie wurde begründet von Samuel Hahnemann (1755–1843).

- Als Geburtsjahr der Homöopathie gilt 1796.

- Schon zu Hahnemanns Lebzeiten breitete sich die Homöopathie in viele Länder aus, auch nach Nordamerika.

- In der zweiten Hälfte des 19. Jahrhunderts ist die Homöopathie in Nordamerika weit verbreitet. Sie ist eng angelehnt an Hahnemanns Homöopathie in der Köthener Zeit (Verordnung hoher Potenzen in seltener Wiederholung).

- Hahnemanns Manuskript zur sechsten Auflage des „Organons" enthält erstmals die Beschreibung der Q-Potenzen. Weil das Manuskript erst posthum 1921 veröffentlicht wird, orientierte sich die nordamerikanische Art der Homöopathie an Hahnemanns früheren Werken.

- In Deutschland überlebt die Homöopathie in diesem Zeitraum dank ihrer Beliebtheit bei Nichtärzten. Besonders wichtig ist der Apotheker Willmar Schwabe.

- In der ersten Hälfte des 20. Jahrhunderts verschwindet die Homöopathie in Amerika in der Bedeutungslosigkeit, in Deutschland dominiert die naturwissenschaftlich-kritische Richtung.

- Nach dem zweiten Weltkrieg sind es Schweizer Homöopathen, die Hahnemann und die nordamerikanische Art der Homöopathie wiederentdecken.

- Seit den 1970er-Jahren kommt es zu einem globalen Boom.

10 – Zur Wissenschaftlichkeit der Homöopathie

Dieses Kapitel befasst sich mit der Wissenschaftlichkeit der Homöopathie. Zuerst möchte ich Ihnen anhand zweier Beispiele verdeutlichen, dass sich das Wesen dieser Diskussion in den letzten zweihundert Jahren kaum verändert hat. Ich werde drei häufig verwendete Argumente besprechen, das bekannte Bodenseeargument, das weniger bekannte Einhornargument und zuletzt die Behauptung: Wer heilt, hat Recht.
Anschließend möchte ich Ihnen den aktuellen Forschungsstand präsentieren. Er lässt sich zusammenfassen in dem Satz: Nichts drin, viel dran. Anders ausgedrückt: Es ist bewiesen, dass die Homöopathie als Gesamtkonzept in der täglichen

Praxis wirkt. Unklar ist jedoch, ob es sich dabei um spezifische Effekte der Arzneien oder ausschließlich um unspezifische Therapieeffekte handelt.
Im dritten Teil nähere ich mich der Frage nach der Wissenschaftlichkeit der Homöopathie aus einem ganz anderen Blickwinkel, aus dem der Medizintheorie. Es geht dann nicht mehr um die Frage, ob es statistische Belege für die Wirkung der Homöopathie gibt, sondern ob das, was der Homöopath in seiner Praxis macht, das Prädikat „wissenschaftlich" verdient. Dieser Gedankengang zeigt eine verblüffende Übereinstimmung zwischen Homöopathie und konventioneller Hochschulmedizin auf.

Die Diskussion im Allgemeinen

Zum rothen Hahn

Die Diskussion über die Wissenschaftlichkeit der Homöopathie ist so alt wie die Homöopathie selbst. Leider kam mit dem Alter nicht auch die Reife. Stattdessen drischt man in guter, alter Wirtshausmanier seit jeher fröhlich auf die Gegenseite ein.

Wirtshausmanier ist übrigens durchaus wörtlich gemeint. 1835 fand im Nürnberger Gasthaus „Zum rothen Hahn" die vermutlich erste randomisierte und doppelblinde Studie in der Medizin überhaupt statt. 50 Bürger hatten sich in dem verqualmten Lokal bereit erklärt, an einem Versuch mit homöopathisch potenzierter Kochsalzlösung teilzunehmen. Der Nürnberger Homöopath Reuter hatte behauptet, dass die Einnahme einer C30 dieser Lösung Prüfungssymptome hervorrufen würde. Seine Gegner bezweifelten das. Um Reuters Aussage zu prüfen, dachte man sich eine ausgeklügelte Versuchsanordnung aus. We-

der Versuchsleiter noch Teilnehmer wussten, wer eine C30 und wer ein Placebo bekam. Nach zwei Wochen trafen sich alle an gleicher Stelle wieder und werteten die Ergebnisse aus.

Kaum einer der Probanden hatte irgendeine auffällige Veränderung in seinem Befinden bemerkt. Die Gegner feixten und sahen sich in ihrer Annahme bestätigt, dass die Homöopathie Nonsens sei. Sie gingen davon aus, dass dieser Versuch das Ende der Homöopathie bedeuten und dass die noch junge Heilmethode recht bald wieder von der medizinischen Bildfläche verschwinden würde. Die Anhänger hingegen wiesen darauf hin, dass die Luft im Raum zu schlecht gewesen sei und dass sich die Teilnehmer vermutlich nicht streng genug an die in Prüfungszeiten erforderliche Diät gehalten hätten. Hätte man sich an Hahnemanns Vorgaben orientiert, wären selbstverständlich Prüfungssymptome aufgetreten. Am Ende des Nürnberger Versuches war man so klug wie zuvor, und alle sahen sich und ihre Meinung bestätigt.

The end of homeopathy

Es ist, als säßen wir noch immer im verqualmten „Rothen Hahn". Am 27. August 2005 veröffentlichte der Lancet eine Metaanalyse zur Homöopathie. Die Arbeit von Shang et al. kommt nach Berücksichtigung von 110 placebokontrollierten Studien zu zwei Ergebnissen. Erstens: Die meisten Studien zur Wirksamkeit der Homöopathie sind qualitativ schlecht. Zweitens: Betrachtet man nur die qualitativ hochwertigen Arbeiten, findet sich kein Unterschied zwischen einer homöopathischen und einer Placebobehandlung. Die Autoren kommen zu dem Schluss: „This finding is compatible with the notion that the clinical effects of homoeopathy are placebo effects." (Das Ergebnis ist vereinbar mit der Annahme, dass die klinische Wirkung der Homöopathie auf Placeboeffekten beruht.)

Ähnliche Aussagen gab es schon vorher, und auch die Tatsache, dass viele Studien zur Homöopathie qualitativ minderwertig sind, war bekannt. Zur Wirtshausposse wird das Ganze erst durch ein Editorial, dass der Lancet im gleichen Heft mit dem Titel: „The end of homoeopathy" veröffentlichte. Dort heißt es weiter: „Ärzte sollten jetzt offen und ehrlich mit ihren Patienten über den fehlenden Nutzen der Homöopathie sprechen". Dieser Satz prangt auch auf dem Titelblatt der Ausgabe vom 27. August: „Now doctors need to be bold and honest with their patients about homeopathy's lack of benefit."

Wie vorherzusehen war, ist die Homöopathie auch mehr als drei Jahre später keineswegs am Ende. Und ebenfalls vorherzusehen war der Sturm im Blätterwald, der sich regte. Die Kritik konzentriert sich auf zwei Punkte. Zum einen wird die statistische Methodik, die Shang et al. benutzt hatten, angegriffen. Zum anderen wird das Editorial kritisiert und seine überzogene Schlussfolgerung, die sich aus der Studie nicht ableiten lässt. Die meisten Kommentatoren wundern sich, dass den Herausgebern einer der wichtigsten medizinischen Zeitschriften der Welt eine derartige Fehleinschätzung unterlaufen kann. Das Ende einer zweihundertjährigen Heilmethode

auszurufen, bloß weil eine aktuelle Metaanalyse keinen Unterschied zwischen homöopathischer Behandlung und Placeboeinnahme feststellen konnte – das ist schon ein sehr gewagtes Fazit. Hätten die Herausgeber des Lancet gewusst, dass das Ende der Homöopathie bereits vor über 150 Jahren im „Rothen Hahn" zu Nürnberg verkündet worden war, hätten sie ihr Editorial vielleicht vorsichtiger formuliert.

Ich habe Ihnen diese Anekdoten erzählt, um Ihnen einen Einblick zu geben, wie die Diskussion pro und contra Homöopathie seit rund 200 Jahren geführt wird. Immer wieder werden dabei auch zwei Argumente ins Feld geführt. Kritiker verwenden gerne das sog. Bodenseeargument, Anhänger behaupten: Wer heilt, hat Recht. Ich halte beide Argumente für unbrauchbar. Ein gutes Argument, das man Einhornargument nennen könnte, wird dagegen viel zu selten angeführt.

Bodensee- und Einhornargument

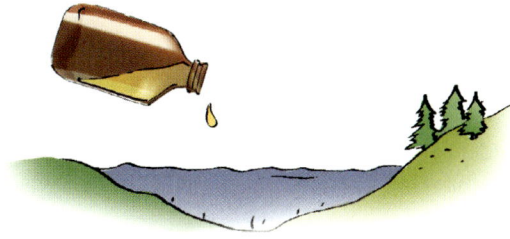

▶ **Abb. 10.1** Bodenseeargument

Kritiker führen immer wieder die Zubereitung homöopathischer Arzneien und die Verwendung von Hochpotenzen gegen die Homöopathie ins Feld. Wo nichts ist, kann auch nichts wirken. Wer seinen Patienten Hochpotenzen verabreicht, ist in den Augen der Kritiker bestenfalls ein naiver Spinner, der von Placeboeffekten lebt. Schlimmstenfalls ist er ein Scharlatan. Genüsslich wird immer wieder vorgerechnet, dass das Verdünnungsverhältnis homöopathischer Arzneien einem Tropfen im Bodensee (▶ Abb. 10.1), im Weltmeer oder gar im Universum entspricht. Die Homöopathen weisen, nicht ganz zu

Unrecht, darauf hin, dass erstens zur Herstellung einer C30 nicht das Wasser des Bodensees benötigt wird, sondern nur 30 Fläschchen à 10 ml, und dass zweitens nicht nur verdünnt, sondern auch geschüttelt wird (was ihnen wiederum den Vorwurf der Zwanghaftigkeit und der mentalen Regression einbrachte).

Das **Bodenseeargument** ist ein schlechtes Argument. Es ist nämlich nicht von vornherein ausgeschlossen, dass durch die besondere homöopathische Zubereitung spezifische Kräfte freigesetzt werden. Ich gebe zu, dass diese Vorstellung unseren gängigen physikalischen Vorstellungen widerspricht und dass es unwahrscheinlich ist, dass durch schrittweises Verdünnen und Verschütteln latente Kräfte entfacht werden. Aber ausgeschlossen ist es nicht.

Solange es keine Studie gab, die eine Wirkung von Hochpotenzen nahelegte, konnten die Homöopathen nur auf ihre praktischen Erfahrungen verweisen. Diese Erfahrungen konnte man aber selbst bei noch so dramatischen Heilungsverläufen immer als Placeboeffekte deuten. Erst als es gut durchgeführte Studien gab, in denen sich Hochpotenzen wirksam zeigten, konnte man dem Einwand „Das kann nicht sein, da ist doch nichts drin" mit harten Fakten kontern.

Das Bodenseeargument hat sich daher entwickelt. Im Zusammenhang mit solchen statistisch kaum angreifbaren Studienergebnissen, die eine Wirkung homöopathischer Hochpotenzen nahelegten, entwickelte sich ein Argument heraus, das ich als **Einhornargument** (▶ Abb. 10.2) bezeichnen möchte, weil dieses Fabelwesen in der Literatur zur Homöopathie öfter genannt wird. Das Einhornargument lautet folgendermaßen: Wenn ich von einem Waldspaziergang nach Hause komme und sage, ich hätte einen *Hasen* gesehen, dann wird man mir vermutlich Glauben schenken, ohne dass ich große Beweise vorzuweisen hätte. Komme ich aber nach Hause und sage, ich hätte ein *Einhorn* gesehen, dann wird man mir nicht glauben. Auch eine verwackelte Fotografie wird man als Beweis nicht akzeptieren.

Welche Bedeutung hat das für unser Thema? Ob einer empirischen Untersuchung Glauben geschenkt wird, hängt nicht nur davon ab, ob die Daten statistisch zuverlässig sind. Die gewonnenen Daten müssen auch in unseren **Erwartungshorizont** passen. Wenn in einer klinischen Studie die Wirksamkeit von Hochpotenzen bewiesen wird, dann ist dies für die Gegner der Homöopathie noch lange kein Grund, das Ergebnis fraglos zu akzeptieren. Zu sehr widerspricht ein solches Ergebnis unseren gängigen biochemischen und physikalischen Vorstellungen.

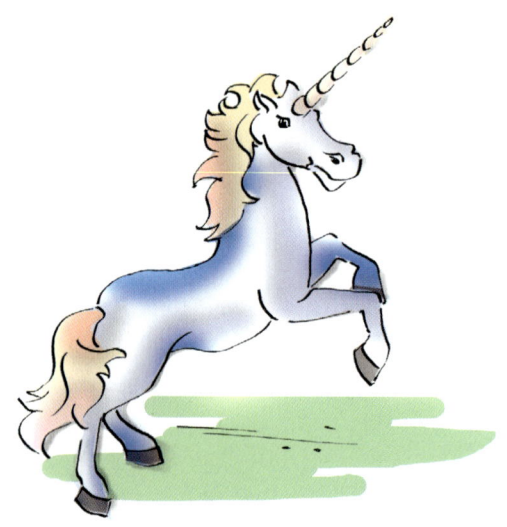

▶**Abb. 10.2** Einhornargument

Ich halte das Einhornargument für triftig. Geht man davon aus, dass eine Wirkung von Hochpotenzen *möglich* ist, selbst wenn unser gesamtes Wissen zurzeit dagegen spricht, dann ist es nicht nur psychologisch verständlich, sondern auch rational begründbar, dass man die Beweislast für die Homöopathen erheblich erhöht. Wir könnten kaum vernünftige Wissenschaft betreiben, wenn wir jedem widersprüchlichen Ergebnis unmittelbar Glauben schenken würden. Eine verwackelte Fotografie eines Einhorns reicht als Beweis nicht aus. Aber auch eine scharfe Fotografie reicht nicht aus, da es sich immer noch um eine Täuschung handeln könnte. Das Einhorn muss also eingefangen und der Wissenschaft präsentiert werden, damit seine Existenz geglaubt werden kann.

Das alte Bodenseeargument aber, die letztlich naive Behauptung „Da ist nichts drin, also kann es gar nicht wirken" ist überholt.

Wer heilt, tut recht, muss aber keins haben

Wer heilt, hat Recht! Dieses Argument wird von Anhängern der Homöopathie gerne benutzt, wenn die Homöopathie wieder einmal in die Kritik geraten ist. Leider trägt es nicht besonders weit. Wer heilt, muss zuerst einmal zeigen, dass er tatsächlich geheilt und nicht nur einen Spontanverlauf beobachtet hat. Er muss zeigen, dass er keinem *Post-hoc-ergo-propter-hoc*-Fehlschluss unterlegen ist, der ihm eine Wirksamkeit seiner Therapie lediglich vorgaukelt. Der Patient ist möglicherweise gesundet *nachdem* er eine Arznei bekommen hat (*post hoc*), aber nicht *weil* er sie bekommen hat (*propter hoc*) – die Heilung wäre auch ohne Arznei eingetreten.

Außerdem könnte es sein, dass der Patient durch Faktoren gesundet ist, die der Therapeut nicht in seine Rechnung mit einbezogen hat. Jemand kann heilen, ohne dass die Argumente, die er für seine Lehre anführt, deswegen richtig sein müssen. Es ist dann zwar eine durch den Behandler verursachte Besserung eingetreten, aber durch etwas völlig anderes als das, was dieser dafür verantwortlich macht. *Wer heilt, tut recht, ohne Recht haben zu müssen.*

Aktueller Forschungsstand

Nichts drin, viel dran

Wie ist der aktuelle Forschungsstand zu bewerten? Ungefähr so wie ein Glas, das bis zur Hälfte gefüllt ist. Die Anhänger der Homöopathie sagen, es sei halb voll, die Gegner sagen, es sei halb leer. Fest steht, dass die Homöopathie – als Gesamtkonzept – in der Praxis wirkt. Patienten, die sich in homöopathische Behandlung bege-

ben, haben eine gute Chance, dass es ihnen durch die Behandlung besser gehen wird. Das wurde in einer großen Kohortenstudie, auf die ich unten zurückkomme, bewiesen. Offen ist, was die klinischen Effekte der Homöopathie verursacht. Bislang konnte nicht einwandfrei belegt werden, dass es die Arzneien sind. Eine Wirkung von Hochpotenzen ist somit nicht nachgewiesen. Der aktuelle Forschungsstand zur Homöopathie lässt sich am kürzesten in der Sentenz zusammenfassen: Nichts drin, viel dran.

Im Detail gliedert sich die Forschung zur Homöopathie in die drei Bereiche:

- homöopathische Grundlagenforschung
- klinische und epidemiologische Forschung am Menschen
- Forschung zu innerhomöopathischen Fragestellungen

In allen drei Bereichen fehlt es sowohl an Fördermitteln als auch an einer ausreichenden Forschungsinfrastruktur.

Grundlagenforschung

Die Grundlagenforschung befasst sich mit der Frage, ob eine homöopathisch zubereitete, „potenzierte" Substanz überhaupt irgendeine messbare Wirkung hat. Es gibt viele hundert Experimente, deren methodologische Qualität häufig jedoch höchstens mittelmäßig ist. Ein eindeutiger Beleg für die spezifische Wirkung oder den Wirkmechanismus von Hochpotenzen steht noch aus. Dennoch gibt es einige hochwertige Arbeiten, die darauf hindeuten, dass Hochpotenzen spezifische Wirkungen haben könnten.

Viele Arbeiten gehen von folgendem Gedankengang aus: Verdünnungen jenseits der Lohschmidt'schen Zahl (also höhere Potenzen als D 24 bzw. C 12) können keine molekulare Wirkung entfalten. Das in der gängigen Pharmakologie etablierte Schlüssel-Schloss-Prinzip kann deswegen die Wirkung hoher Potenzen nicht erklären. Die unzähligen Einzelfallschilderungen aus der homöopathischen Praxis legen andererseits aber nahe, dass hohe Potenzen eine Wirkung haben. Deswegen liegt diese Wirkung möglicherweise in einer veränderten Struktur des Lösungsmittels (Alkohol oder Wasser). Bildlich gesprochen: Die „Information" der Ausgangssubstanz ist während der Zubereitung auf das Lösungsmittel übergegangen. Die Studien von Rey und van Wijk mit Thermolumineszenz deuten tatsächlich auf solche Veränderungen hin.

Rey L: Can low-temperature thermoluminescence cast light on the nature of ultra-high dilutions? Homeopathy 2007; 96 (3): 170–4.

van Wijk R, Bosman S, van Wijk EP: Thermoluminescence in ultra-high dilution research. J Altern Complement Med 2006; 12 (5): 437–3.

Die Versuche konnten bislang allerdings nicht reproduziert werden. Kritiker betrachten sie deswegen skeptisch.

Daneben haben sich drei weitere Modelle in der Grundlagenforschung bewährt. Erstens das Modell der Acetylcholin-induzierten Kontraktion des Ileums von Ratten, zuletzt verwendet von W. Süß und K. Nieber. Mit einer homöopathischen Belladonna-Zubereitung wurden die Kontraktionen der Präparate deutlich verringert. Auch nach mehrmaliger Wiederholung der Versuche ergab sich immer das gleiche Resultat.

Chang FY, Lee SD et al.: Rat gastrointestinal motor responses mediated via activation of neurokinin receptors. J. Gastroenterol Hepatol 1999; 14: 39–45.
Süß W, Nieber K: In-vitro Testung von homöopathischen Verdünnungen. Biologische Medizin 2004; 1: 32–37.

Besonders die Versuche von Süß und Nieber, durchgeführt an der Universität Leipzig, haben für öffentliches Aufsehen gesorgt. Das, was zunächst wie ein Durchbruch für die homöopathische Grundlagenforschung aussah, verpuffte bald als unwürdiges akademisches Schauspiel. Man sprach von schlechter Wissenschaft, Schlamperei und Betrug. Die Homöopathen warten seit-

dem darauf, dass die Versuche an einem anderen Institut und unter anderen Rahmenbedingungen reproduziert werden.

Das zweite Modell, das in der Grundlagenforschung gerne verwendet wird, misst die Degranulation humaner Basophiler unter Einfluss potenzierter Histaminlösungen. Es geht auf J. Benveniste zurück und wurde mittlerweile modifiziert. P. Belon, J. Cumps, Ennis M et al. (Histamine dilutions modulate basophil activation. Inflamm Res 2004; 53: 181–188) konnten wiederholt zeigen, dass die Degranulation durch potenzierte Histaminlösung signifikant abnimmt.

Das dritte Modell ist besonders spannend, auch wenn es um Erbsenzählerei geht. Man vergleicht hier das Wachstum unbehandelter Zwergerbsen mit solchen, die mit pflanzlichen Wachstumshormonen in potenzierter Form behandelt wurden. Stefan Baumgartner et al. konnten 2004 signifikante Unterschiede nachweisen. Nach mündlicher Mitteilung konnten die Ergebnisse inzwischen reproduziert werden (Veröffentlichung im Druck).

Baumgartner S, Thurneysen A, Heusser P: Growth Stimulation of Dwarf Peas (Pisum sativum L.) through Homeopathic Potencies of Plant Growth Substances. Forsch Komplementärmed Klass Naturheilkd 2004; 11: 281–292.

Für Nichtnaturwissenschaftler ist es immer sehr schwierig, die Güte und Aussagekraft naturwissenschaftlicher Experimente einzuschätzen. Einen guten Überblick über die Grundlagenforschung liefert:

Witt CM, Bluth M, Albrecht H et al.: The in vitro evidence for an effect of high homeopathic potencies – a systematic review of the literature. Complement Ther Med 2007; 15(2): 128–38.

Die Karl und Veronica Carstens-Stiftung bietet darüber hinaus unter *www.carstens-stiftung.org* kostenfreien Zugang zur Datenbank HomBRex. In dieser Datenbank werden alle Studien zur

Grundlagenforschung gesammelt und mittels komfortabler Suchmaschine der eigenen Recherche zugänglich gemacht. Seit Ende September 2007 kann so auf rund 1000 Experimente zugegriffen werden. Eine fantastische Sache!

Klinische und epidemiologische Forschung

Klinische Forschung zur Einzelmittelhomöopathie geschieht vor dem Hintergrund eines bislang fehlenden wissenschaftlich nachgewiesenen Wirkmechanismus. Sie teilt sich in zwei große Bereiche auf. Dabei wird entweder untersucht, ob Homöopathie *überhaupt* wirkt oder ob sie anders wirkt als eine Placebotherapie, d.h., ob die Medikamente dabei eine spezifische Rolle spielen.

Ist es sicher, dass die Einzelmittelhomöopathie in Anlehnung an Samuel Hahnemann überhaupt wirkt, überhaupt die Gesundheit der Patienten positiv beeinflusst?
Diese Frage muss inzwischen eindeutig mit Ja beantwortet werden. Homöopathie ist erwiesenermaßen wirksam! Aus unkontrollierten Kohortenstudien (die Homöopathie wird hier unter den Bedingungen der täglichen Praxis untersucht, also ohne Verblindung, ohne Randomisierung, ohne weitere Modifikationen) lässt sich nachweisen, dass die homöopathische Therapie die Gesundheit und Lebensqualität der Patienten sowohl bei chronischen als auch bei akuten Krankheiten verbessert.

Attena F, Del Giudice N, Verrengia G et al.: Homoeopathy in primary care: self-reported change in health status. Complement Ther Med 2000; 8(1): 21–5.

Güthlin C, Lange O, Walach H: Measuring the effects of acupuncture and homoeopathy in general practice: an uncontrolled prospective documentation approach. BMC Public Health. 2004; 4:6.

Riley D, Fischer M, Singh B et al.: Homeopathy and Conventional Medicine – An Outcomes Study Comparing Effectiveness in a Primary Care Setting. J Alternat Complement Med 2001; 7(2):149–159.

Spence DS, Thompson EA, Barron SJ: Homeopathic treatment for chronic disease: a 6-year, university-hospital outpatient observational study. J Altern Complement Med 2005; 11(5): 793–8.

Witt C, Keil T, Selim D et al.: Outcome and costs of homoeopathic and conventional treatment strategies: a comparative cohort study in patients with chronic disorders. Complement Ther Med 2005; 13(2): 79–86.

Witt CM, Lüdtke R, Baur R et al.: Homeopathic medical practice: Long-term results of a cohort study with 3981 patients. BMC Public Health 2005; 5: 115. (Volltext: www.pubmedcentral.nih.gov/picrender.fcgi?artid=1298309&blobtype=pdf)

Die letztgenannte Studie von Claudia Witt et al. stellt alles bisher Dagewesene in den Schatten. Fast 4000 Patienten (davon über 1000 Kinder) wurden über zwei Jahre lang bei über 100 ambulant praktizierenden klassischen Homöopathen verfolgt und regelmäßig über ihren Gesundheitszustand und ihre Lebensqualität befragt. Die Auswertung zeigt eindeutig: Die Lebensqualität der Patienten besserte sich in allen relevanten Aspekten statistisch eindeutig und klinisch relevant. Im körperlichen Bereich erreichten die meist chronisch kranken Patienten sogar eine Lebensqualität, die der deutschen Normbevölkerung entspricht. Damit ist der Nutzen einer homöopathischen Behandlung zweifelsfrei belegt.

Derartige Kohortenstudien können allerdings nur den Nachweis erbringen, dass die Homöopathie überhaupt – als „Gesamtpaket" – wirkt. Sie sagen nichts darüber aus, welcher Stellenwert den einzelnen Komponenten der Homöopathie (Anamnese, Arznei, Atmosphäre in der Praxis etc.) oder den Erwartungshaltungen von Arzt und Patient dabei zukommt.

Wirkt Homöopathie anders als Placebotherapie, haben die Arzneien spezifische Wirkungen? Mehrere unabhängige Übersichtsarbeiten, z.B. von Kleijnen et al. und Linde et al., kommen zu dem Schluss, dass ein statistisch signifikanter Effekt zugunsten der Homöopathie besteht. Je nach Ansatz der Übersichtsarbeit konnte dieser Effekt in 50% bis 75% der randomisierten placebokontrollierten Studien nachgewiesen werden. Andere, wie die Arbeit von Shang et al., die bereits oben erwähnt wurde, kommen zu einem negativen Ergebnis. Ein abschließendes Fazit kann daher nicht gezogen werden.

Kleijnen J, Knipschild P, ter Riet G: Clinical trials of homoeopathy. BMJ 1991a(302/6772): 316–323.

Linde K, Clausius N, Ramirez G et al.: Are the clinical effects of homoeopathy placebo effects? – A meta-analysis of placebo-controlled trials. Lancet 1997; 350: 834–843.

Effective Health Care Bulletin: Homeopathy. Vol. 7, Nr. 3. 2002.

Shang A, Huwiler-Muntener K, Nartey L et al.: Are the clinical effects of homoeopathy placebo effects? Comparative study of placebo-controlled trials of homoeopathy and allopathy. Lancet 2005; 366(9487): 726–32.

Die methodische Qualität der in den Übersichtsarbeiten bewerteten Studien ist oft nur mäßig. Die vorhandene Evidenz reicht daher nicht, um homöopathischen Arzneien generell eine eindeutige Wirkung zuzuschreiben. Dennoch scheint die Homöopathie bei einigen Indikationen spezifisch wirksam zu sein: kindlicher Durchfall, Heuschnupfen, Zerrungen und Verstauchungen, postoperativer Ileus, Fibromyalgie und Erkältungskrankheiten. Dagegen konnte kein spezifischer Effekt in der Behandlung von Spannungskopfschmerzen und Migräne, Warzen oder in der Vorbeugung von Muskelkater belegt werden:

Jonas WB, Kaptchuk TJ, Linde K: A critical overview of homeopathy. Ann Intern Med 2003; 138(5): 393–9.

Bilanz: Die gute Wirksamkeit der Homöopathie als Gesamtkonzept in der Praxis ist durch Kohortenstudien belegt. Ob es sich dabei um eine spezifische Wirkung der Arzneien handelt, ist jedoch noch ungeklärt. Auch der genaue Wirkmechanismus ist noch nicht bekannt. Nach dem derzeitigen Wissensstand ist davon auszugehen, dass die Homöopathie zumindest unspezifische Therapieeffekte hervorragend zu nutzen versteht.

Innerhomöopathische Forschung

Forschung innerhalb der Homöopathie geschieht nicht zur Rechtfertigung oder zum Beweis, sondern um die homöopathische Therapie zu optimieren. Das wichtigste homöopathische Forschungsgebiet ist die Bearbeitung der Materia medica, die Bearbeitung des homöopathischen Instrumentariums. Daneben gibt es noch viele andere Bereiche, zu denen geforscht wird. Die Ergebnisse dieser Bemühungen werden meistens in den gängigen homöopathischen Zeitschriften veröffentlicht, die in der Regel keinem Peer-Review-Verfahren unterliegen.

Abgesehen von der homöopathischen Arzneimittelprüfung, die seit jeher untrennbar zur Homöopathie dazugehört, steht die Forschung zu den anderen Bereichen noch am Anfang.

„Die Ähnlichkeit wird zur Grundlage der Wissenschaft"

Im Folgenden möchte ich mich noch einmal der Frage nach der Wissenschaftlichkeit der Homöopathie nähern, allerdings aus einem ganz anderen Blickwinkel. Bisher bin ich stillschweigend davon ausgegangen, dass diese Frage in dem Moment beantwortet ist, in dem die Datenlage solide genug ist, um ein Urteil fällen zu können.

Auswahl innerhomöopathischer Forschungsfelder

I. Materia medica, z.B.
- Arzneimittelprüfungen (neue und wiederholte)
- Verifikation einzelner Symptome
- Korrektur und Überarbeitung der Arzneimittellehren und Repertorien

II. Homöopathische Fallanalyse und Verlaufsbeurteilung, z.B.
- Bedeutung und Erfolgsrate verschiedener Strategien der Hierarchisierung

- Bedeutung und Erfolgsrate verschiedener Arten der Repertorisation
- Reaktionen auf die Arznei

III. Homöopathische Pharmakologie, z.B.
- richtige Potenzwahl
- korrekter Zeitpunkt der Wiederholung

IV. Homöopathisches Menschen- und Krankheitsbild, z.B.
- Ausarbeitung eines tragfähigen Menschenbildes
- Ausarbeitung eines tragfähigen Krankheitsverständnisses

Diese Sichtweise ist aber aus zwei Gründen problematisch. Erstens zeigt die Erfahrung, dass statistische Untersuchungen nie ganz objektiv sind. Anhänger der Homöopathie bewerten die gleiche Datenlage anders als Gegner. Zweitens ist das Problem der Wissenschaftlichkeit der Homöopathie nicht nur rein statistisch zu betrachten. Die Frage nach der Wissenschaftlichkeit einer Heilmethode ist immer auch eine medizinphilosophische Frage: Wann verdient eine Therapie das Prädikat „wissenschaftlich"? Keine noch so gute Statistik kann hierauf Antwort geben.

Ich möchte versuchen, Ihnen meinen Gedankengang kurz vorzustellen. Es geht um das Wesen und die Wissenschaftlichkeit der Medizin und um die Frage, wann ein Arzt – oder ein anderer Therapeut – wissenschaftlich *handelt*. Sie können diesen Abschnitt auch überspringen, wenn er ihnen zu abgehoben, zu theoretisch erscheint.

Der bisher dargestellte Forschungsstand skizzierte lediglich die Datenlage zur Homöopathie. In der Medizin reicht eine gute Datenlage allein aber nicht aus, eine Therapie als wissenschaftlich zu bezeichnen. Auch die gründlichste Forschung impliziert nicht notwendig eine **adäquate Nutzung** ihrer Ergebnisse in der täglichen Praxis. Ein Arzt, der bei einem banalen Schnupfen eines ansonsten gesunden Jugendlichen unverzüglich ein Röntgenbild anfertigen lässt, eine umfangreiche Labordiagnostik inklusive Autoimmunparametern durchführt und eine antibiotische Therapie einleitet, nutzt zwar auf wissenschaftlichem Wege gewonnene Ergebnisse – er *handelt* aber offensichtlich nicht wissenschaftlich. Wann aber darf man die *Praxis* des Arztes als wissenschaftlich bezeichnen?

Der Arzt hat es in der Praxis mit dem **Einzelfall** zu tun. Diese Ausgangssituation jeder ärztlichen Tätigkeit ist nicht zu ändern. Der Arzt muss in Situationen handeln, die ihm niemals wieder in genau der gleichen Art und Weise begegnen werden. Er kann gar nicht anders, als den individuellen Patienten und die individuellen Gegebenheiten in seine diagnostischen und therapeutischen Überlegungen einzubeziehen.

Der Arzt muss außerdem in je einmaligen Situationen **handeln**. Aus dieser Grundbedingung ärztlichen Arbeitens folgt, dass die Medizin nicht lediglich angewandte Naturwissenschaft sein kann. Wissenschaft stellt Wissen zur Verfügung, Naturwissenschaft stellt naturwissenschaftliches Wissen zur Verfügung – damit ist aber nicht gesagt, ob dieses Wissen im Einzelfall angewendet werden kann, darf oder soll. Bei jeder ärztlichen Entscheidung spielen zudem auch ethische Fragen eine Rolle.

Das alles hängt mit dem **Unterschied von Wissen und Handeln** zusammen. Der Arzt muss handeln, selbst wenn noch kein Wissen zu einem speziellen Problem vorliegt oder wenn dieses Wissen zwar existiert, er es aber auf Grund der Dringlichkeit der Situation sich nicht mehr anzueignen vermag. Viel besser denn als angewandte Naturwissenschaft kann man die Medizin daher als **praktische, d. h. handlungsorientierte Wissenschaft** charakterisieren. Zu den praktischen Wissenschaften zählen auch Jurisprudenz und Staatskunst. Zu den **theoretischen Wissenschaften** zählen dahingegen die Naturwissenschaften, aber auch Germanistik, Philosophie oder Mathematik. Allen praktischen Wissenschaften ist gemeinsam, dass es ihnen nicht um Erkenntnis als Selbstzweck oder um Erkenntnis über das Handeln geht, sondern um das Handeln als solches. Praktische Wissenschaften haben das **Handeln** selbst zum Ziel.

In der täglichen Praxis sitzt der Arzt zwischen den Stühlen: auf der einen Seite der Patient mit seinen individuellen Beschwerden in einer je einmaligen Situation, die zum Handeln auffordert, auf der anderen Seite die Ergebnisse aus Grundlagen- und klinischer Forschung. Forschung wird in der Regel nicht am Einzelfall, sondern an **Kollektiven** durchgeführt. Die Ergebnisse beziehen sich streng genommen zunächst einmal nur auf das untersuchte Kollektiv, sie können aber mit einer gewissen Wahrscheinlichkeit auf andere Menschen und andere Situationen übertragen werden. Dennoch bleibt immer eine **Kluft zwischen dem Einzelfall und der Regel**, zwischen dem individuellen Patienten und den Forschungsergebnissen bestehen. Die Aufgabe des Arztes ist es, diese Kluft zu überwinden. Er sollte also sagen können, ob ein Einzelfall unter eine bekannte Regel subsumiert werden kann oder nicht. Ist die von der Forschung bereitgestellte Regel tatsächlich auf den Einzelfall anwendbar oder nicht? Das ist die für den praktizierenden Arzt entscheidende Frage.

Wann aber ist der Einzelfall unter eine Regel zu subsumieren? Hierzu müssen drei Bedingungen erfüllt sein. Erstens müssen die wissenschaftlichen Ergebnisse verlässlich, das heißt intersubjektiv nachvollziehbar sein. Zweitens müssen die Aussagen über den Patienten und sein individuelles Kranksein angemessen sein. Und drittens muss auch die **Subsumtion** begründet werden

können. An dieser Stelle kommt die **Ähnlichkeit** ins Spiel. Um den Einzelfall einer Regel zuordnen zu können, müssen die beiden heterogenen Bereiche (Einzelfall und Regel) miteinander verglichen werden. Jeder Vergleich ist sachlich aufs Engste mit Begriffen wie Ähnlichkeit, Gleichheit, Übereinstimmung oder Analogie verbunden. Eine Subsumtion ist daher genau dann begründet, wenn zwischen dem Allgemeinen und dem Besonderen eine möglichst große Ähnlichkeit besteht.

Ähnlichkeit ist also eine notwendige Voraussetzung für jede wissenschaftliche Medizin. Je ähnlicher – bei validen Daten – der Einzelfall einer Regel ist, desto besser kann die Subsumtion begründet und das daraus folgende Handeln gerechtfertigt werden.

Das gilt gerade auch für die **Hochschulmedizin**. Rudolf Gross und Markus Löffler betonen in ihren 1997 erschienenen *Prinzipien der Medizin* – völlig unabhängig von der Homöopathie – die Bedeutung der Ähnlichkeit als Grundlage einer angemessenen Subsumtion (▶ Literatur):

„Krankheiten [sind] eine Abstraktion, ein Denkmodell. Konkret ist nur der einzelne Kranke bzw. mit Einschränkungen: ein Kollektiv von Kranken gleicher Art. Allgemeinheit ist nicht allein Ausdruck der Wirklichkeit; immer kommt das Einmalige, Andere, Individuelle dazu. Überwunden wird dieses Problem durch die Ähnlichkeit." (S. 66) Und auf S. 80 schlussfolgern sie: „Die *Ähnlichkeit* wird zur Grundlage von Wissenschaft!"

Gerade auch in der **evidenzbasierten Medizin** spielt die Ähnlichkeit eine herausragende Rolle. Studienergebnisse dürfen nur dann auf den Patienten übertragen werden, wenn dieser eine hinreichende Ähnlichkeit mit dem Studienkollektiv aufweist. Andernfalls benutzt der Arzt zwar wissenschaftliche Erkenntnisse, er *handelt* aber nicht wissenschaftlich.

So gesehen ist auch die Homöopathie ein wissenschaftliches medizinisches Konzept. Das Handeln der Homöopathen ist wissenschaftlich, weil gezielt nach Ähnlichkeiten zwischen einem

Einzelfall (den Symptomen des Patienten) und einer Regel (den Ergebnissen der Arzneimittelprüfungen) gesucht wird. Erst diese gezielte Suche macht sowohl die Hochschulmedizin als auch die Homöopathie zu wissenschaftlichen medizinischen Konzepten.

Aus medizintheoretischer Sicht besteht also eine überraschende Übereinstimmung zwischen Homöopathie und Hochschulmedizin. Diese wichtige und außerordentlich verblüffende Übereinstimmung besteht allerdings **nur formal**. Es ist eine lediglich formale Parallele, keine inhaltliche. **Inhaltlich** bestehen bedeutende Unterschiede, die darin liegen, dass man in der Homöopathie nach anderen Ähnlichkeiten als in der konventionellen Medizin sucht. Hinzu kommt, dass auch die Datenlage - dieser zweite Pfeiler einer wissenschaftlichen Medizin - in der Homöopathie noch nicht so sicher ist, wie es wünschenswert wäre.

Eine persönliche Bemerkung am Rande

Ich habe mich bemüht, Ihnen in diesem Kapitel die Frage nach der Wissenschaftlichkeit der Homöopathie aus zwei Blickwinkeln zu beantworten, aus dem Blickwinkel des aktuellen Forschungsstandes anhand verschiedener Studien und aus dem Blickwinkel der Medizintheorie. Beides wird Ihnen vermutlich etwas trocken, etwas abgehoben, vor allem aber etwas praxisfern erschienen sein. Und damit haben Sie Recht. Es fehlt der Blickwinkel des Praktikers. Wie gehe ich mit allen diesen Erkenntnissen in der Praxis um? Wie beeinflussen sie meine täglichen Entscheidungen? Hier kann ich nur für mich sprechen. Ich weiß, dass es vielen Kollegen ähnlich geht wie mir, aber letztlich muss jeder diese Fragen für sich allein beantworten.

Zum einen fällt mir immer wieder auf, wie wenig ich von Statistik verstehe und wie wichtig diese Wissenschaft aber innerhalb der Medizin mittlerweile geworden ist. Sobald eine neue Stu-

die zur Homöopathie erscheint, melden sich die Statistiker zu Wort. Trickreich rechnen sie vor, dass das Ergebnis auch ganz anders hätte ausfallen können, wenn nur ein einziger Punkt anders gewichtet worden wäre. Das Ganze erinnert mich an moderne Alchemie. Auf meinen Alltag hat das wenig Einfluss.

Zum anderen fällt mir auf, dass ich immer unsicherer werde, wenn es darum geht, etwas über die Wissenschaftlichkeit der Homöopathie und den aktuellen Forschungsstand zu sagen. Herrgott, ich bin Praktiker, und die beiden Themengebiete sind Lebensaufgaben, also fragen wir besser die Leute, die sich damit rund um die Uhr beschäftigen – so möchte ich manchmal ausrufen. Aber auch das, was diese Leute sagen, beeinflusst meinen Alltag nur geringfügig.

Ich stelle mir vor, es würde endgültig bewiesen werden, dass die Homöopathie nichts als Placeboeffekt ist. Hieb- und stichfest. Ohne Zweifel. Dann würde ich am nächsten Tag vermutlich in die Praxis gehen und so weitermachen wie bisher. Warum? Weil die Homöopathie eine sanfte und – sofern umsichtig eingesetzt – ungefährliche Methode ist, mit der ich Patienten helfen kann, denen auf anderem Wege nicht geholfen werden konnte. Denn schließlich hat auch die wissenschaftlichste und modernste Medizin in der Praxis ihre **Grenzen**. Dennoch bin ich als Arzt aufgefordert, auch in dieser Situation meinen Patienten wenn irgend möglich zu helfen. Und mit der Homöopathie gelingt mir das mitunter. Warum sollte ich also darauf verzichten? Bloß weil alles „nur" Placeboeffekt sein soll? Was soll's? Lieber eine Hilfe durch Placeboeffekt als gar keine Hilfe.

Dennoch: In der täglichen Arbeit habe ich das Gefühl, dass es nicht nur der Placeboeffekt ist, der die Verbesserungen bewirkt, sondern dass es durchaus auch auf das richtige Mittel ankommt. Es ist nicht nur immer die Aufmerksamkeit, die ich den Patienten schenke, oder das Setting. Wenn Sie das falsche Mittel geben, tut sich nicht viel. Und häufig treffen Sie nicht gleich beim ersten Mal ins Schwarze. Ich weiß, dass man alle diese Argumente entkräften kann und all die anderen auch, z.B. dass die Homöopathie bei Säuglingen und Kleinkindern wirkt, sogar bei Tieren. All das sind – ich weiß auch das – keine handfesten Beweise. Aber es sind die Erfahrungen, die ich in der Praxis mache. Und die reichen mir, um die Homöopathie trotz heterogener und bisweilen ungünstiger Studienlage weiterhin anzuwenden.

Literatur

Bornhöft G, Matthiesen PF (Hrsg.): Homöopathie in der Krankenversorgung – Wirksamkeit, Nutzen, Sicherheit und Wirtschaftlichkeit. Frankfurt am Main: VAS – Verlag für akademische Schriften; 2006.

Dean ME: The Trials of Homeopathy. Origins, Structure and Development. Essen: KVC; 2004.

Gross R, Löffler M: Prinzipien der Medizin. Eine Übersicht ihrer Grundlagen und Methoden. Berlin, Heidelberg, New York: Springer; 1997.

Karl und Veronica Carstens-Stiftung: Zum Stand der klinischen Forschung. Eine Stellungnahme der Karl und Veronica Carstens-Stiftung. Essen: 2006. (www.carstens-stiftung.de/eigene/fa/stand/stand_der_forschung_homoeopathie_07MAR06.pdf)

Lüdtke R: Zum Stand der Forschung in der Homöopathie. In: Bühring, M, Kemper FH (Hrsg.): Naturheilverfahren und Unkonventionelle Medizinische Richtungen. Bd. 4. Berlin/Heidelberg: Springer; 2005.

Schüppel R: Evidenzbasierte Homöopathie (EBH). Irrglaube aus der Schulmedizin oder Gebot der Stunde? AHZ. 2003; 248: 173–184.

Walach H: Wissenschaftliche Untersuchungen zur Homöopathie. Essen: KVC; 2000.

Wieland W: Die Diagnose. Überlegungen zur Medizintheorie. Neuauflage. Warendorf: Hoof; 2004.

van Wijk R, Wiegant FAC: The Similia Principle. An Experimental Approach on the Cornerstone of Homeopathy. Essen: KVC; 2006.

Wischner M: Ähnlichkeit in der Medizin. Über die Wissenschaftlichkeit von Homöopathie und Schulmedizin. Essen: KVC; 2004.

 **Fazit**

- Es gibt Studien, die eine Wirkung von Hochpotenzen nahelegen.

- Das alte Argument: „Da ist nichts drin, das kann also nicht wirken" (Bodenseeargument) ist deswegen hinfällig geworden.

- Studien, die Ergebnisse aufweisen, die gegen herkömmliche wissenschaftliche Vorstellungen verstoßen, müssen höchsten Ansprüchen genügen (Einhornargument).

- Die Datenlage zur Homöopathie ist nach modernen Kriterien heterogen.

- Sicher ist, dass die Homöopathie als Gesamtkonzept wirkt. Patienten, die sich in homöopathische Behandlung begeben, haben eine gute Chance, dass es ihnen dadurch besser gehen wird.

- Unklar ist, ob die Arzneimittel eine spezifische Wirkung haben.

- Homöopathen verstehen es zumindest, unspezifische Therapieeffekte hervorragend zu nutzen.

11 – Dies und das zum Schluss

In diesem letzten Kapitel kommen mehrere Punkte zur Sprache. Zuerst möchte ich kurz auf die Begriffe Miasma, Psora, Syphilis und Sykose eingehen. Wenn Sie sich eingehender mit der Homöopathie befassen, werden Ihnen diese Begriffe begegnen. Für Anwender der Kleinen Homöopathie sind sie jedoch nicht wichtig, weswegen ich sie auch nur kurz umreiße.

Dann möchte ich Sie auf die Bedeutung einer angemessenen homöopathischen Diätetik hinweisen. Vor allem die Große Homöopathie ist ein medizinisches Gesamtkonzept, in der die Arzneigabe flankiert wird durch Empfehlungen zu Diät und Lebensordnung. In diesem Zusammenhang möchte ich Ihnen auch die Stellung der Homöopathie zu anderen Verfahren, insbesondere zur konventionellen Medizin, vorstellen.

Abschließend möchte ich Ihnen die Grundzüge der homöopathischen Ausbildung als Heilpraktiker und als Arzt sowie die verschiedenen Abrechnungsmöglichkeiten erläutern. Eine letzte persönliche Bemerkung beendet den ersten Teil dieses Buchs.

Psoratheorie und Miasmen

Wäre dies die letzte Stunde eines Kurses, eines Seminars oder eines Praktikums, dann hätten Sie nun Gelegenheit, Fragen zu stellen. Fragen zu dem, was bereits gesagt wurde, und Fragen zu dem, was unerwähnt blieb. Vielleicht würden Sie fragen: „Wie ist es mit dem Kaffee, sollen die Patienten den weglassen? Und was halten Sie von den Miasmen?". Oder Sie würden fragen: „Wie geht es nun weiter, wie komme ich in der Homöopathie voran? Und wie kann ich den enormen Zeitaufwand angemessen abrechnen?". Auf diese und weitere Fragen möchte ich Ihnen in den nächsten Absätzen antworten.

Wie hältst Du's mit der Psora? Diese homöopathische Gretchenfrage scheidet die Geister innerhalb der Homöopathie. Außerhalb der Homöopathie haben Begriffe wie Miasma oder Psora dahingegen längst jede Bedeutung verloren. Für jemanden, der aus der konventionellen Medizin kommt und sein therapeutisches Spektrum um die Homöopathie erweitern möchte, gibt es vermutlich nichts Merkwürdigeres, als wenn er auf Seminaren zum ersten Mal etwas von Psora, Syphilis und Sykose hört. Für viele ist dies leider ein Grund, die Beschäftigung mit der Homöopathie für immer aufzugeben. Zu unausgegoren und zu schwammig erscheinen alle diese Ideen. Für andere jedoch fängt die Homöopathie mit den Miasmen überhaupt erst an.

Psora heute

Was hat es damit auf sich? Und wie sollen Sie sich als Anfänger dazu stellen? Die einfachste Antwortet lautet: Vergessen Sie's einfach. Kümmern Sie sich nicht drum. Sie haben als Anfänger genug andere Sorgen: Arzneimittelstudium, gute Anamnese, Bewertung der Symptome, Repertorisation, Verlaufsbeurteilung usw. Das reicht für den Beginn. Sie können ein guter Homöopath werden, ohne jemals über Psora oder andere Miasmen nachgedacht zu haben.

Andererseits: Ganz so einfach ist es nicht. Die offizielle **Lehrbuchreihe des Deutschen Zentralvereins homöopathischer Ärzte** besteht aus sechs Bänden. Diese Lehrbuchreihe ist gedacht als Ergänzung zu den Kursen, die Sie besuchen müssen, wenn Sie die Zusatzbezeichnung „Homöopathie" erwerben möchten (mehr dazu unten). Ein Band dieser Reihe führt beispielsweise den Untertitel „Psorisches Miasma", ein anderer „Sykotisches Miasma", ein weiterer „Syphilitisches Miasma". Unabhängig davon wurde 2006 sogar

▶**Tab. 11.1** Die Miasmen Psora, Sykose, Syphilis und ihre Merkmale.

Miasma	Merkmal	Stichwörter
Psora	Mangel	funktionelle Beschwerden juckende Hautausschläge Angst, Furcht, nervöse Symptome Kälteempfindlichkeit
Sykose	Überschuss	Warzen, Kondylome, Zysten Leukorrhöe rezidivierende Blasenentzündungen
Syphilis	Destruktion	destruktive Erkrankungen angeborene Fehlbildungen Selbstmordversuch Knochennekrosen Ulzerationen

eine Gesellschaft gegründet, die sich „Deutsche Gesellschaft für miasmatische Homöopathie" nennt. Sie sehen, Miasma, Psora, Syphilis und Sykose sind Begriffe, um die Sie nicht herumkommen. Deswegen ist es wichtig, sich zumindest ein bisschen damit auseinandergesetzt zu haben.

Miasma, Psora, Syphilis und Sykose sind Ausdrücke, die auf Hahnemann zurückgehen. Heutzutage versteht man unter **Miasmen** üblicherweise bestimmte Grundstörungen des Menschen, die in chronischen Krankheiten auftreten und konstitutionell verankert sind oder vererbt werden. Das Miasma der **Psora** (das psorische Miasma) geht einher mit einem allgemeinen *Mangel*, das Miasma der **Sykose** (das sykotische Miasma) mit einem *Überschuss* und das Miasma der **Syphilis** (das syphilitische Miasma) mit einer *Destruktion* (▶ Tab. 11.1). Krankheiten, die besonders durch Mangelzustände gekennzeichnet sind, bezeichnet man demzufolge als psorisch, Krankheiten, deren Wesen im Überschuss besteht, als sykotisch, und Krankheiten, die zur Destruktion führen, als syphilitisch.

Durch falsche, nicht homöopathische Behandlung über mehrere Generationen hinweg verschieben sich diese Grundstörungen auf immer tiefere Ebenen des Menschseins. Für die Homöopathie ist es daher nicht nur wichtig, das genaue Symptomenspektrum des Patienten zu kennen.

Genauso wichtig ist die Kenntnis der miasmatischen Krankheit, da nur dann eine korrekte Arzneimittelwahl getroffen werden kann.

Weitere Details möchte ich Ihnen ersparen. Das Terrain ist außerordentlich unübersichtlich. Dennoch halte ich es durchaus für möglich, dass der skizzierte Gedankengang richtig ist: Die falsche Behandlung von Krankheiten führt zu einer Verschiebung auf andere Ebenen, sodass der Mensch vordergründig gesünder, in Wirklichkeit aber kränker ist als zuvor. Handfeste Daten liegen hierzu bislang jedoch nicht vor. Sicherlich falsch aber ist in diesem Punkt die **Berufung** auf Samuel Hahnemann und die Verwendung seiner Begriffe.

Psora bei Hahnemann

Bei Hahnemann ist alles noch ganz einfach und gut verständlich. Hahnemann lebte in der **vorbakteriologischen** Ära und man kannte weder Bakterien noch Viren noch Prione. Man hatte aber beobachtet, dass manche Krankheiten ansteckend sind und immer gleich verlaufen. Ist erst ein Kind an Masern erkrankt, liegen bald auch die anderen im Bett. Man postulierte daher einen Ansteckungsstoff, der von einem Kind auf das andere übergeht. Diesen **Ansteckungsstoff** nannte man – unter Rückgriff auf antike Terminologie – Miasma.

Auch Hahnemann versteht unter Miasma einen Ansteckungsstoff, der von außen auf den Menschen übergeht und ihn krank macht. Er unterscheidet akute von chronischen Miasmen. Zu den akuten Miasmen gehören z.B. Masern, Mumps oder Windpocken. Zu den chronischen Miasmen zählt Hahnemann zunächst nur die Syphilis. Hahnemann und seine Zeitgenossen wussten bereits, dass die Syphilis eine ansteckende Krankheit ist, die chronisch verlaufen kann.

Hahnemann folgert, dass es bei anderen chronischen Krankheiten wahrscheinlich ähnlich abläuft. Zuerst eine Ansteckung, dann ein Hautausschlag, dann die falsche Behandlung und dann die sog. sekundären Symptome – analog zur Syphilis mit ihrem Schanker und den sekundären (und tertiären) Symptomen. In der Feigwarzenkrankheit sieht Hahnemann ein weiteres chronisches Miasma, das er Sykose nennt. Zusammen seien Syphilis und Sykose für etwa 1/8 aller chronischen Krankheiten verantwortlich. Alle anderen führt Hahnemann auf eine Ansteckung mit dem Miasma der Psora zurück: Zuerst kommt es zu einem Krätzausschlag (oder zu einem anderen Exanthem), dann zur Unterdrückung durch unsachgemäße Behandlung, dann zu den vielfältigen sekundären Krankheitsformen.

Hahnemanns hier nur grob skizzierter Gedankengang ist bei nüchterner Betrachtung gut verständlich. Er gleicht in weiten Teilen dem, was wir heute unter chronischen Infektionskrankheiten verstehen. Die Syphilis von heute ist – einige zeitbedingte Irrtümer abgerechnet – Hahnemanns Syphilis, die Feigwarzen von heute sind – einige zeitbedingte Irrtümer abgerechnet – Hahnemanns Feigwarzen. Nur die Psora passt in keine der heutigen Klassifikationen. Es gibt jedoch keine Hinweise darauf, dass die Krätze mehr ist als eine lästige Parasitose, geschweige denn, dass sie – wie Hahnemann dachte –7/8 aller chronischen Krankheiten verursacht.

Damit haben Sie für den Anfang genug über die Miasmen in der Homöopathie gehört. Das Ganze ist kompliziert, und ich befürchte, Sie sind nun verwirrter als zuvor. Ich habe deswegen auch lange überlegt, ob ich Ihnen überhaupt etwas von Psora, Syphilis und Sykose erzählen soll. Aus drei Gründen habe ich mich zuletzt aber doch dafür entschieden.

1. Die Diskussion, die über die Miasmen geführt wird, zeigt, dass die Homöopathen noch immer auf der Suche sind. Sie suchen nach angemessenen Begriffen und Beschreibungen für das, was Krankheit und Gesundheit eigentlich sind. Viele Lösungsvorschläge überzeugen mich ganz und gar nicht, und ich bin äußerst skeptisch, wenn es um die Miasmen geht. Aber *dass* überhaupt gesucht wird, das spricht mich sehr an. Denn was Krankheit und Gesundheit sind, ist schließlich alles andere als sonnenklar.

2. Die Miasmen gehören zum Curriculum des Deutschen Zentralvereins homöopathischer Ärzte. Mehr zu dieser Ausbildung und ihren Alternativen weiter unten.

3. Das Miasmenkonzept ist eng verflochten mit dem Bereich „Diät und Lebensordnung". Diese Verflechtung ist historisch bedingt: Je mehr chronische Krankheiten Hahnemann behandelte, desto mehr diätetische Ratschläge gab er. Es ist deswegen kein Zufall, dass sich die ausführlichsten Angaben zur Diätetik in seinem Alterswerk *Die chronischen Krankheiten* finden. Diese Angaben sind bis heute beachtenswert.

Homöopathische Diätetik

„Soll Coitus üben." So lautet eine Anweisung Hahnemanns an einen seiner Patienten. Ähnliche Vorgaben finden sich in seinen Krankenjournalen neben beinahe jeder Arzneiverordnung: „Soll Kaffe weglassen. Soll ein Fußbad nehmen. Soll täglich spazieren gehen. Soll Flanell ablegen. Soll heiraten. Soll Heringssalat mit Senf essen."

Diese Beispiele, die sich beliebig vermehren ließen, verdeutlichen zweierlei. Zum einen zeigen sie, dass es in der Homöopathie nicht nur darum geht, Kügelchen zu geben. Die Arznei ist besonders in der Großen Homöopathie nur *ein* Standbein in einem medizinischen Gesamtkonzept, wenn auch ein wichtiges. Das zweite Standbein ist die Beratung in Fragen der korrekten Diätetik, wozu **Ernährung** und **Lebensführung** gehören (▶ Abb. 11.1).

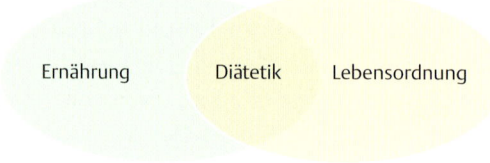

▶ **Abb. 11.1** Diätetik = Ernährung und Lebensordnung.

Hahnemann hat das vorgemacht. Kaum ein Patient verließ seine Praxis, ohne eingehende Instruktionen mit auf den Weg bekommen zu haben. Bei der nächsten Konsultation verlangte er Rapport. Patienten, die sich nicht streng an seine Anordnungen gehalten hatten, drohte die Entlassung aus der Behandlung.

Zum anderen zeigen diese Beispiele, wie sehr sich Hahnemann der **antiken Diätetik** verpflichtet fühlte. Von der Antike bis zu Hahnemanns Zeit legte man großen Wert darauf, folgende sechs Bereiche ausgewogen und harmonisch zu gestalten:
1. Luft
2. Speise und Trank
3. Bewegung und Ruhe
4. Schlafen und Wachen
5. Füllung und Entleerung (inklusive Beischlaf, Menses, Schweiß, Urin, Stuhl etc.)
6. Stimmungen

Diese sechs Bereiche nannte man die **sex res non naturales**, die sechs nicht natürlichen Dinge. Der wichtigste Grundsatz lautet: *Alles in Maßen*. Und dieser Grundsatz bildet noch heute das Fundament der homöopathischen Diätetik.

Lebensordnung

Alles in Maßen, besonders bei der Behandlung chronischer Krankheiten. Hahnemann empfiehlt:

„Unschuldige Aufheiterung des Geistes und Gemüths, active Bewegung in freier Luft, fast bei

jeder Art von Witterung, (tägliches Spaziergehen, kleine Arbeiten mit den Armen), angemessene, nahrhafte, unarzneiliche Speisen und Getränke u.s.w.‟

Dieser Paragraf 260 des *Organons* ist im metabolischen Zeitalter aktueller denn je. Wie viele Krankheiten könnten verhindert werden, wenn sich alle Menschen an diese einfachen Empfehlungen halten würden? Aber es sieht so aus, als lebten wir nicht nur im metabolischen, sondern auch im maßlosen Zeitalter. „Unschuldige Aufheiterung des Geistes und Gemüths‟ – das klingt für viele Patienten nach allem möglichen, nur nicht nach aufregender Freizeitgestaltung. „Aktive Bewegung in freier Luft, fast bei jeder Art von Witterung (tägliches Spaziergehen, kleine Arbeiten mit den Armen)‟ – auch das ist vermutlich eine allzu altbackene Forderung für alle, die zwischen „No Sports!‟ und „Bewegung, bis die Bänder reißen‟ pendeln.

Diät

Alles in Maßen. Auch bei der Diät gilt dieser Grundsatz besonders in der Behandlung **chronischer Krankheiten.** Ist Ihr Patient akut krank und hat einen unlöschbaren Durst auf Cola, dann dürfen Sie ihm dies ruhig gestatten. Vertrauen Sie in diesen Fällen getrost auf den Instinkt des Organismus. Auf Dauer aber ist zu viel Cola natürlich ungesund. Empfehlen Sie Ihren Patienten eine ausgewogene und abwechslungsreiche Kost (▶ Abb. 11.2). Ausgeklügelte Diäten oder asketische Ernährung haben mit der homöopathischen Behandlung chronischer Krankheiten nichts zu tun.

Und wie ist es mit dem **Kaffee**? Hier scheiden sich die Geister. Viele Homöopathen verbieten das Trinken von Kaffee grundsätzlich. Sie haben Angst davor, dass die Wirkung homöopathischer Arzneien aufgehoben (antidotiert) wird. Andere Homöopathen sind weniger streng und gestatten zumindest ein oder zwei Tassen nicht ganz so starken Kaffees pro Tag. Sollte ihr Patient gänzlich auf den Kaffee verzichten können, dann ist es gut, wenn er das tut. Sollte ihm dies jedoch Schwie-

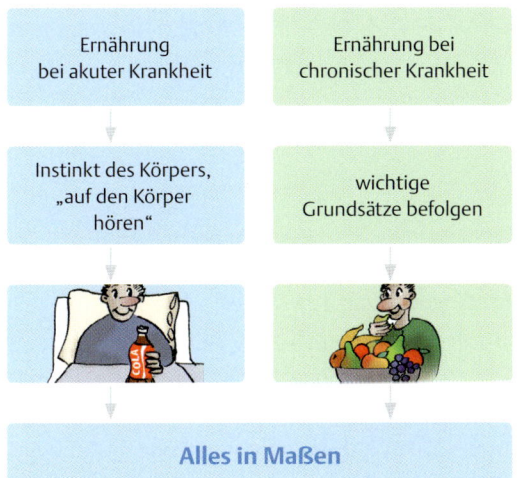

```
Ernährung                  Ernährung bei
bei akuter Krankheit       chronischer Krankheit

      ↓                           ↓

Instinkt des Körpers,           wichtige
  „auf den Körper           Grundsätze befolgen
     hören"

      ↓                           ↓

      ↓                           ↓

            Alles in Maßen
```

▶ **Abb. 11.2** Alles in Maßen ...

rigkeiten bereiten, empfiehlt sich zumindest eine Reduktion. Sie werden nämlich in ein Dilemma geraten, wenn das Mittel nicht wirkt und ihr Patient zu viel Kaffee trinkt. War das Mittel falsch gewählt? Oder wurde es durch den Kaffee antidotiert? Deswegen sollten Sie Ihren Patienten bitten, den Genuss soweit wie möglich zu reduzieren.

Andere Sachen, die die Wirkung homöopathischer Arzneien aufheben können, sind starke ätherische Öle oder sehr pfefferminzhaltige Zahnpasten. Allerdings gibt es hierzu keine Studien, die negative Einflüsse belegen. Insofern kommt es auch in diesem Punkt auf Ihr Fingerspitzengefühl an.

Homöopathie und andere Therapien

Gerade war von starken ätherischen Ölen die Rede, die die Wirkung homöopathischer Arzneien beeinträchtigen können. Dazu zählen auch kampferhaltige Salben, die man sich bei Infekten der Atemwege auf die Brust reiben soll. Im Grunde geht es aber auch um die Frage, welche anderen Therapien neben der Homöopathie sinnvoll sind.

Einen Königsweg gibt es nicht. Wahrscheinlich werden Sie auch hier mit dem Grundsatz „Alles in Maßen" am besten fahren. Ich halte nichts davon, die Homöopathie als allein heilbringende Therapie anzupreisen, die jede andere Therapie überflüssig macht. Krankengymnastik, manuelle Therapie oder Massage können die Homöopathie wunderbar ergänzen, ebenso viele naturheilkundliche Verfahren oder eine Psychotherapie. Es ist beispielsweise nichts gegen das Trinken von Kräutertees parallel zur homöopathischen Behandlung eines fieberhaften Infektes einzuwenden. Eine gesunde Portion **Pragmatismus** kann in dieser Frage nicht schaden. Engstirniger Dogmatismus sollte hingegen ebenso vermieden werden wie unsinnige Polypragmasie.

Konventionelle Therapie

Aber wie sieht es mit konventionellen Medikamenten aus? Sollen sie alle abgesetzt werden? Und wenn ja, abrupt oder peu à peu? Diese Fragen sind schwieriger zu beantworten. Grundsätzlich gilt erneut: **Primum nil nocere** – vor allem nicht schaden. Ein Patient, der seit Jahren Medikamente gegen Bluthochdruck benötigt, muss diese auch zunächst weiterhin einnehmen. Sollte sich der Blutdruck im Laufe der Behandlung verbessern, kann eine Reduktion erfolgen. Ebenso sieht es mit anderen konventionellen Medikamenten aus. Substitutionstherapien wie beim insulinpflichtigen Diabetes oder bei der Schilddrüsenunterfunktion müssen hingegen beibehalten werden. Auch akut indizierte chirurgische Eingriffe sind nur selten zu umgehen.

In den letzten Jahren hat sich das Verhältnis zwischen Homöopathie und konventioneller Medizin etwas entspannt – zwar nicht generell, aber doch an manchen Orten. Das prominenteste Beispiel ist das **Modellprojekt „Homöopathie in der Pädiatrie" am Dr. von Haunerschen Kinderspital der Ludwig-Maximilians-Universität München**. Hier wird seit 1995 die Homöopathie nach allen Regeln der Kunst innerhalb eines Universitätsklinikums praktiziert. Dieses Beispiel verdeutlicht sehr schön, wie fruchtbar die Zusammenarbeit zwischen Homöopathie und Hochschulmedizin sein kann. Es geht weder um eine „Verhomöopathisierung" der konventionellen noch um eine Verschulung der homöopathischen Medizin. Es geht um ein nüchternes Neben- und Miteinander zweier medizinischer Konzepte. In München wird seit Jahren vorgemacht, wie diese Quadratur des Kreises funktionieren kann.

Nebenbei bemerkt: Viele Homöopathen haben eine Einstellung zur sog. Schulmedizin, die ich ganz und gar nicht teile. Die Schulmedizin wird dargestellt als eine Unheilkunst, in der es nur um die Unterdrückung von Symptomen geht: Schmerzen werden mit Schmerzmitteln bekämpft, Verstopfung mit Abführmitteln und Husten mit Hustenreizstillern. Das Behandeln mit Gegensätzlichem mache den Menschen jedoch nur noch kränker als er war, weswegen immer stärkere Dosen der Medikamente erforderlich würden. Ich gebe zu, dass diese Art der Therapie vorkommt. Aber sie macht noch lange nicht das gesamte konventionelle Spektrum aus. Es gibt weitaus mehr Prinzipien als das der Unterdrückung. Die Wirklichkeit ist weder schwarz noch weiß, sondern bunt. Das gilt auch für Impfungen.

Impfungen

Ein Reizthema! Um es vorweg zu nehmen: Die Mehrheit der ärztlichen Homöopathen befürwortet Impfungen, auch wenn einige Indikationen und mancher Zeitpunkt kritisch hinterfragt werden. Von einer generellen Ablehnung kann keine Rede sein, ebenso wenig von einer Unvereinbarkeit von Impfungen und Homöopathie. Dennoch gibt es auch unter den Homöopathen rigorose Impfverweigerer. Sie sind jedoch in der Minderheit, und ich finde ihre Argumente so wenig überzeugend, dass ich bei meinen Patienten auf einen sinnvollen Impfschutz achte. Gleichwohl beachte ich die Rubriken im Kent'schen Repertorium, die sich mit den Reaktionen auf eine Impfung auseinandersetzen. Ein unmittelbarer zeitlicher Zusammenhang mit einer Impfung ist ein gutes Folge-von-Symptom und daher hochwertig bei der Arzneimittelwahl.

Soviel zu Theorie und Praxis der Homöopathie. Nun noch einige Sätze zur Ausbildung und zur Abrechnung.

Ausbildung und Abrechnung

Arzt oder Heilpraktiker?

In Deutschland dürfen zurzeit nur approbierte Ärzte und – in eingeschränktem Maße – auch Heilpraktiker die Heilkunst ausüben. Die Behandlung kranker Menschen mit der Homöopathie ist daher diesen beiden Berufsgruppen vorbehalten. Eine Ausnahme bilden die Hebammen, die die Homöopathie im Kreißsaal und im Wochenbett anwenden dürfen, sofern sie einschlägige Fortbildungen besucht haben. Um als Heilpraktiker tätig zu werden, muss man mindestens 25 Jahre alt sein, über einen Hauptschulabschluss verfügen und eine amtsärztliche Prüfung bestanden haben. Die Approbation als Arzt erfordert nach dem Abitur ein mehrjähriges Studium an einer Universität mit abschließendem Staatsexamen.

Arzt oder Heilpraktiker? Diese Frage zielt nur auf die Ausbildung ab, nicht auf die Therapieform. Ein Heilpraktiker ist noch lange kein Homöopath, und ein Homöopath kann auch Arzt sein. Es gibt also sowohl Heilpraktiker, die homöopathisch praktizieren, als auch Ärzte. Viele Heilpraktiker besuchen vor der Prüfung eine Schule, in der medizinisches Basiswissen vermittelt wird. Es gibt Schulen, die sich parallel dazu auf die Ausbildung in Homöopathie spezialisiert haben. Hier lernen Heilpraktikeranwärter die homöopathische Therapie von Anfang an. Die Teilnahme an Kursen, Seminaren und Supervisionen ergänzt das homöopathische Wissen. Unabhängig von der Ausbildung dürfen Heilpraktiker „Homöopathie" auf ihr Praxisschild schreiben.

Bei Ärzten ist es komplizierter. Die Homöopathie zählt zwar zum Gegenstandskatalog der Prüfungen, aber gefragt wird nur, was die Allgemeinbildung ohnehin hergibt. Auch die an fast allen Universitäten gehaltenen Vorlesungen können nicht mit der Homöopathieausbildung, die manche Heilpraktikerschulen bieten, mithalten. Ärzte müssen sich ihr homöopathisches Wissen daher anders erwerben. Während der Studienzeit haben sie die Möglichkeit, an studentisch organisierten Arbeitskreisen teilzunehmen. Besonders hilfreich ist der bundesweite Zusammenschluss interessierter Medizinstudenten. Seit 1992 finden regelmäßige Treffen studentischer Arbeitskreise statt, zunächst in Wilsede, später in Wissen. Diese als **„Wilseder Forum"** bekannt gewordene Studentenbewegung wird unterstützt und finanziert von der Karl und Veronica Carstens-Stiftung.

Nach der Approbation dürfen Ärzte homöopathisch behandeln, die **Zusatzbezeichnung** „Homöopathie" ist dafür nicht vorgeschrieben. Diese Zusatzbezeichnung kann erst nach der Facharztprüfung erlangt werden, wobei die Regelung im Detail den Bundesländern unterliegt. Die Bundesärztekammer sieht eine Teilnahme an vier aufeinander aufbauenden Kursen à 40 Stunden vor sowie 100 Stunden Weiterbildung bei einem ermächtigten Arzt. Die Kurse werden vom Deutschen Zentralverein homöopathischer Ärzte organisiert, der auch das Curriculum festlegt. Abschließend erfolgt eine Prüfung vor der Ärztekammer. Erst dann darf die Zusatzbezeichnung „Homöopathie" auf das **Praxisschild** geschrieben werden. (Es gibt jedoch die Möglichkeit, auch ohne Zusatzbezeichnung einen „Schwerpunkt: Homöopathie" auf das Schild zu schreiben – Einzelheiten sind bei der zuständigen Ärztekammer zu erfragen.)

Der Deutsche Zentralverein hätte lieber eine längere Ausbildung gesehen. Vor wenigen Jahren noch mussten sechs Kurse und 300 Stunden Weiterbildung absolviert werden. Der Zentralverein bietet diese intensive Ausbildung, an deren Ende die Teilnehmer ein **Diplom** in Homöopathie erwerben können, weiterhin an. Daneben gibt es noch einige Institute, die Master-Studiengänge oder Ähnliches offerieren. Für die Zusatzbezeichnung sind diese Kurse jedoch belanglos. Hier zählt nur, was die Ärztekammer vorgibt.

Kasse oder Privat?

Ärzte können die Homöopathie in einer Privat- oder in einer Kassenpraxis ausüben. Heilpraktiker müssen immer privat abrechnen. In der Privatpraxis wird nach der **Gebührenordnung der Ärzte** (GOÄ) liquidiert. In der GOÄ hat jede Leistung eine Ziffer, die wiederum einen bestimmten Wert hat. Für die Homöopathie gibt es insbesondere die Ziffern 30 (Homöopathische Erstanamnese inklusive Ausarbeitung des Falles) und 31 (Homöopathische Folgekonsultation).

Ziffer 30 (GOÄ)

Erhebung der homöopathischen Erstanamnese mit einer Mindestdauer von einer Stunde nach biographischen und homöopathisch-individuellen Gesichtspunkten mit schriftlicher Aufzeichnung zur Einleitung einer homöopathischen Behandlung – einschließlich homöopathischer Repertorisation und Gewichtung der charakteristischen psychischen, allgemeinen und lokalen Zeichen und Symptome des jeweiligen Krankheitsfalls, unter Berücksichtigung der Modalitäten, Alternanzen, Kausal- und Begleitsymptome, zur Auffindung des homöopathischen Einzelmittels, einschließlich Anwendung und Auswertung standardisierter Fragebogen.

„Dauert die Erhebung einer homöopathischen Erstanamnese bei einem Kind bis zum vollendeten 14. Lebensjahr weniger als eine Stunde, mindestens aber eine halbe Stunde, kann die Leistung nach Nummer 30 bei entsprechender Begründung mit der Hälfte der Gebühr berechnet werden. Die Leistung nach Nummer 30 ist innerhalb von einem Jahr nur einmal berechnungsfähig. Neben der Leistung nach Nummer 30 sind die Leistungen nach den Nummern 1, 3 und/oder 34 nicht berechnungsfähig."

Ziffer 31 (GOÄ)

Homöopathische Folgeanamnese mit einer Mindestdauer von 30 Minuten unter laufender Behandlung nach den Regeln der Einzelmittelhomöopathie zur Beurteilung des Verlaufs und Fest-

▶ **Tab. 11.2** Abrechnungsmöglichkeiten für Erstanamnese und Folgekonsultation.

	1,0	2,3	3,5
Erstanamnese (30)	52,56 €	120,89 €	183,96 €
Folgekonsultation (31)	26,23 €	60,33 €	91,81 €

stellung des weiteren Vorgehens – einschließlich schriftlicher Aufzeichnungen.

„Die Leistung nach Nummer 31 ist innerhalb von sechs Monaten höchstens dreimal berechnungsfähig. Neben der Leistung nach Nummer 31 sind die Leistungen nach den Nummern 1, 3, 4, 30 und/oder 34 nicht berechnungsfähig."

Für die homöopathische Erstanamnese können 52,56 € abgerechnet werden, für eine Folgekonsultation 26,23 €. Je nach Aufwand und Schwierigkeit kann die Leistung mit bestimmten Faktoren gesteigert werden. Gängig ist z.B. die Steigerung mit den Faktoren 2,3 oder 3,5. In begründeten Ausnahmefällen kann auch der Faktor 4,0 verwendet werden (▶ Tab. 11.2).

Die in der Ziffer 31 beschriebene Folgekonsultation ist sehr ausführlich. Kürzere Beratungen können mit der Ziffer 1 (Beratung, 1-facher Satz = 4,66 €) oder 3 (Beratung über 10 Minuten, 1-facher Satz = 8,74 €) abgerechnet werden. Das Abrechnen von Zuschlägen und anderen Ziffern – im üblichen Rahmen der Privatliquidation – ist natürlich möglich.

Die Kosten werden bei Ärzten von den Privatkassen getragen, unabhängig von einer vorhandenen Zusatzbezeichnung. Patienten, die gesetzlich versichert sind, müssen die Rechnung aus eigener Tasche bezahlen, es sei denn, sie haben eine private Zusatzversicherung für diese Fälle abgeschlossen. Der Deutsche Zentralverein homöopathischer Ärzte informiert auf seiner Homepage www.dzvhae.com über Einzelheiten der Zusatzversicherungen.

Bis vor Kurzem konnte die Homöopathie ausschließlich privat liquidiert werden. Allenfalls eine kurze Akutbehandlung oder kurze Folgebehandlungen ließen sich finanziell angemessen „auf Kasse" abrechnen. Inzwischen gibt es aber die Möglichkeit, die komplette homöopathische Behandlung mit den gesetzlichen Krankenkassen abzurechnen – zu Tarifen, die dem 2,3-fachen Satz der GOÄ nahekommen. Allerdings macht nicht jeder Arzt dabei mit und auch nicht jede Krankenkasse. Grundsätzlich besteht aber die Möglichkeit, durch die Teilnahme an sog. **IV-Verträgen** die Homöopathie als Kassenleistung abzurechnen (IV steht dabei für Integrierte Versorgung). Dazu benötigen Sie als Arzt die Zusatzbezeichnung und Ihr Patient muss in einer Kasse sein, die an den Verträgen teilnimmt. Sie sehen, es ist alles andere als einfach. Und angesichts des Wirrwarrs, der zurzeit im deutschen Gesundheitswesen herrscht, ist es ohnehin fraglich, ob das, was hier Anfang 2008 geschrieben wurde, noch aktuell ist, wenn Sie es lesen.

Heilpraktiker rechnen nach der **Gebührenordnung für Heilpraktiker** (GebüH) ab. Bei privat versicherten Patienten übernimmt die Versicherung je nach abgeschlossenem Vertrag die gesamte Behandlung oder nur einen Teil. Die Kosten für eine Erstanamnese liegen in der Regel ähnlich wie bei den Ärzten zwischen 100,00 und 150,00 €.

Zum Wert der Homöopathie

Damit endet dieser Teil des Buches – etwas profan mit Blick auf finanzielle Aspekte. Aber es geht natürlich auch ums Geld, denn schließlich hat die homöopathische Arbeit ihren Wert. Dieser Wert erschöpft sich jedoch nicht in Euro und Cent. Zum Glück. Der Wert einer homöopathischen Therapie ist unendlich größer. Ich hatte in ▶ Kapitel 1 auf die *Glücksfälle? Erstaunliche Heilungsgeschichten mit Homöopathie* hingewiesen und die besondere Qualität homöopathischer Heilungen angesprochen. Auch wenn dieser optimale Heilungsverlauf nicht die Regel ist, empfinden viele Patienten die Homöopathie als wertvolle Therapie, die dabei hilft, ihre Beschwerden zu lindern und konventionelle Arzneien zu reduzieren oder zu vermeiden.

Aber die Homöopathie ist nicht nur für den Patienten wertvoll, sondern auch für den Behandler. Gerade wenn Sie in einer Kassenpraxis arbeiten und von den wirren Rahmenbedingungen und der überbordenden Bürokratie gegängelt sind, ist die homöopathische Therapie wie eine Oase. Hier können Sie sich auf das konzentrieren, was Ihnen am Herzen liegt: Ihr Patient und sein Wohlbefinden.

Ich befürchte, das klingt alles recht vollmundig. Trotzdem erlebe ich es tatsächlich so. Gerade als ich überlegte, wie ich Sie am besten motivieren könnte, den zweiten Teil dieses Buches durchzuarbeiten und tiefer in die Homöopathie einzudringen, rief eine Patientin an, die sich wenige Wochen zuvor wegen hartnäckiger Kopfschmerzen in meine homöopathische Behandlung begeben hatte. Sie berichtete, dass in der ersten Woche nach den Kügelchen (es handelte sich um Conium maculatum C 200) die Kopfschmerzen so schlimm wie noch nie gewesen seien. Seitdem aber seien die Kopfschmerzen bis auf zwei kleine Episoden vollständig verschwunden. Aber nicht nur das, Sie fühle sich auch auf ganz wunderbare Weise freier und leichter. Es falle ihr nicht mehr so schwer, auf andere Menschen zuzugehen, ja, ihr ganzes Verhalten habe sich verändert, und zum ersten Mal seit Jahren fühle sie sich durch und durch glücklich. Ob das alles von den Kügelchen kommen könne?

Wie immer in solchen Fällen äußerte ich mich zurückhaltend. Der gute Verlauf ist noch zu kurz, um die Wirkung der Arznei abschließend einschätzen zu können. Aber wie immer in solchen Fällen lief mir auch diesmal wieder eine Gänsehaut über den Rücken. Genau diese Fälle sind es, die mich an der Homöopathie so faszinieren. Und ich bin mir sicher, dass auch Sie solche Verläufe erleben werden, wenn Sie die Homöopathie in Ihrer Praxis einsetzen.

Ganz zum Schluss gestatten Sie mir bitte noch eine allerletzte persönliche Bemerkung. Autoren haben immer eine Vorstellung davon, was der Leser mit ihrem Buch und was ihr Buch mit dem Leser macht. Viele stellen sich vor, wie der Leser das Buch Seite für Seite mit höchster Konzentration durcharbeitet und mit einem gezückten Bleistift in der Hand neben beinahe jedem Abschnitt ein Ausrufezeichen oder ein dickes Aha! setzt. Vor dem geistigen Auge des Autors offenbart das Buch dem Leser eine neue Welt, in die dieser begierig eintaucht. Am Ende dieses wechselseitigen Prozesses haben sich beide, Buch und Leser, verändert. Der Leser ist nach der Lektüre erfrischt und voller Tatendrang. Mit einem Kopf voller Ideen zieht er los und wendet sein neu erworbenes Wissen an. Das Buch hingegen, ausgelaugt, zerlesen und verschlissen, ruht an einem Ehrenplatz in der Bibliothek seines Besitzers. Nur noch von Zeit zu Zeit wird es in Erinnerung an köstliche Lesestunden und an den Beginn eines neuen Lebensabschnittes hervorgeholt und durchgeblättert.

Ich sehe das Ganze etwas nüchterner. Ich rechne nicht mit Unterstreichungen, Ausrufezeichen oder Aha-Erlebnissen. Ich rechne auch nicht mit einem aufgebrochenen Einband vom vielen Blättern. Mir würde es schon reichen, wenn Sie die Seiten bis hierher quergelesen und zumindest so viel verstanden hätten, dass Sie wissen, wie Sie mit den Angaben im nun folgenden zweiten Teil umzugehen haben.

Was diesen zweiten Teil anbelangt, gerät meine Nüchternheit allerdings etwas ins Wanken. Hier kann ich die Hoffnung nicht unterdrücken, dass Sie diesen Teil wieder und wieder durcharbeiten und ergänzen, und dass Sie ihn so oft in der Praxis aufgeschlagen haben, bis Sie mit seinem Inhalt vollkommen vertraut sind und das Buch beiseite legen können.

Literatur

Bleul G (Hrsg.): Weiterbildung Homöopathie. Kurse A-F. Stuttgart: Sonntag; 2004. (Überarbeitete Neuauflage in Druck)

Hahnemann S: Die chronischen Krankheiten. Theoretische Grundlagen. Mit allen Änderungen von der 1. Auflage (1828) zur 2. Auflage (1835) auf einen Blick. Bearbeitet von M. Wischner, Einführung von W. Klunker. Stuttgart: Haug; 2006.

Homöopathie Zeitschrift: Miasmen. Sonderheft 2003.

Jus MS: Die Reise einer Krankheit: Homöopathisches Konzept von Heilung und Unterdrückung. 5. Aufl. Steinhausen: Homöosana; 2005.

Laborde Y, Risch G: Die hereditären chronischen Krankheiten. München: Müller und Steinicke; 1998.

Lehrke P, Nübling M, Hofmann F et al.: Impfverhalten und Impfeinstellungen bei Ärzten mit und ohne Zusatzbezeichnung Homöopathie. Monatsschrift Kinderheilkunde. 2004; 152: 751–757.

Lötfering H: Haftungs- und Abrechnungsfragen in der homöopathischen Praxis - Aktuelle Perspektiven. Zeitschrift für Klassische Homöopathie. 1996; 40: 83–85.

Ortega PS: Die Miasmenlehre Hahnemanns. Diagnose, Therapie und Prognose der Chronischen Krankheiten. 6. überarbeitete Aufl. Stuttgart: Haug; 2005.

Ulrich AC: „Die chronischen Krankheiten". Hahnemanns Lehre aus Perspektive der Medizintheorie des 21. Jahrhunderts. Essen: KVC; 2007.

Weißhuhn T: Schwarzes Loch? Miasma, die babylonische Vokabel. Zeitschrift für Klassische Homöopathie. 1996; 40: 49–66.

Wischner M: Fortschritt oder Sackgasse. Die Konzeption der Homöopathie in Samuel Hahnemanns Spätwerk (1824–1842). Essen: KVC; 2000.

 **Fazit**

- Miasma, Psora, Syphilis und Sykose sind Begriffe, die auf Hahnemann und die Medizin seiner Zeit zurückgehen. Hahnemanns Terminologie wird noch heute von Homöopathen verwendet. Allerdings hat sich der Inhalt der Begriffe von damals bis heute grundlegend geändert.

- Die Große Homöopathie ist ein medizinisches Gesamtkonzept. Das korrekte Arzneimittel ist wichtig, aber nicht allein bestimmend. Empfehlungen zur Diät und Lebensordnung sind ebenso wichtig.

- Alles in Maßen – so lautet der wichtigste Grundsatz der homöopathischen Diätetik.

- Die homöopathische Behandlung kann von anderen Therapien flankiert werden. Die konventionelle Medizin ist oft unverzichtbar.

- Die Homöopathie darf von Ärzten, Heilpraktikern und Hebammen ausgeübt werden.

- Ärzte können die Zusatzbezeichnung „Homöopathie" erwerben.

- Die Abrechnung erfolgt in der Regel privat, ist für Ärzte neuerdings aber auch über die gesetzlichen Krankenkassen möglich.

Nützliche Adressen

**Bund Klassischer Homöopathen
Deutschlands e.V.**
Schäftlarnstr. 162
81371 München
Telefon: 089 20332601
E-Mail: info@bkhd.de
Internet: www.bkhd.de

**Bundesverband Patienten
für Homöopathie e.V. (BPH)**
Burgstraße 20
37181 Hardegsen
Telefon: 05505 1070
Fax: 055 05959666
E-Mail: info@bph.de
Internet: www.bph-online.de

**Deutsche Gesellschaft
für Klassische Homöopathie e.V.
(DGKH)**
Saubsdorfer Str. 9
86807 Buchloe
Telefon: 08241 911680
Fax: 08241 911702
E-Mail:
info@dgkh-homoeopathie.de
Internet:
www.dgkh-homoeopathie.de

**Deutscher Zentralverein
homöopathischer Ärzte eV.
(DZVhÄ)**
Am Hofgarten 5
53113 Bonn
Telefon: 0228 639230
Fax: 0228 2425331
E-Mail: sekretariat@dzvhae.de
Internet: www.dzvhae.com,
www.welt-der-homoeopathie.de

**Dietrich-Berndt-Institut zur
Förderung der Homöopathie
gemeinnützige GmbH**
Herzberger Landstraße 110
37085 Göttingen
Telefon: 0551 485354
Fax: 0551 531001
E-Mail: info@dietrich-berndt.de
Internet: www.dietrich-berndt.de

**European Council for Classical
Homeopathy (ECCH)**
School House, Market Place
Kenninghall, Norfolk NR16 2AH
Telefon: +441953 888163
Fax: +441953 888163
E-Mail:
ecch@homeopathy-ecch.org
Internet:
www.homeopathy-ecch.org

Homöopathie-Forum e.V.
Grubmühlerfeldstraße 14a
Postfach 1460
82119 Gauting bei München
Telefon: 089 89355765
Fax: 089 89999610
E-Mail: info@ homoeopathie-
forum.de
Internet: www.homoeopathie-
forum.de

**Institut für Geschichte der Medi-
zin der Robert Bosch Stiftung**
Straussweg 17
D-70184 Stuttgart
Telefon: 0711 46084171 + 72
Fax: 0711 46084181
E-Mail:
robert.juette@igm-bosch.de
Internet: www.igm-bosch.de

**Karl und Veronica Carstens-
Stiftung
Im Stifterverband für
die Deutsche Wissenschaft**
Am Deimelsberg 36
45276 Essen
Telefon: 0201 56305–0
Fax: 0201 56305–30
E-Mail: info@carstens-stiftung.de
Internet: www.carstens-stiftung.de

**Niedersächsische Akademie
für Homöopathie und Naturheil-
kunde (N.A.H.N.)**
Am Markt 14–16
29221 Celle
Telefon: 051 4112173
Fax: 051 4112174
E-Mail: info@heilenimdialog.de
Internet: www.keimcelle,de,
www.heilenimdialog.de

**Verband klassischer Homöopa-
then Deutschlands e.V. (VKHD)**
Wagnerstr. 20
89077 Ulm
Telefon: 0731 407722–0
Fax: 0731 407722–40
Internet: www.vkhd.de

**Zentralverband der Ärzte
für Naturheilverfahren und
Regulationsmedizin e.V. (ZAEN)**
Am Promenadenplatz 1
72250 Freudenstadt
Telefon: 07441 91858–0
Fax: 074 41 91858–22
E-Mail: info@zaen.org
Internet: www.zaen.de

12 – Indikationen

Vorbemerkungen

Auf den folgenden Seiten finden Sie einige Indikationen, bei denen Sie die Homöopathie in Ihrer Praxis ausprobieren können. Für die die ausgewählten Indikationen gilt Folgendes:

- Sie kommen häufig in der Praxis vor.
- Es gibt kein konventionelles Patentrezept.
- Die Patienten fragen gerade bei diesen Beschwerden oft nach einer homöopathischen Therapie.

Es ist Ihre therapeutischen Entscheidung, wann Sie die konventionelle Medizin zusätzlich zur Homöopathie oder alleine einsetzen. Erfahrungsgemäß wird diese Entscheidung im Zweifelsfall zunächst für die konventionelle Methode ausfallen. Deswegen sind viele Arzneimittel weggelassen, obwohl die meisten therapeutischen Leitfäden sie anführen. Beispielsweise das Mittel Capsicum bei Ohrenschmerzen oder Otitis. In vielen Büchern finden Sie den Hinweis: Bewährt bei beginnender Mastoiditis. Bei beginnender Mastoiditis gehört der Patient jedoch in fachärztliche Behandlung, nicht in die Hand eines homöopathischen Anfängers. Insofern konzentriert sich dieser Leitfaden auf Indikationen und Arzneimittel, die sich wirklich für Ihre ersten homöopathischen Gehversuche eignen.

Hinweis zur Benutzung

Am besten nutzen Sie den therapeutischen Leitfaden folgendermaßen: Lesen Sie sich zuerst die Gliederung und die einzelnen Indikationen durch, damit Sie wissen, bei welchen Krankheiten Sie überhaupt an den Einsatz der Homöopathie denken können. Die Gliederung folgt dem bewährten Kopf-Fuß-Schema (Kopf, Auge, Ohr, Herz-Kreislauf-System, Atemwege, Magen-Darm-Trakt, Urogenitaltrakt, Haut). Abschließend finden Sie die drei Kapitel „Verletzungen", „Psyche" und „Kinder" mit den entsprechenden Indikationen. Jedes Kapitel enthält eine oder mehrere Indikationen. Suchen Sie sich davon eine Indikation heraus, mit der Sie in Ihrer Praxis beginnen möchten. Nun lesen Sie – außerhalb der Sprechstunde! – die Arzneimittel aufmerksam durch. Achten Sie auf die Unterschiede und die Gemeinsamkeiten. Vergleichen Sie z.B. Bryonia und Rumex bei der akuten Bronchitis. Beide Mittel können geeignet sein für Patienten, die einen trockenen Husten haben, der so weh tut, dass sie sich beim Husten den Brustkorb festhalten müssen. Aber Bryonia neigt zu großem Durst, während Rumex eher wenig Durst hat. Und bei Rumex verstärkt sich der Husten sowohl beim Eintritt ins warme Zimmer als auch beim Gehen aus dem warmen Zimmer ins Freie, wohingegen er bei Bryonia nur beim Eintritt ins warme Zimmer aus dem Freien – typischerweise aber nicht andersherum – schlimmer wird.

Versuchen Sie also, sich mit den kurzen Mittelbeschreibungen vertraut zu machen, bevor Sie in der Praxis nachschlagen. **Versetzen Sie sich dazu ruhig einmal in das Arzneimittel.** Stellen Sie sich z.B. vor, wie es wäre, einen Bryonia-Husten zu haben. Stellen Sie sich vor, wie Sie mit einem Bryonia-Husten nach einem kurzen Spaziergang nach Hause kommen und ins warme Zimmer treten. Wie es sich anfühlt, wenn jede Bewegung schmerzt, und Sie nur noch Ihre Ruhe haben wollen. In der Praxis können Sie folgendermaßen vorgehen (▶ vgl. auch Kapitel 4): Während Sie das Buch aufschlagen und die passende Indikation heraussuchen, überlegen Sie kurz, welche Symptome Ihres Patienten besonders wichtig sind. Hält er sich beim trockenen Husten die Brust, überfliegen Sie kurz alle Arzneien, die beim trockenen Reizhusten genannt sind, und suchen nach diesem Symptom. Dann differenzieren Sie – sofern vorher noch nicht geschehen – weiter, z.B. durch offene Zusatzfragen: Wie ist denn der Durst? Wie ist es, wenn Sie von draußen nach drinnen kommen oder umgekehrt? Anschließend entscheiden Sie sich für das Mittel, das die Symptomatik am besten abdeckt. Denken Sie daran: Das Arzneimittel muss die wesentlichen Symptome Ihres Patienten abdecken – aber Ihr Patient muss nicht alle Symptome der Arznei aufweisen. Verordnen Sie nun das Mittel in der jeweils angegebenen Dosierung.

Zum Schluss: Sollte kein Mittel zu den Beschwerden Ihres Patienten passen, erinnern Sie sich bitte an den Satz des amerikanischen Psychologen Abraham Maslow (▶ Kapitel 5): Wenn Sie als Werkzeug nur einen Hammer besitzen, sieht für Sie jedes Problem wie ein Nagel aus.

Zeichenerklärung:

< schlechter durch

> besser durch

→ erstreckt sich nach, strahlt aus nach

Kopfschmerzen

Die homöopathische Behandlung chronischer Kopfschmerzen erfordert eine längere Behandlung nach den Regeln der Großen Homöopathie (▶ Kapitel 5). Die Kupierung akuter Kopfschmerzen gelingt häufig mit den genannten Medikamenten.

Belladonna

Klopfende, hämmernde Schmerzen, oft rechtsseitig. Dabei ist das Gesicht hochrot und die Pupillen sind erweitert. Große Empfindlichkeit gegen Licht, Lärm und Berührung. Eiskalte Hände und Füße während der Kopfschmerzen.

< Erschütterung, Lärm, Licht, Berührung, Haarwäsche, 15 Uhr, Menses

> Druck auf druckschmerzhafte Stellen, Liegen im dunklen Zimmer, kalte Anwendungen

Dosierung: D6, zu Beginn stündlich 5 Globuli, dann reduzieren auf D6, 3×5 Globuli

Bryonia alba aut dioica

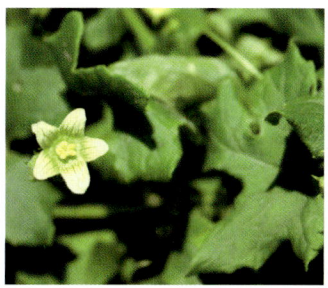

▶**Abb. 13.1** Bryonia alba aut dioica (Weiße oder rote Zaunrübe) zählt zu den Kürbisgewächsen.

Meist linksseitige Kopfschmerzen, die dumpf-stechend sind und mit einem Schweregefühl einhergehen. Die Patienten vermeiden ängstlich jede auch noch so kleinste Bewegung. Obstipation während der Kopfschmerzen. Großer Durst. Die Patienten sind gereizt und möchten in Ruhe gelassen werden. Typische Modalitäten, die oft zur Mittelwahl führen!

< geringste Bewegung (sogar der Lider oder Augen), Husten, 21 Uhr

> Ruhe, Druck, Liegen auf der schmerzhaften Seite

Dosierung: D6, zu Beginn stündlich 5 Globuli, dann reduzieren auf D6, 3×5 Globuli

Chamomilla

Übergroße Schmerzempfind-
lichkeit. Unruhe und ständiger
Lagewechsel.

< nachts, Ärger, Kaffee
> lokale Wärme
Dosierung: D6, zu Beginn stünd-
lich 5 Globuli, dann reduzieren auf
D6, 3×5 Globuli

Cyclamen europaeum

Vor den Kopfschmerzen
kommt es zu Sehstörungen
(Flimmern, Doppeltsehen)
oder Schwindel. Hormonell
bedingte Kopfschmerzen, die
vor der Periode beginnen
und mit Einsetzen der Blutung
nachlassen. Fühlt sich wie
ausgelaugt, weinerlich.

< Kälte, fette Speisen
> Bewegung
Dosierung: D6, zu Beginn stünd-
lich 5 Globuli, dann reduzieren auf
D6, 3×5 Globuli

Gelsemium sempervirens

Dumpfe Schmerzen, die im
Nacken beginnen, über den
Kopf ziehen und sich im
Stirnbereich festsetzen, z.B.
während einer Virusinfektion.
Dabei Gefühl von Benommenheit und Schwindel. Schwäche
und Zittern während der Kopfschmerzen. Kann kaum den
Kopf aufrecht und die Lider
offen halten.

< Wärme, schwüles Wetter,
Bewegung
> reichliches Wasserlassen
Dosierung: D6, zu Beginn stünd-
lich 5 Globuli, dann reduzieren auf
D6, 3×5 Globuli

Iris versicolor

Periodische Kopfschmerzen,
oft am Wochenende. Vor den
Kopfschmerzen häufig Seh-
störungen, z.B. Flimmern oder
Flecke vor den Augen oder
verschwommene Sicht; dann
Kopfschmerzen; dann Erbrechen. Zeitgleich Sodbrennen
mit saurem Erbrechen.

< Ruhephasen, kalte Luft, Husten
> leichte Bewegung, Stehen, fri-
sche Luft
Dosierung: D6, zu Beginn stündlich 5 Globuli, dann reduzieren auf
D6, 3×5 Globuli

Magnesium phosphoricum

Stechende, plötzlich einsetzende Schmerzen bei ver-
spannter Nackenmuskulatur.
Oft rechtsseitige Beschwerden.
Kopfschmerzen mit Ausbreitung ins Gesicht hinein.

< Kälte, Bewegung, Berührung
> Wärme, Druck
Dosierung: D6, zu Beginn stünd-
lich 5 Globuli, dann reduzieren auf
D6, 3×5 Globuli

Natrium muriaticum

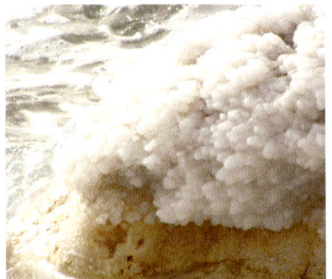

▶ **Abb. 13.2** Natrium muriaticum
(Kochsalz) ist eines der großen
homöopathischen Kummermittel.

Kopfschmerzen mit neurolo-
gischen Begleitsymptomen,
wie z.B. Taubheitsgefühlen an
Zunge, Armen oder Beinen.
Kopfschmerzen nach unter-
drücktem Kummer, häufig
leiden die Patienten unter
einem langjährigen Kummer,
von dem niemand etwas ahnt.
Kopfschmerzen der Schulkin-
der. Die Schmerzen steigen
und fallen mit dem Sonnen-
stand, sie werden als berstend
oder hämmernd empfunden.

< Hitze, Sonne, vormittags, körper-
liche und geistige Anstrengung,
Lesen oder andere Augenanstren-
gung
> im Freien, kalte Anwendungen,
dunkler Raum
Dosierung: D12, 2×5 Globuli
außerhalb der Anfälle

Nux vomica

Das Alka-Seltzer der Homöopathie. Kopfschmerzen nach durchzechten Nächten, durch Jetlag oder andere Stressfaktoren. Überempfindlichkeit gegen alle Reize. Kopfschmerz mit Übelkeit und Brechreiz. Kopfschmerzen, als habe man einen „Kater".

< morgens, Kälte, Ärger, Lärm, Gerüche, Licht,
> Wärme, Einhüllen des Kopfs, Ungestörtsein, kurzer Schlaf
Dosierung: D6, zu Beginn stündlich 5 Globuli, dann reduzieren auf D6, 3×5 Globuli

Sanguinaria canadensis

Kopfschmerzen im Zusammenhang mit klimakterischen Beschwerden. Die Schmerzen ziehen vom Hinterkopf in die rechte Gesichtshälfte. Blutandrang zum Kopf mit Schwindel und Ohrensausen. Die Schmerzen beginnen morgens, sind im Tagesverlauf am schlimmsten und lassen abends nach.

< Gerüche, Erschütterung
> Drücken des Kopfes gegen etwas Hartes
Dosierung: D6, zu Beginn stündlich 5 Globuli, dann reduzieren auf D6, 3×5 Globuli

Spigelia anthelmia

Meist linksseitige Kopfschmerzen, linke Stirn, über oder im linken Auge. Stechende, neuralgische Schmerzen, fast wie bei Trigeminusneuralgie. Die Schmerzen verstärken sich tagsüber.

< Erschütterung, Rauch, Sturm, Kälte, Wetterwechsel
> Liegen auf der rechten Seite, Liegen mit hochgelagertem Kopf
Dosierung: D6, zu Beginn stündlich 5 Globuli, dann reduzieren auf D6, 3×5 Globuli

Auge

▶ Gerstenkörner

Siehe auch ▶ Abszesse, Furunkel
Die Behandlung erfolgt oral!

Euphrasia officinalis

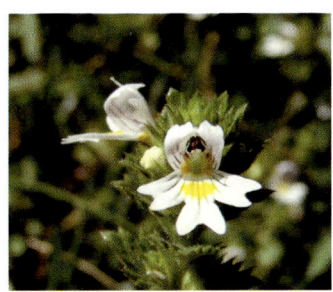

▶ **Abb. 14.1** Euphrasia officinalis (Augentrost) ist seit der Antike als Augenmittel bekannt.

Brennender Tränenfluss, wund machendes Sekret. Sollte gleichzeitig ein Schnupfen vorliegen, ist das Nasensekret typischerweise mild.

< abends, Licht, warmes Zimmer
> im Freien, Dunkelheit, Kälte
Dosierung: D6, 3–5×5 Globuli

Graphites naturalis

Rezidivierende Gerstenkörner mit gelbem, klebrigem und übel riechendem Sekret. Einrisse an den Lidern, Lidekzeme. Rote, geschwollene Augenlider.

< Wärme
> frische Luft
Dosierung: D6, 3–5×5 Globuli

Pulsatilla pratensis

Gelbe, milde Augensekretion, die zur morgendlichen Verklebung der Lider führt. Die Augen brennen und jucken.

< im warmen Zimmer, Wind
> Auswaschen mit kaltem Wasser, im Freien
Dosierung: D6, 3–5×5 Globuli

Staphysagria

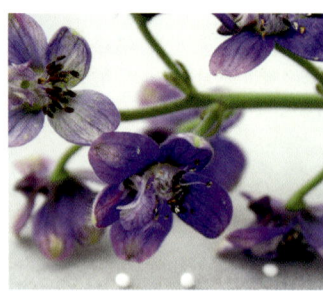

▶ **Abb. 14.2** Staphysagria (Rittersporn): Die Urtinktur wird aus getrockneten Samen hergestellt.

Rezidivierende Gerstenkörner, besonders im inneren Augenwinkel. Jucken der Lidränder. Das Auge fühlt sich trocken an. Als Auslöser finden sich manchmal Ärger, Kränkung oder unterdrückter Zorn.

< morgens
> im Freien
Dosierung: D6, 3–5×5 Globuli

▶ Konjunktivitis

Siehe auch ▶ Heuschnupfen
Achten Sie besonders auf das Art des Sekrets (mild oder scharf?) und die Begleitbeschwerden.
Die Behandlung erfolgt oral!

Allium cepa

Schnupfen mit mildem Sekret aus den Augen und beißendbrennendem Sekret aus der Nase. Rötung und Lichtempfindlichkeit der Augen.

< abends und im Warmen
> im Freien
Dosierung: D6, 3–5×5 Globuli

Apis mellifica

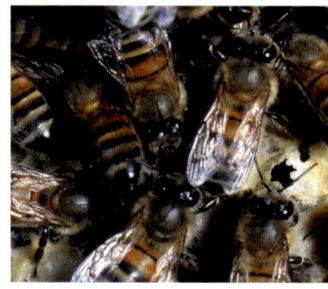

▶ **Abb. 15.1** Apis mellifica (Biene): Beschwerden, als wäre man von einer Biene gestochen worden.

Geschwollene, rote, ödematöse Lider. Brennen und Stechen der Augen. Reichlicher Tränenfluss.

< Hitze, warmes Zimmer, Berührung, Druck
> kühle Luft, kaltes Baden
Dosierung: DG, 3–5×5 Globuli

Belladonna

Nach Sonne, Hitze, Zugluft oder während einer Erkältung. Brennende Schmerzen mit Hitze und Trockenheitsgefühl.

< Berührung, Lärm, Licht
Dosierung: D6, 3–5×5 Globuli

Euphrasia officinalis

Im Gegensatz zu Allium cepa ist bei Euphrasia officinalis (Augentrost) das Augense-

kret brennend und beißend, wohingegen das Nasensekret mild ist. Ständige Neigung zum Blinzeln.

< abends, Licht, im warmen Zimmer
> im Freien, Dunkelheit, Kälte
Dosierung: D6, 3–5×5 Globuli

Pulsatilla pratensis

Gelbes bis grünes, mildes und rahmiges Augensekret. Verklebte Lider. Brennen und Jucken der Augen. Reichlich Tränenfluss im Wind. Verstopfte Nasengänge beim Säugling. Gefühl eines Haars im Auge.

< warmes Zimmer, Hitze, Wind
> kaltes Auswaschen der Augen, im Freien, Trost und Zuwendung
Dosierung: D6, 3–5×5 Globuli

Ruta graveolens

Wenn die Augen überanstrengt worden sind, z.B. durch langes Lesen oder intensive Arbeit am Computer. Die Augen sind gerötet, brennen und schmerzen.

< im Liegen, Kälte, feuchtes Wetter
> Bewegung
Dosierung: D6, 3–5×5 Globuli

Ohrenschmerzen

Achten Sie besonders auf die Plötzlichkeit des Beginns und – sofern vorhanden – auf den Auslöser (z.B. Haarewaschen oder kalter Wind). Meistens sind es Kinder, die unter den Ohrenschmerzen leiden. Geben Sie dann 1–3 statt 5 Globuli pro Gabe.

Aconitum napellus

Plötzlich hereinbrechende Schmerzen, ausgelöst oft durch Kälte oder Wind. Starke Schmerzen, hohes Fieber, Unruhe und Ängstlichkeit. Trockene, heiße Haut.

< Kälte, Wind, Berührung, gegen 23 Uhr
Dosierung: D6, 3–6×5 Globuli

Apis mellifica

Rechtsseitige Beschwerden, oft stechende Schmerzen. Ödematöse Schwellungen (als ob ein Bläschen auf dem Trommelfell sitzt). Durstlosigkeit im Fieber. Typische Modalitäten!

< Wärme, Berührung
> kalte Anwendungen
Dosierung: D6, 3–6×5 Globuli

Belladonna

Plötzlicher Beginn, z.B. nach dem Waschen der Haare. Oft auf der rechten Seite. Pulsierender Schmerz. Hochroter Kopf. Hohes Fieber mit

intensiver Hitze von Kopf und Rumpf, bei gleichzeitig kalten Extremitäten. Dampfender Schweiß. Starke, pulsierende Schmerzen.

< Kälte, Zugwind, Entblößung, Haarewaschen, Berührung, Erschütterung, Licht
> Wärme
Dosierung: D6, 3 6×5 Globuli

Chamomilla

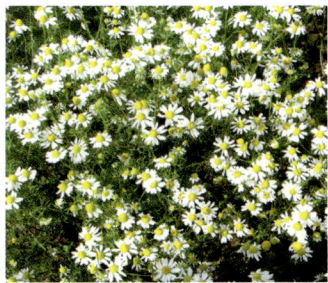

▶ **Abb. 15.2** Chamomilla (Kamille) ist ein ausgezeichnetes Schmerz- und Entzündungsmittel.

Ohrenschmerzen bei Kleinkindern und Säuglingen. Große Schmerzempfindlichkeit. Die Kinder wehren sich mit aller Kraft gegen die körperliche Untersuchung. Sie schreien, sind unerträglich reizbar und anstrengend. Nur Getragenwerden bessert etwas. Eine Wange rot, die andere blass. Neigung, sich nach hinten durchzubiegen.

< Berührung des Ohrs, kalte Luft, Wind, Bücken
> Getragenwerden, lokale Wärme
Dosierung: D6, 3–5×5 Globuli

Ferrum phosphoricum

Langsam steigendes Fieber. Wechselnde Gesichtsfarbe, mal blass, mal rot. Wenig beeinträchtigtes Allgemeinbefinden, trotz Fieber und Schmerzen. Otalgie durch Tubenkatarrh.

< nachts (4–6 Uhr)
> frische Luft, kalte Anwendungen
Dosierung: D6, 3–6×1 Tablette

Lachesis muta

Linksseitige Schmerzen. Oder Schmerzen, die von der linken auf die rechte Seite gewechselt haben. Die Schmerzen sind sehr heftig und können die Betroffenen aggressiv machen.

< nachts, Hitze
> Bohren mit dem Finger, kalte Luft, Aufsitzen
Dosierung: D12, 2–3×5 Globuli

Pulsatilla pratensis

Langsamer Beginn. Oft begleitend Schnupfen mit gelblichem und mildem Sekret. Durstlosigkeit. Veränderliche, wechselhafte Beschwerden. Schnelles Frösteln bei gleichzeitigem Verlangen nach frischer Luft. Verlangen nach Trost und Zuspruch. Die Kinder hängen am Rockzipfel der Mutter.

< im warmen Zimmer, Hitze, abends und nachts
> im Freien, morgens
Dosierung: D6, 3–6×5 Globuli

Herz-Kreislauf-System: Hypotonie

Crataegus oxyacantha et monogyna

Blutdruckschwankungen zwischen Hypo- und Hypertonie. Immer wieder unregelmäßiger Herzschlag. Funktionelle Herz- und Atembeschwerden bei Belastung.

< im warmen Zimmer, Bewegung
> frische Luft, Ruhe
Dosierung: D6, 3×5 Globuli

Ferrum metallicum

Hypotonie durch Überanstrengung oder in der Wachstumsphase. Kopfschmerzen, Schwindel und Nervosität. Das Gesicht ist mal rot, dann wieder blass. Rasche Ermüdbarkeit, Frieren, Appetitlosigkeit.

< nachts, Wärme
> Ruhe
Dosierung: D12, 2×5 Globuli

Haplopappus

Schwarzwerden vor den Augen. Die (meist jungen und weiblichen) Patienten können nicht lange stehen, haben Kopfschmerzen und fühlen sich müde und unausgeschlafen. Die typischen Symptome der Hypotonie werden gedämpft, ohne dass der Blutdruck gehoben würde.

< vormittags
> Ruhe
Dosierung: D3, 3×5 Globuli

Phosphoricum acidum

Hypotonie durch Überanstrengung oder durchgemachte Krankheiten. Schwindel, Schwarzwerden vor den Augen, Kopfdruck und ein Gefühl, als sei alles zu viel. Wie ausgelaugt. Großes Bedürfnis nach Ruhe und Schlaf.

< Licht, Lärm, Kälte
> Wärme
Dosierung: D12, 2×5 Globuli

Veratrum album

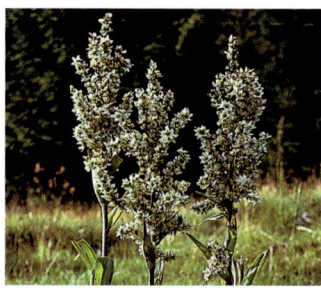

▶ **Abb. 16.1** Veratrum album (Weiße Nießwurz) ist ein wichtiges Mittel bei Kreislaufschwäche mit Kollpaszuständen.

Akute Kreislaufschwäche, Blässe, kalter Schweiß. Die Kreislaufschwäche wird ausgelöst durch ein emotionales Erlebnis oder eine Infektion (meist Gastroenteritis). Kältegefühl am ganzen Körper. Auch bei ausgeprägter konstitutioneller Hypotonie bewährt. Patienten, die morgens zwei Tassen starke Kaffee brauchen, um zu sich zu kommen, und die nicht lange stehen können, ohne umzukippen.

< Anstrengung, Aufregung
> kalte Getränke
Dosierung:
– akuter Fall: D6, Dilution alle paar Minuten 3 Tropfen auf die Zunge
– chronischer Fall: D6, 3×5 Globuli

Atemwege

▶ Akute Bronchitis

Achten Sie besonders auf die Modalitäten und die Art des Sekrets. Manchmal sind es die Nebensymptome (Nasenbluten, Brechreiz etc.), die zum Mittel führen.
Orientieren Sie sich an folgender Einteilung:
- trockener Husten: Bryonia alba aut dioica, Corallium rubrum, Drosera rotundifolia, Hyoscyamus niger, Rumex crispus, Spongia tosta
- Husten mit Auswurf: Coccus cacti, Drosera rotundifolia, Dulcamara, Pulsatilla pratensis, Sticta pulmonaria, Tartarus stibiatus

Bryonia alba aut dioica

Reizhusten mit stechenden Schmerzen in der Brust. Hält den Brustkorb beim Husten. Großer Durst, trinkt selten, aber viel. Die Patienten sind mürrisch und möchten in Ruhe gelassen werden.

< geringe Bewegung, tiefes Atmen, Sprechen, Eintritt ins warme Zimmer aus dem Freien

> kalte Anwendungen

Dosierung: D6, zu Beginn stündlich 5 Globuli, dann reduzieren auf D6, 3×5 Globuli

Coccus cacti

Krampfartiger Husten, zäher Schleim, Gefühl eines Fadens im Hals. Die Patienten würgen, um den Schleim herauszubekommen. Manchmal hängt der Schleim aus dem Mund heraus.

< morgens nach dem Erwachen, Wärme, warme Getränke
> kalte Getränke, kühle Luft, Ruhe
Dosierung: D6, zu Beginn stündlich 5 Globuli, dann reduzieren auf D6, 3×5 Globuli

Corallium rubrum

Anhaltende Hustenanfälle tagsüber, die sich nicht unterbrechen lassen. Hustet wie von einem Maschinengewehr. Der Hustenreiz geht von einer Schleimstraße im Nasen-Rachen-Raum aus. Sehr empfindlich gegen kalte Luft, hält sich ein Tuch vor den Mund. Die eingeatmete Luft erscheint kalt. Stirnkopfschmerzen. Nasensekret mit Geruchsstörungen.

< kalte Luft, Übergang vom Warmen ins Kalte
> Wärme
Dosierung: D6, zu Beginn stündlich 5 Globuli, dann reduzieren auf D6, 3×5 Globuli

Cuprum metallicum

Bellender, krampfartiger Husten in wiederholten Attacken.

< Berührung, nachts
> Trinken von kaltem Wasser
Dosierung: D6, zu Beginn stündlich 5 Globuli, dann reduzieren auf D6, 3×5 Globuli

Drosera rotundifolia

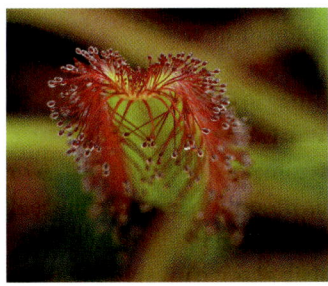

▶ **Abb. 17.1** Drosera rotundifolia (Rundblättriger Sonnentau) ist eine fleischfressende Pflanze, die in Moorlandschaften zuhause ist.

Krampfartige, aufeinanderfolgende Hustenanfälle, sodass das Atemholen fast nicht möglich ist. Dabei oft roter Kopf und Schleimerbrechen. Nasenbluten nach anhaltendem Husten. Hält sich den Brustkorb beim Husten fest. Tiefe und heisere Stimme.

< nachts, nach Mitternacht, Warmwerden im Bett, Trinken, Reden, Hinlegen
> Aufsetzen, im Freien
Dosierung: D6, zu Beginn stündlich 5 Globuli, dann reduzieren auf D6, 3×5 Globuli

Dulcamara

Husten mit zähem, mitunter schwer lösbarem Auswurf. Muskelschmerzen beim Husten. Oft Folgen von Durchnässung oder Wetterwechsel (von warm nach kalt).

< Verkühlung, besonders wenn man erhitzt ist. Plötzliche Kälte. Nasse Kälte. Wenn die Tage noch heiß, aber die Nächte schon kalt sind.
> Umhergehen, Wärme, trockenes Wetter
Dosierung: D6, 3–12×5 Globuli

Hyoscyamus niger

„Das homöopathische Kodein" für den nächtlichen, nervenden Husten, der trocken und spastisch ist. Gefühl, das Zäpfchen sei zu lang. Der Husten beginnt meist sofort nach dem Hinlegen.

< nachts, Essen und Trinken, Liegen
> Aufsitzen
Dosierung: D6, 3–12×5 Globuli

Pulsatilla pratensis

Mildes Sekret, das oft eine rahmige Konsistenz hat und leicht abgehustet wird. Die Patienten frösteln, haben aber gleichzeitig eine Abneigung gegen warme Räume und ein Verlangen nach frischer Luft. Durstlosigkeit. Vor allem bei Kindern bestehen ein großes Bedürfnis nach Trost und eine Abneigung gegen das Alleinsein.

< warmes Zimmer, warme Geträn-
ke, Hitze, abends
> frische Luft, Trost, langsame
Bewegung im Freien
Dosierung: D6, zu Beginn stünd-
lich 5 Globuli, dann reduzieren auf
D6, 3×5 Globuli

Rumex crispus

Trockener Kitzelhusten hinter
dem Brustbein ohne Auswurf.
Sehr empfindlich gegen kalte
Luft: Der geringste Luftzug
oder das Einatmen durch den
Mund rufen Hustenreiz hervor. Stechender Schmerz hinter dem Brustbein beim Husten. Hält den Brustkorb beim
Husten fest. Wenig Durst.

< nachts (23 Uhr und 2–5 Uhr),
kalte Luft, tiefes Einatmen, Über-
gang vom Warmen ins Kalte oder
umgekehrt, leichter Druck auf die
Kehlgrube
> Wärme, Einhüllen
Doslerung: D6, zu Beginn stündlich 5 Globuli, dann reduzieren auf
D6, 3×5 Globuli

Spongia tosta

Bellender, sägender Kehlkopf-
husten, ständiges Räuspern.
Gefühl, durch einen Schwamm
zu atmen. Trockenes Gefühl
in Kehle und Trachea. Sehr
berührungsempfindlicher
Kehlkopf.

< um Mitternacht, aus dem Schlaf
heraus

> Wärme, warme Speisen, warme
Getränke, Liegen mit tiefer liegen-
dem Kopf
Dosierung: D6, zu Beginn stünd-
lich 5 Globuli, dann reduzieren auf
D6, 3×5 Globuli

Sticta pulmonaria

Wenn die Erkältung in der
Nase beginnt und in die Bronchien absteigt. Völle- oder
Verstopfungsgefühl in der
Nasenwurzel. Häufiges, aber
vergebliches Bedürfnis, sich zu
schnäuzen. Wässriger, später
dann dicklich-gelber Schnupfen mit nachfolgendem trok-
kenem, hackendem Husten.
Kann einfach nicht aufhören
zu husten.

< abends, nachts, Kälte, tiefes
Einatmen
> Aufsetzen
Dosierung: D6, zu Beginn stünd-
lich 5 Globuli, dann reduzieren auf
D6, 3×5 Globuli

Antimonium tartaricum (Tartarus emeticus)

Das homöopathische Sekre-
tolytikum. Zähes, schleimiges
Sekret, das sich vom schwa-
chen Patienten (Kind oder
Greis) kaum abhusten lässt.
Der Husten kann auch einen
Brechreiz auslösen. Grobe
Rasselgeräusche beim Atmen.
Drohende Pneumonie.

< Wärme, feuchtkaltes Wetter,
abends, gegen 3 Uhr
> aufrechtes Sitzen

Dosierung: D6, zu Beginn stündlich 5 Globuli, dann reduzieren auf
D6, 3×5 Globuli

▶ Grippale Infekte

Aconitum napellus

Plötzlicher Beginn mit rasch
ansteigendem Fieber. Blasse,
trockene Haut. Unruhe und
Ängstlichkeit. Gutes Mittel im
Anfangsstadium von Infekten.

< Berührung, Kälte
> Schweißausbruch
Dosierung: D6, zu Beginn stünd-
lich 5 Globuli, dann reduzieren auf
D6, 3×5 Globuli

Belladonna

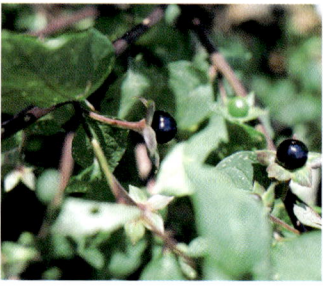

▶ **Abb. 17.2** Belladonna (Tollkirsche): Die Urtinktur wird aus der
frischen Pflanze samt Wurzelstock
hergestellt.

Plötzlich einsetzendes Fieber
mit hochrotem Kopf, heißem
Gesicht. Intensive Hitze und
Brennschmerzen der Haut,
kalte Extremitäten. Folgt gut
auf Aconitum napellus.

< Kälte, Zugwind, Entblößung, Haarewaschen, Berührung, Erschütterung, Licht

> Wärme

Dosierung: D6, zu Beginn stündlich 5 Globuli, dann reduzieren auf D6, 3×5 Globuli

Bryonia alba aut dioica

Stechende Schmerzen, die sich durch die geringste Bewegung verschlimmern. Trockene Schleimhäute mit großem Durst. Hält sich beim Husten vor Schmerzen den Brustkorb. Trockene, rissige Lippen, großer Durst. Gereizte Stimmung, will seine Ruhe haben.

< geringste Bewegung

> Stillhalten und Druck

Dosierung: D6, zu Beginn stündlich 5 Globuli, dann reduzieren auf D6, 3×5 Globuli

Eupertorium perfoliatum

Das Mittel beim klassischen fieberhaften Infekt, wenn die Patienten sich wie zerschlagen fühlen und über Glieder- und Knochenschmerzen klagen. „Das homöopathische Aspirin".

< Bewegung, Kälte

> kalte Getränke

Dosierung: D6, zu Beginn stündlich 5 Globuli, dann reduzieren auf D6, 3×5 Globuli

Gelsemium sempervirens

Allmählicher Fieberanstieg. Sommergrippe. Starke Schmerzen im Nacken. Ausgeprägte Schwäche mit Zittern. Schläfrigkeit und Benommenheit, wie betäubt. Dunkelrotes Gesicht. Durstlosigkeit.

< abends, Wärme

> Wasserlassen

Dosierung: D6, zu Beginn stündlich 5 Globuli, dann reduzieren auf D6, 3×5 Globuli

▶ Heuschnupfen

Die homöopathische Behandlung des akuten Heuschnupfens ist für Anfänger immer wieder eine beeindruckende Sache. Deswegen wird sie hier etwas ausführlicher vorgestellt. Leider sind viele Patienten aufgrund ihres Leidensdruckes sehr ungeduldig, sodass die Symptomatik durch konventionelle Maßnahmen überdeckt wird, bevor sie in ihren feinen – und für die Arzneimittelwahl entscheidenden – Nuancen beobachtet werden kann. Am besten arbeiten Sie mit dem Buch: Klaus-Henning Gypser: *Grundzüge der homöopathischen Heuschnupfenbehandlung.* 2. Aufl. Glees: Wunnibald Gypser; 2007. Orientieren Sie sich zunächst an folgendem Mini-Repertorium:

- hauptsächlich die Augen betroffen: Arsenicum album, Euphrasia officinalis,

Kalium iodatum, Nux vomica, Pulsatilla pratensis

- hauptsächlich die Nase betroffen: Allium cepa, Arsenicum album, Carbo vegetabilis, Lachesis muta, Luffa operculata, Nux vomica, Pulsatilla pratensis
- < morgens: Carbo vegetabilis, Euphrasia officinalis, Nux vomica
- < vormittags: Carbo vegetabilis
- < nachmittags: Nux vomica, Pulsatilla pratensis
- < abends und nachts: Arsenicum album, Euphrasia officinalis, Lachesis muta, Pulsatilla pratensis
- < Bewegung: Kalium iodatum
- > feuchte Umschläge: Euphrasia officinalis, Pulsatilla pratensis
- < im Freien: Carbo vegetabilis, Euphrasia officinalis, Lachesis muta, Nux vomica
- > im Freien: Allium cepa, Pulsatilla pratensis
- < Sonne: Euphrasia officinalis, Lachesis muta, Pulsatilla pratensis
- < Temperaturwechsel: Arsenicum album, Carbo vegetabilis, Lachesis muta, Nux vomica, Pulsatilla pratensis
- < warme Räume: Allium cepa, Pulsatilla pratensis
- < Wind: Euphrasia officinalis, Lachesis muta, Nux vomica, Pulsatilla pratensis

Allium cepa

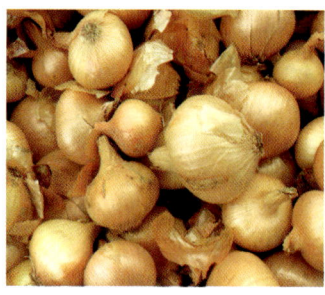

▶ **Abb. 14.3** Allium cepa (Zwiebel): Hier kommt es auf die Beschaffenheit der Sekrete an.

Wässriger Fließschnupfen mit scharfem, brennendem Sekret, das die Oberlippe wund machen kann. Mildes Nasensekret, Brennen der Augenlider.

< abends, Sitzen, warme Räume
> kalte Luft, im Freien
Dosierung: C200 als Einmalgabe
Alternativ: D6, 3–5×5 Globuli

Arsenicum album

Scharfer, besonders morgendlicher Tränenfluss, der Lider und Wangen wund machen kann. Morgens Sekret in den äußeren Canthi. Jucken der Augen nachts. Rötung und Schwellung der Lider. Sandkorngefühl abends. Wässriger Fließschnupfen mit scharfem Sekret. Der Schnupfen ist morgens stärker und vergeht im Freien. Häufiges Niesen, das nachts aufwecken kann.

< abends, nachts, Temperaturwechsel
Dosierung: C200 als Einmalgabe
Alternativ: D6, 3–5×5 Globuli

Carbo vegetabilis

Wässriger Fließschnupfen mit nächtlichem Niesen und häufig vergeblichem Niesreiz. Jucken und Bluten der Nase. Jucken und Tränen der Augen, Sandkorngefühl. Jucken im Ohr, das durch Schlucken gelindert werden soll. Heiserkeit beim Heuschnupfen. Rohheitsgefühl in der Brust.

< morgens, im Freien, Temperaturwechsel
Dosierung: C200 als Einmalgabe
Alternativ: D6, 3–5×5 Globuli

Euphrasia officinalis

Entzündung, Brennen und Schwellung der Lidränder. Beißende Tränen. Lichtempfindlichkeit, häufiges Blinzeln. Alles erscheint dunkel. Milder Fließschnupfen. Husten nur tagsüber.

< morgens, abends, nachts, im Freien, Sonne, Wind
> feuchte Umschläge
Dosierung: C200 als Einmalgabe
Alternativ: D6, 3–5×5 Globuli

Galphimia glauca

Tränenfluss, Jucken, Fließschnupfen mit anhaltendem Niesen, Atembeschwerden. Es hilft Patienten, die auf Frühblüher allergisch sind und in der Anfangsphase der Allergiesaison unter starker Sekretion leiden, so als ob alles aus Augen und Nase fließe. Trockenheit des Rachens, rau-

es Gefühl im Hals, Heiserkeit. Allgemeine Erschöpfung und Antriebsschwäche.
(Das Mittel war lange Zeit nur empirisch bewährt. Erst 2005 führte die „Wieseder Studiengruppe für homöopathische Arzneimittelprüfungen" eine umfangreiche Arzneimittelprüfung an Gesunden durch, in der die bisherigen Beobachtungen bestätigt und ergänzt wurden.)

< Wärme
Dosierung: 6 Wochen vor Eintritt der akuten Beschwerden D12, 1×5 Globuli
In der akuten Phase: D6, 3–5×5 Globuli

Iodum

Ständiger wässriger Fließschnupfen. Gelber Schleim. Aber auch: Verstopfung im Zimmer, Fließschnupfen im Freien. Starker Tränenfluss im Freien. Rötung und Schwellung der Lider, Jucken der Lider und Canthi.

< abends, warme Räume
Dosierung: C200 als Einmalgabe
Alternativ: D6, 3–5×5 Globuli

Kalium iodatum

Brennen, Rötung und Lichtempfindlichkeit der Augen mit Tränenfluss. Schwellung der Lider. Scharfer Fließschnupfen mit Völlegefühl in der Nase und dem Gefühl eines „verstopften" Kopfs.

> Bewegung
Dosierung: C200 als Einmalgabe
Alternativ: D6, 3–5×5 Globuli

Lachesis muta

Wässriger Fließschnupfen mit roten und wunden Nasenlöchern und Brennen der Oberlippe. Der Fließschnupfen bessert die Kopfschmerzen und den Tränenfluss der Augen. Jucken, Brennen und Hitzegefühl in den Augen. Die Tränen fühlen sich kalt an.

< abends, nachts, feuchtes Wetter, im Freien, Sonne, Temperaturwechsel, Wind
> morgens
Dosierung: C200 als Einmalgabe
Alternativ: D6, 3–5×5 Globuli

Luffa operculata

Trockene Nasenschleimhäute mit Borken und zähem Sekret. Heuschnupfen, der mit Nasennebenhöhlenentzündungen abwechselt.

< trockene Zimmerluft
> im Freien
Dosierung: D6, 3–5×5 Globuli

Nux vomica

Beißen und eitriger Schleim in den äußeren Canthi. Tränenfluss. Jucken der Augen, das durch Reiben gebessert wird. Lichtempfindlichkeit. Wässriger Fließschnupfen, im Freien. Niesen morgens im Bett, nach

dem Aufstehen plötzlich Fließschnupfen. Nasenverstopfung nachts. Jucken in der Tuba Eustachii.

< morgens, nachmittags, im Freien, Temperaturwechsel, trockenes Wetter, Wind
Dosierung: C200 als Einmalgabe
Alternativ: D6, 3–5×5 Globuli

Pulsatilla pratensis

Tränenfluss im Freien und im Wind. Jucken, Rötung und Schwellung der Augen. Sandkorngefühl morgens. Morgens verklebte Lider. Gefühl eines Haars im Auge. Milder, dicker gelber Nasenschleim, besonders morgens. Abends beim Zubettgehen Verstopfung der Nase. Niesen morgens im Bett und abends im Schlaf. Schmerz an der Nasenwurzel. Jucken tief im Inneren der Ohren.

< nachmittags, abends, nachts, Sonne, Temperaturwechsel, trockenes Wetter, warme Räume, Wind
> feuchte Umschläge, im Freien
Dosierung: C200 als Einmalgabe
Alternativ: D6, 3–5×5 Globuli

▶ Pharyngitis und Laryngitis

Aconitum napellus

Plötzlicher Beginn mit Heiserkeit und Rasseln im Kehlkopf. Tonlose Stimme. Ausgelöst

durch Kälte oder kalten Wind, aber auch durch Schreck oder Schock. Blasse, trockene Haut. Gut im Anfangsstadium eines Infekts.

< trockene, kalte Luft
Dosierung: D6, 3–6×5 Globuli

Ammonium bromatum

Absteigende Infekte Erwachsener, von Hals und Kehlkopf in die Bronchien. Kratzige, raue Stimme, Hüsteln. Reizhusten ohne Schleim.

< nachts, Kälte
Dosierung: D6, 3–6×5 Globuli

Arum triphyllum

Starke Heiserkeit, die Stimme überschlägt sich, mal ist sie rau und tief, dann wieder kreischend. Heiserkeit durch Überanstrengung der Stimme.

< Kälte, kalter Wind
> frische Luft
Dosierung: D6, 3–6×5 Globuli

Belladonna

Plötzlicher Beginn mit hohem Fieber, hochrotem Hals und pulsierenden oder brennenden Schmerzen. Wenig Durst.

< Kälte, Zugwind, Entblößung, Haarewaschen, Berührung, Erschütterung, Licht
> Wärme
Dosierung: D6, 3–6×5 Globuli

Causticum Hahnemanni

Wundheitsgefühl mit Rauigkeit und Kratzen in der Luftröhre. Schmerzlose Heiserkeit. Die Stimmbänder sind wie gelähmt.

< Bettwärme
> kalte Getränke
Dosierung: D6, 3–6×5 Globuli

Hepar sulphuris

Hartnäckige Heiserkeit bis hin zu Stimmverlust. Stechende, splitterartige Schmerzen, die beim Schlucken bis ins Ohr ausstrahlen. Überempfindlichkeit. Ausgeprägte Kälteempfindlichkeit, schon das Herausstrecken der Hand aus dem Bett lässt frösteln.

< geringste Kälte
> Wärme
Dosierung: D6, 3–6×5 Globuli

Mercurius solubilis Hahnemanni

Starker Speichelfluss, das Kissen ist morgens nass. Viel Schweiß, auch nachts, jedoch ohne Erleichterung. Zahneindrücke auf der Zunge. Widerlicher Mundgeruch. Verlangen nach kalten Getränken.

< nachts, Liegen auf der rechten Seite, Schwitzen, Erhitzung, warmes Zimmer, Bettwärme, Zugluft
> gemäßigte Temperaturen
Dosierung: D12, 2–6×5 Globuli

Lachesis muta

Halsschmerzen, die links beginnen und nach rechts ziehen. Kloßgefühl im Hals. Das Einhüllen des Halses, z.B. mit einem Schal, oder andere Berührung erscheint unerträglich.

< Flüssiges, nach dem Schlaf, nachts, Schlucken, Berührung am Hals, Wärme
> feste Speisen, Essen
Dosierung: D12, 2–6×5 Globul

Phytolacca decandra

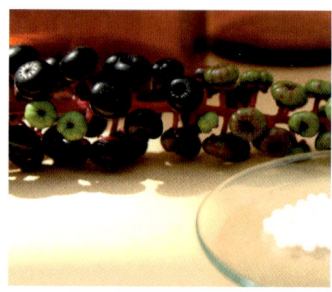

▶ **Abb. 17.3** Phytolacca decandra (Kermesbeere) wurde vor ca. 200 Jahren in Europa eingeführt.

Halsschmerzen mit dem Gefühl einer heißen Kugel im Hals. Unruhe, die zur Bewegung treibt, ohne dadurch nachzulassen. Dunkelroter, bläulicher Rachen.

< warme Getränke, nachts, nasses Wetter
> kalte Getränke
Dosierung: D6, 3–6×5 Globuli

▶ Rhinitis

Siehe auch ▶ Heuschnupfen, ▶ Sinusitis

Der banale Schnupfen heilt mit und ohne Homöopathie. Geben Sie ein Mittel daher nur dann, wenn der Schnupfen hartnäckig ist und Sie sich eindeutig für eine Arznei entscheiden können. Achten Sie auf die Art des Sekrets und die Modalitäten.

Allium cepa

Wässriger Fließschnupfen mit scharfem, brennendem Sekret, das die Oberlippe wund machen kann. Mildes Nasensekret, Brennen der Augenlider.

< abends, Sitzen, warme Räume
> kalte Luft, im Freien
Dosierung: D6, 3×5 Globuli

Arsenicum album

Wässriger Fließschnupfen mit scharfem Sekret. Der Schnupfen ist morgens stärker und vergeht im Freien. Häufiges Niesen, das nachts aufwecken kann.
Abneigung gegen Kälte, Verlangen nach Wärme.

< nach Mitternacht, durch Kälte
> Wärme
Dosierung: D12, 2×5 Globuli

Kalium bichromicum

Dickes, fadenziehendes Sekret. Neigung zur Bildung schwer ablösbarer Borken und Krusten. Verlegte Nasenatmung. Schmerzen besonders in der Stirn, deren Lokalisation mit der Fingerspitze bezeichnet werden kann. Druck auch an der Nasenwurzel. Schmerzen kommen und gehen plötzlich.

< nachts (3–5 Uhr), feuchte Kälte, Druck
> Wärme, Dampfbäder
Dosierung: D6, 3×5 Globuli

Luffa operculata

Bei Rhinitis sicca mit fehlender oder zäher, gelber Nasensekretion. Häufig mit Stirnkopfschmerzen.

< morgens, trockene Luft
> im Freien
Dosierung: D6, 3×5 Globuli

Nux vomica

Schnupfen nach Unterkühlung oder durch Aufenthalt in nasskaltem Wetter. Fließschnupfen mit wechselseitig verstopfter Nasenatmung. Niesreiz, morgens im Bett. Oft besteht zusätzlich eine ausgeprägte Reizbarkeit, innere Anspannung und Überarbeitung.

< Kälte, in geschlossenen Räumen
> im Freien, warme Getränke
Dosierung: D6, 3×5 Globuli

Sambucus nigra

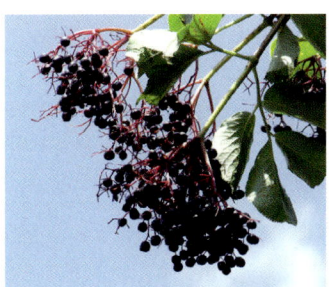

▶ **Abb. 17.4** Sambucus nigra (Schwarzer Holunder): Die Urtinktur wird aus frischen Blättern und Blüten hergestellt.

Bewährt bei der verstopften Säuglingsnase. Der Säugling kann mit verstopfter Nase nichts trinken. Verstopfte Nase ohne Absonderung.

< trockene und kalte Luft, nachts, Mitternacht
Dosierung: D4, 3×3 Globuli

Thuja occidentalis

Kinder mit grünlichem Sekret.

< feuchte Kälte, 16–4 Uhr
Dosierung: D6, 3×5 Globuli

▶ Sinusitis (akut)

Siehe auch ▶ Rhinitis, ▶ Heuschnupfen
Achten Sie auf die Art des Sekrets und auf die Nasenwurzel:
- fadenziehendes Sekret: Hydrastis canadensis, Kalium bichromicum
- Druck an der Nasenwurzel: Cinnabaris, Kalium bichromicum

Cinnabaris

Druckschmerz auf der Nase, wie von einer zu fest sitzenden Brille. Ausstrahlung in die Gesichtsknochen und Augenhöhlen. Gelb-grünliches, übel riechendes Sekret. Trockener Mund mit unangenehmem Geschmack.

< Liegen auf der rechten Seite, nachts
> Ruhe, Trinken
Dosierung: D12, 3–5×5 Globuli

Hepar sulphuris

Schwer löslicher, zäher, dicklich-gelber Schleim. Stechende Kopfschmerzen. Schweiß und Schleim riechen säuerlich.

< Berührung, Kälte
> Wärme
Dosierung: D6, 3–5×5 Globuli

Hydrastis canadensis

Zunächst scharfer Fließschnupfen mit im Oberkiefer empfundenem Schmerz. Dann dicker, gelber, fadenziehender Schleim, der nach hinten abfließt und oft blutig ist.

< nachts
> im Freien
Dosierung: D6, 3–5×5 Globuli

Kalium bichromicum

Dickes, fadenziehendes Sekret. Neigung zur Bildung schwer ablösbarer Borken und Krusten. Verlegte Nasenatmung.

Schmerzen besonders in der Stirn, deren Lokalisation mit der Fingerspitze bezeichnet werden kann. Druck auch an der Nasenwurzel. Schmerzen kommen und gehen plötzlich.

< nachts (3–5 Uhr), feuchte Kälte, Druck
> Wärme, Dampfbäder
Dosierung: D6, 3–5×5 Globuli

Luffa operculata

Bei Sinusitis mit fehlender oder zäher, gelber Nasensekretion. Häufig mit Stirnkopfschmerzen. Trockene Nasenschleimhaut mit Borkenbildung.

< morgens, trockene Luft
> im Freien
Dosierung: D6, 3–5×5 Globuli

Magen-Darm-Trakt

▶ Blähungen

Siehe auch ▶ Kinder, Dreimonatskolik

Argentum nitricum

Lautes Aufstoßen, lauter Blähungsabgang. Verschlechterung oft durch Süßigkeiten, obwohl ein großes Verlangen danach besteht.

< enge und geschlossene Räume, Zucker, Prüfungsängste
> frische Luft
Dosierung: D6, 3×5 Globuli

Carbo vegetabilis

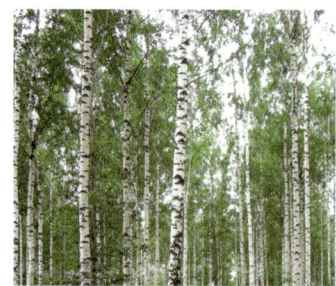

▶ **Abb. 18.1** Carbo vegetabilis (Holzkohle) wird aus Rotbuchen- oder Birkenholz hergestellt.

Stark aufgetriebener Bauch mit Krämpfen. Übel riechende Blähungen. Aufstoßen. Verlangen nach frischer Luft.

< fette und reichhaltige Speisen, Alkohol, abends und nachts
> Abgang von Blähungen, frische Luft
Dosierung: D6, 3×5 Globuli

Lycopodium clavatum

Kolikartige Schmerzen. Trommelartige Auftreibung und Völlegefühl schon nach kleinen Mahlzeiten. Die Kleidung wird als zu eng empfunden und muss gelockert werden. Aufstoßen mit Sodbrennen. Der Stuhl ist zuerst geformt, dann weich bis wässrig („Korken").

< enge Kleidung, Wärme, nach wenig Essen, 16–20 Uhr
> warme Getränke, warmes Essen, Aufstoßen
Dosierung: D6, 3×5 Globuli

Nux vomica

Wenn ein „Zuviel des Guten" die Beschwerden ausgelöst hat, zum Beispiel bei Magenbeschwerden nach Völlerei und zu viel Alkohol. Druck wie ein Stein im Magen und vergeblicher Stuhldrang. Auftreibung mehrere Stunden nach dem Essen. Saures und bitteres Aufstoßen.

< morgens, Kälte, Schlafmangel
> Wärme, Ruhe, Liegen
Dosierung: D6, 3×5 Globuli

▶ Durchfall und Erbrechen

Das wichtigste Mittel ist Arsenicum album. Aber auch an die anderen Arzneimittel können gut helfen, wenn die Symptomatik passt!

Aloe vera

Wässrig-schleimige Stühle, zum Teil klumpig. Starke Blähungen, meist auch Hämorrhoiden. Der Stuhlgang kann nicht gehalten werden. Statt der erwarteten Blähungen geht dünner Stuhl ab.

< morgens, Wärme
> Kälte, frische Luft, Bauchlage
Dosierung: D6, 5–6×5 Globuli

Arsenicum album

Schwerer Brechdurchfall mit großer Schwäche und ausgeprägter Ruhelosigkeit. Der wasserartige Stuhl brennt, und er stinkt aasartig. Kalter

Schweiß am Körper. Brennender Durst auf kleine Schlückchen kalten Wassers. Ansonsten aber großes Verlangen nach Wärme. Große Ängstlichkeit und Unruhe. Kann den Anblick oder den Geruch von Speisen nicht ertragen.

< nach Mitternacht, Kälte, Eis
> Wärme, Hochlagern des Kopfes
Dosierung: D6, 5–6×5 Globuli

Chamomilla

Bewährt beim Durchfall zahnender Säuglinge. Die Kinder sind unruhig und reizbar und möchten getragen werden. Der Stuhl sieht gelblich-grün aus. Eine Backe rot, die andere blass.

< Aufregung, Wärme, nachts, Getragenwerden
> lokale Wärme
Dosierung: D6, 5–6×3 Globuli

Colocynthis

Heftige, kolikartige Schmerzen, die zum Zusammenkrümmen zwingen. Auslöser sind oft heftiger Zorn oder Ärger.

< Essen und Trinken, Ärger, Kummer, Zorn, Liegen auf schmerzfreier Seite
> Kaffee, Druck, Zusammenkrümmen, Wärme
Dosierung: D6, 5–6×3 Globuli

Ipecacuanha

Ständige Übelkeit. Heftiges Erbrechen, das keine Besserung bringt. Gefühl, als hinge der Magen herab. Saubere und rote Zunge. Nichts verschafft Linderung.

> Wärme
< Bewegung
Dosierung: D6, 5–6×5 Globuli

Magnesium carbonicum

Krampfartige Bauchschmerzen, saures Erbrechen, saure Stühle. Die Stühle sind schaumig-grün.

< abends, 3–5 Uhr, Berührung
> Zusammenkrümmen, Wärme
Dosierung: D6, 5–6×5 Globuli

Nux vomica

Wenn ein „Zuviel des Guten" die Beschwerden ausgelöst hat, zum Beispiel bei Magenbeschwerden nach Völlerei und zu viel Alkohol. Druck wie ein Stein im Magen und vergeblicher Stuhldrang. Erfolgloses Bemühen, zu erbrechen. Kleidung stört.

< morgens, Kälte, Schlafmangel
> Wärme, Ruhe, Liegen
Dosierung: D6, 3×5 Globuli

Okoubaka aubrevillei

Brechdurchfall auf Reisen oder durch verdorbene Lebensmittel. Diarrhöe nach Antibiotikaeinnahme. (Auch bewährt beim Reizdarmsyndrom: „Wenn alles nichts hilft, mit Okoubaka aubrevillei geht noch was.")

Dosierung: D4, 5–6×5 Globuli

Podophyllum peltatum

Vorwiegend Diarrhöe. Der wässrige Stuhl schießt explosionsartig heraus, wie aus einem Hydranten. Stuhl erinnert an Reiswasser. Rumpeln im Bauch. Der Stuhl treibt morgens aus dem Bett. Durchfall unmittelbar nach dem Trinken von Wasser.

< Hitze, 4 Uhr
> Reiben über die Lebergegend
Dosierung: D6, 5–6×5 Globuli

Pulsatilla pratensis

Brechdurchfall nach zu fetten Speisen. Durstlosigkeit. Gefühl wie von einem Stein im Magen. Weinerlich, ängstlich, liebesbedürftig.

< warmes Zimmer, warme Getränke, warme Speisen
> frische Luft, kalte Getränke
Dosierung: D6, 5–6×5 Globuli

Sulphur

Durchfall, der morgens früh aus dem Bett treibt. Der Geruch lässt den Patienten sich ekeln. Der Stuhl brennt und macht die Analregion wund und rot.

Dosierung: D6, 5–6×5 Globuli

Veratrum album

Ausgeprägte Kreislaufschwäche. Bauchschmerzen mit heftigem Würgen und starkem, schwallartigem Erbrechen. Grünliche Stühle. Kalter Schweiß. Durst auf kaltes Wasser, das gleich nach dem Schlucken wieder erbrochen wird.

< Anstrengung, Aufregung, Aufsetzen
> kalte Getränke, Liegen
Dosierung: D6, 5–6×5 Globuli

▶ Reisekrankheit

Geben Sie das Mittel zu Beginn und bei Bedarf auch während der Reise.

Cocculus indicus

Übelkeit, Schwäche, Schwindel und Kopfschmerzen. Erbrechen mit starkem Speichelfluss. Übelkeit beim Anblick von Speisen.

< Schlafmangel, frische Luft, Anblick von sich bewegenden Gegenständen, Gerüche, Anblick von und Gedanken an Speisen

> Liegen auf der Seite, Schließen der Augen, Schlucken
Dosierung: D6, 2–3-mal 5 Globuli zu Beginn und bei Bedarf auch während der Reise

Tabacum

Schwindel, Übelkeit und Erbrechen mit ausgeprägter Kreislaufschwäche. Die Patienten sind grün-blass und kaltschweißig. Die Symptomatik ist so, als hätte man seine erste Zigarette geraucht.

> frische Luft
Dosierung: D6, 2–3-mal 5 Globuli zu Beginn und bei Bedarf auch während der Reise

Petroleum

Guter Appetit trotz Schwindel und Übelkeit. Das Wasser läuft im Mund zusammen.

< Bewegung, Berührung, Kälte
> nach dem Essen, Wärme
Dosierung: D6, 2–3-mal 5 Globuli zu Beginn und bei Bedarf auch während der Reise

▶ Verstopfung

Collinsonia canadensis

Verstopfung in der Schwangerschaft. Gefühl wie von Holzsplittern im After. Kleinknotiger Stuhl.

Dosierung: D6, 3×5 Globuli

Nux vomica

Harter Stuhl in kleinen Kugeln. Vergeblicher Stuhldrang. Oft liegen gleichzeitig Hämorrhoiden vor. Auslöser sind z.B. zu viel Stress (Manager), zu unregelmäßige Mahlzeiten, zu viel Laxanzien.

< Kälte, Genussmittel
> Wärme, Ruhe
Dosierung: D6, 3×5 Globuli

Okoubaka aubrevillei

Verstopfung auf Reisen. Nach Laxanzienabusus.

Dosierung: D4, 3×5 Globuli

Opium

Obstipation nach einer Narkose, infolge langer Bettlägerigkeit oder nach Schreck, Scham oder Schock.

Dosierung: D12, 3×5 Globuli
Alternativ: C30 in Wasser, schluckweise über den Tag verteilt

Silicea terra

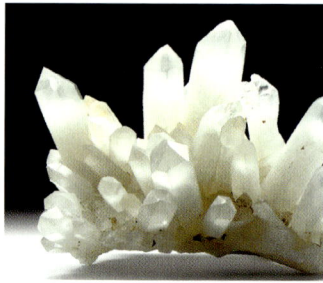

▶**Abb. 18.2** Silicea terra (Kieselsäure): Der Bergkristall besteht aus Kieselerde.

Hartnäckige Verstopfung. Der Stuhl schlüpft zurück.

< Kälte
> Wärme
Dosierung: D6, 3×5 Globuli

Urogenitaltrakt

▶ Harnwegsinfektion

Die homöopathische Behandlung der unkomplizierten Harnwegsinfektion ist schwierig, und die Ergebnisse sind nur selten überzeugend. Achten Sie darauf, wann die Schmerzen einsetzen (vor, während oder nach dem Wasserlassen), welche Begleitsymptome vorhanden sind und welche Modalitäten. Orientieren Sie sich an folgenden Symptomen:

- Brennen steht im Vordergrund: Arsenicum album, Cannabis sativa (!), Cantharis vesicatoria (! !), Mercurius corrosivus, Sarsaparilla officinalis
- Folge von Durchnässung, Unterkühlung: Colocynthis, Dulcamara (!), Pulsatilla pratensis (!)
- krampfartiger Harndrang: Colocynthis, Nux vomica, Mercurius corrosivus

Arsenicum album

Brennende Schmerzen, auch unabhängig vom Urinieren. Scharfer, brennender Harn. Ruhelosigkeit, Angst. Typische Modalitäten:

< nach Mitternacht, Kälte, zu Beginn des Urinierens
> Wärme
Dosierung: D6, 3–6×5 Globuli

Cannabis sativa

Stechende und brennende Schmerzen in der Harnröhre. Muss breitbeinig stehen beim Wasserlassen. Schmerz am Ende des Wasserlassens, der von der Harnröhre zur Blase und zum Rücken ausstrahlt. Ständiger Harndrang, eitriger Schleim.

Dosierung: D6, 3–6×5 Globuli

Cantharis vesicatoria

Starke brennende, verrückt machende Schmerzen. Intensives Brennen vor, während und nach dem Wasserlassen, jeder Tropfen fühlt sich an wie brennende Säure. Der Urin geht nur tröpfchenweise ab, manchmal unter Schreien. Gefühl, Linderung zu bekommen, wenn nur die Blase einmal ganz entleert werden könnte. Verstärkter Harndrang beim Geräusch fließenden Wassers.

< Harndrang, sobald ein paar Tropfen fließen
Dosierung: D6, 3–6×5 Globuli

Colocynthis

Krampfartige Bauchschmerzen während des Wasserlassens, die zum Zusammenkrümmen zwingen. Krampfartiger Harndrang. Folgen von Kaltwerden, z.B. an kühlen Abenden nach warmen Tagen. Ruhelosigkeit.

< Ärger, Kälte, Liegen
> fester Druck, Wärme, Zusammenkrümmen, Ruhe
Dosierung: D6, 3–6×5 Globuli

Dulcamara

Folgen von Unterkühlung und Durchnässung, z.B. durch nassen Badeanzug, feuchtes Gras oder kalte Steine. Blasenentzündung bei jeder Erkältung. Sehr häufiger Harndrang, aber meist gehen nur ein paar Tropfen ab.

< Frost, Kälte
Dosierung: D6, 3–6×5 Globuli

Mercurius corrosivus

Anhaltende Tenesmen mit schleimig-eitrigem Urin. Fieber mit nächtlichen Schweißen. Starkes Brennen in der Urethra. Heißer, spärlicher, mitunter blutiger Urin. Schweißausbruch nach dem Wasserlassen.

Dosierung: D12, 3–6×5 Globuli

Nitricum acidum

Der Urin wird in der Harn-
röhre als kalt empfunden.
Schmerzen wie von kleinen
Splittern in der Harnröhre.

< Kälte
> Wärme, Fahren im Wagen
Dosierung: D6, 3–6×5 Globuli

Nux vomica

Häufiger, meist vergeblicher
Harndrang mit Völlegefühl der
Blase. Harndrang mit gleich-
zeitigem Stuhldrang. Krampf-
artige Schmerzen vor allem
während des Wasserlassens.
Große Kälteempfindlichkeit.
Reizbarkeit.

< Stressfaktoren, Hektik und Sti-
mulanzen, vor und während des
Urinierens
> Ruhe, Wärme und Niederlegen
Dosierung: D6, 3–6×5 Globuli

Pulsatilla pratensis

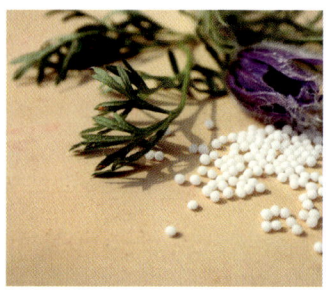

▶ **Abb. 19.1** Pulsatilla pratensis
(Küchenschelle) ist eines der großen
Akutmittel in der Homöopathie.

Die Schmerzen treten unregel-
mäßig oder anfallsartig auf, sie
nehmen mit jedem Augenblick

zu, den die Harnentleerung
hinausgezögert wird. Plötzlicher, starker Drang, sodass
der Urin nicht zurückgehal-
ten werden kann. Der Urin
spritzt unwillkürlich heraus.
Folgen von Durchnässung,
Verkühlung und kalten Füßen.
Neigung zum Jammern und
Weinen, die Patienten sind
leicht wieder zu trösten.

< Liegen in Rückenlage, Gehen
> frische Luft, Trost
Dosierung: D6, 3–6×5 Globuli

Sarsaparilla officinalis

Starke, brennende Schmerzen
am Ende der Harnentleerung,
die Schmerzen treten mit oder
nach den letzten paar Tropfen
auf. Nur im Stehen fließt der
Urin frei, im Sitzen Harnver-
halt.

< Verkühlung bei feuchtkaltem
Wetter, warme Getränke
> warme Anwendungen
Dosierung: D6, 3–6×5 Globuli

Staphysagria

Zystitis nach Koitus, Katheteri-
sierung oder Blasenoperation.
Der Urin geht tröpfchenweise
ab.

> Wasserlassen
Dosierung: D6, 3–6×5 Globuli

▶ Menstruations-
beschwerden

Orientieren Sie sich an folgenden Symptomen:
● verstärkte Blutung: China
officinalis, Hamamelis virginica, Ustilago maydis
● Zwischenblutungen: Bovi-
sta, Hamamelis virginica
● PMS mit deutlicher depressiver Symptomatik: Chamo-
milla, Cimicifuga racemosa,
Cyclamen europaeum,
Magnesium carbonicum
● PMS mit geringer depressiver Symptomatik: Agnus
castus, Caulophyllum thalic-
troides, Lac caninum

Agnus castus

PMS mit Mastodynie, Haut-
erscheinungen und Lippen-
herpes vor der Regelblutung.
Verzögerte und schwache
Blutung. Gefühl, als würde die
Gebärmutter herausdrängen.

< Kälte und Nässe
> warmes Einhüllen
Dosierung: D6, 3×5 Globuli ab 14.
Zyklustag bis zum Blutungseintritt

Bovista

Zwischenblutungen um den
Eisprung herum. Die Blutungen sind fast schwarz, sehr
schmerzhaft, und sie treten
mitunter nur nachts auf.
Durchfall während der Peri-
odenblutung. Kreuzschmer-
zen mit Senkungsgefühl.

< morgens, vor und während der Menses, Wärme

> Zusammenkrümmen

Dosierung: D6, 3×5 Globuli

Caulophyllum thalictroides

PMS. Hormonstörungen, z.B. nach einer Entbindung. Rheumatische Beschwerden in den Fingergelenken. Verspätete und schmerzhafte Blutungen. Frostigkeit, Nervosität und allgemeine Schwäche.

< Kälte

> Wärme, nach der Menses

Dosierung: D6, 3×5 Globuli ab 14. Zyklustag bis zum Blutungseintritt

Chamomilla

PMS mit ausgeprägter Reizbarkeit, Nervosität und Kapriziosität vor der Regel. Anfallsweise auftretender und fast unerträglich erscheinender, krampf- oder wehenartiger Schmerz.

< Kaffee

> Wärme

Dosierung: D12, 2×5 Globuli ab 14. Zyklustag bis zum Blutungseintritt

China officinalis

Schmerzhafte Blutungen, die zu früh einsetzen und zu lange andauern. Stoßweise dunkelrotes und klumpiges Blut. Die Menstruation ist sehr erschöpfend, den betroffenen Frauen bricht schon bei der geringsten Anstrengung der Schweiß aus. Keine Besserung durch Ruhe oder Schlaf.

< Zugluft, Kälte, Nässe, nachts

> Wärme, fester Druck

Dosierung: D6, 3×5 Globuli

Cimicifuga racemosa

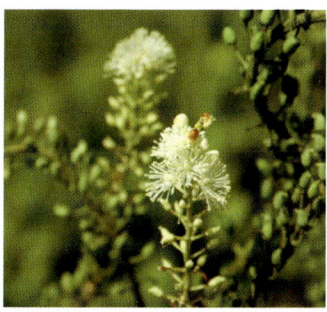

▶ **Abb. 19.2** Cimicifuga racemosa (Amerikanisches Wanzenkraut) verströmt einen fürchterlichen Geruch, mit dem Wanzen und Insekten ferngehalten werden.

PMS. Rasch wechselhafte Stimmungen mit depressiver Tendenz, Reizbarkeit und Nervosität. Fast schon wehenartige Schmerzen vor und während der Periode. Manchmal sind Schmerzen in den Armen vorhanden, wie von elektrischen Schlägen.

< Kälte, Nässe, Aufregung

> Wärme

Dosierung: D12, 2×5 Globuli ab 14. Zyklustag bis zum Blutungseintritt

Cyclamen europaeum

PMS. Migräneartige Kopfschmerzen mit Augenflimmern, Doppeltsehen und Schmerzen im Stirn- und Schläfenbereich. Schmerzhaft geschwollene Brüste. Melancholisch, fühlt sich wie ausgelaugt. Ständiges Frieren.

< Sitzen, Stehen, im Freien

> Wärme, Bewegung

Dosierung: D6, 3×5 Globuli ab 14. Zyklustag bis zum Blutungseintritt

Hamamelis virginica

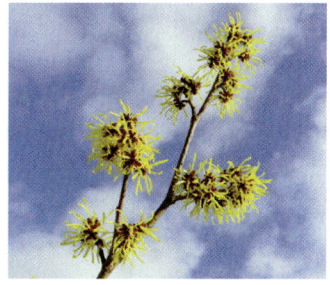

▶ **Abb. 19.3** Hamamelis virginica (Zaubernuss) kommt ursprünglich aus Virginia/Nordamerika.

Langanhaltende Blutungen mit dunklem Blut und in den Rücken ausstrahlenden Unterleibsbeschwerden. Neigung zu Varikosis, Venenentzündung und Nasenbluten.

< Berührung, Erschütterung

Dosierung: D6, 3×5 Globuli

Lac caninum

PMS. Schmerzhaft geschwollene Brüste, die sehr berührungs- und erschütterungsempfindlich sind. Oft zu früh einsetzende, schmerzhafte und starke Menstruationsblutung.

< Berührung, Erschütterung
> Festhalten der Brüste
Dosierung: D12, 2×5 Globuli ab 14. Zyklustag bis zum Blutungseintritt

Magnesium carbonicum

PMS. Nervöse, gereizte, unruhige Frauen. Kopf und Nackenschmerzen. Guter Appetit trotz vieler Magen- und Verdauungsprobleme. Die Monatsblutung ist oft verfrüht, zu stark und geht mit krampfartigen Schmerzen einher.

< 3–5 Uhr, nach dem Schlaf
> Bewegung im Freien
Dosierung: D12, 2×5 Globuli ab 14. Zyklustag bis zum Blutungseintritt

Ustilago maydis

Verstärkte und langanhaltende Monatsblutungen. Helles Blut, das mit schwarzen Klümpchen durchsetzt ist. Am Rücken verspüren die Patientinnen ein Hitzegefühl wie von heißem Wasser.

< körperliche Anstrengung
Dosierung: D6 zu Beginn der Blutung alle 1–3 Stunden 5 Globuli, dann 3×5 Globuli

Haut

Die Behandlung von Hauterkrankungen gelingt mit bewährten Indikationen oft nur unzureichend. Dennoch können folgende Mittel hilfreich sein.

▶ Abszesse, Furunkel

Achten Sie auf das Stadium der Entzündung. Die Modalitäten sind hier ausnahmsweise nicht so wichtig.

Belladonna

Starke Rötung mit klopfend-pulsierendem Schmerz. Gut im Frühstadium der Entzündung.

< Berührung, Erschütterung
Dosierung: D6, 5–6×5 Globuli

Calcium sulphuricum

Langanhaltende Eiterung nach Öffnung des Abszesses. Gelbes, dickes, krümeliges Sekret. Geschwollene und druckschmerzhafte Lymphknoten. Wird auch beim Sinus pilonidalis empfohlen.

Dosierung: D6, 5–6×5 Globuli

Hepar sulphuris

Reichliches, übel riechendes Sekret. Starke Berührungsempfindlichkeit. Stechen (wie von Splittern) und Pochen in den betroffenen Teilen. In späteren Stadien der Entzündung, um den Abszess zu öffnen.

< Kälte, die geringste Berührung
> (feuchte) Wärme
Dosierung: D6, 5–6×5 Globuli

Lachesis muta

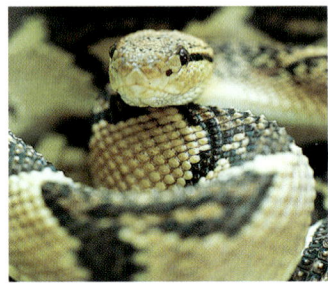

▶ **Abb. 20.1** Lachesis muta (Buschmeisterschlange) lebt zurückgezogen im Urwald.

Furunkel und Abszesse, die bläulich-purpurn aussehen. Starke Berührungsempfindlichkeit. Wärme wird nicht vertragen.

< nach Schlaf, morgens, Wärme
> Absonderungen, Blutungen
Dosierung: D6, 3×5 Globuli

Myristica sebifera

„Das homöopathische Skalpell". Wenn Hepar sulphuris den Abszess nicht öffnen konnte.

Dosierung: D6, 5–6×5 Globuli

▶ Urtikaria

Achten Sie – sofern eindeutig vorhanden – auf die Auslöser, also z.B. Kälte, Sonne, Nahrungsmittelallergien etc.

Apis mellifica

Brennen, Stechen, Röte, ödematöse Schwellung. Große, konfluierende Quaddeln. Typische Modalitäten!

< Wärme, Berührung
> kalte Anwendungen
Dosierung: D6, 3–6×5 Globuli

Natrium muriaticum

Auslöser sind Wärme, Sonne, Ekel oder psychische Belastungen.

< Sonne, Wärme
> im Freien
Dosierung: D6, 3–6×5 Globuli

Okoubaka aubrevillei

Wenn Nahrungsmittelallergien vorliegen oder wenn die anderen Mittel nicht helfen. Hautausschlag mit Rötung, Pickeln und Juckreiz.

< Rauchen
> Nahrungsverzicht
Dosierung: D4, 3×5 Globuli

Rhus toxicodendron

Urtikaria durch Kälte oder Durchnässung. Kleine Bläschen.

< kaltes Wasser, kaltes Wetter
> heißes Duschen
Dosierung: D6, 3–6×5 Globuli

Urtica urens

Als ob man in Brennnesseln gefallen sei. Kleine Quaddeln, die brennen, stechen und jucken.

< Wärme, Anstrengung
Dosierung: D6, 3–6×5 Globuli

▶ Warzen

Achten Sie auf die Form der Warze und ihre Lokalisation. Bei ausbleibender Besserung empfiehlt sich die Große Homöopathie. Die Behandlung erfolgt innerlich.

Causticum Hahnemanni

Harte, raue und gezackte Warzen, die einreißen und leicht bluten. Bevorzugte Lokalisation: an den Händen und um die Fingernägel herum.

Dosierung: D6, 3×5 Globuli

Ferrum picricum

Therapieversuch bei Dellwarzen.

Dosierung: D6, 3×5 Globuli

Nitricum acidum

Große, nässende, rissige und leicht blutende Warzen mit stechenden Schmerzen.

Dosierung: D6, 3×5 Globuli

Stibium sulphuratum nigrum (Antimonium crudum)

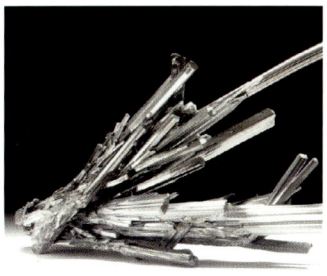

▶ **Abb. 20.2** Stibium sulphuratum nigrum (Antimonium crudum/ Schwefelspießglanz) wird seit über 200 Jahren in der Homöopathie verwendet.

Sehr hornige und sehr harte Warzen, bevorzugt an den Fußsohlen (Dornwarzen). Neigung zu Hornhaut- und Schwielenbildung an den Fußsohlen und Händen.

Dosierung: D6, 3×5 Globuli (Bei hartnäckigen Warzen kann die Behandlung ausnahmsweise auch äußerlich erfolgen: mit D4 Dilution 2–3× tgl. die Warze betupfen.)

Thuja occidentalis

Große, weiche, gestielte oder blumenkohlartige Warzen, die bei Berührung mitunter nässen oder bluten.

Dosierung: D6, 3×5 Globuli

Verletzungen

Hinweis: Bei vielen Verletzungen entscheidet nicht so sehr die individuelle Symptomatik über das zu gebende Mittel, sondern die Art der Verletzung. Wenn Nerven betroffen sind, sollten Sie beispielsweise immer an Hypericum perforatum denken, bei Sehnenverletzungen an Ruta graveolens, bei großflächigen Hämatomen an Arnica montana. Die homöopathische Behandlung von Verletzungen ist deswegen etwas schematischer als bei den anderen Erkrankungen.

▶ Frakturen

Achten Sie besonders auf das Alter der Fraktur, das Alter des Patienten und auf die Begleitbeschwerden (Schreck, Hämatome, Verletzung von Knochenhaut, Nerven, Sehnen oder Bändern).
Bewährt ist die Mittelfolge (Aconitum napellus→) Arnica montana → Ledum palustre/ Hypericum perforatum/ Ruta graveolens → Symphytum officinale

Aconitum napellus

Frische Frakturen, unmittelbar nach dem Unfall. Wenn Schreck und Schock im Vordergrund stehen.

Dosierung: C30 oder C200 als Einmalgabe, ggf. wiederholen

Arnica montana

Das erste Mittel bei Frakturen, sofern nicht zuvor Aconitum napellus angezeigt ist. Besonders wirksam, wenn große Hämatome vorliegen. Starke Schmerzen und das Gefühl, als sei das Bett zu hart.

Dosierung: in den ersten Tagen C30, 4–6×5 Globuli
Alternativ: D6, 3–6×5 Globuli

Calcium carbonicum

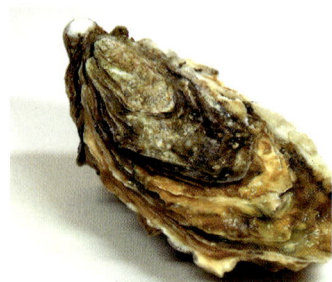

▶ **Abb. 21.1** Calcium carbonicum wird aus Austernschalen gewonnen.

Osteoporotische Frakturen bei älteren Menschen.

Dosierung: zu Beginn D6, 5×5 Globuli, nach zwei Wochen bis zur Heilung D12, 2× tgl.

Calcium phosphoricum

Alte Frakturen, die nicht heilen wollen.

< kaltes Wetter, Wetterwechsel, Schneeschmelze
Dosierung: D6, 3×5 Globuli

Hypericum perforatum

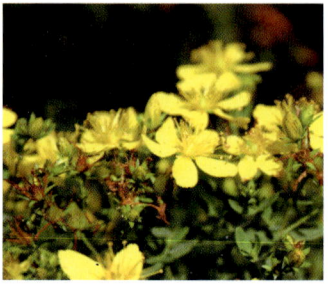

▶ **Abb. 21.4** Hypericum perforatum (Johanniskraut) wird in der konventionellen Medizin als Antidepressivum verwendet.

Wenn nervenreiche Gebiete betroffen sind, z.B. bei Brüchen der Finger- oder Zehenspitzen. Offene oder komplizierte Brüche.

Dosierung: zu Beginn C30 alle 10 Minuten, dann entsprechend der Symptomatik seltener geben oder das Mittel wechseln

Ledum palustre

Bei verzögerter Resorption von Hämatomen, wenn Arnica montana alleine nicht ausreicht.

Dosierung: 2–3 Tage lang mehrfach täglich C30
Alternativ: D6, 3–6×5 Globuli

Phosphoricum acidum

Wenn die Knochenhaut schmerzt, als ob die Knochen abgeschabt würden.

Dosierung: D6, 3×5 Globuli

Ruta graveolens

Gelenknahe Frakturen, mit gleichzeitiger Verletzung von Bändern oder Sehnen. Starke Schmerzen.

< nachts, der Patient muss sich dauernd bewegen
> Hängenlassen der betroffenen Gliedmaßen
Dosierung: C30, 2–3 Tage lang mehrfach täglich
Alternativ: D6, 3–6×5 Globuli

Symphytum officinale

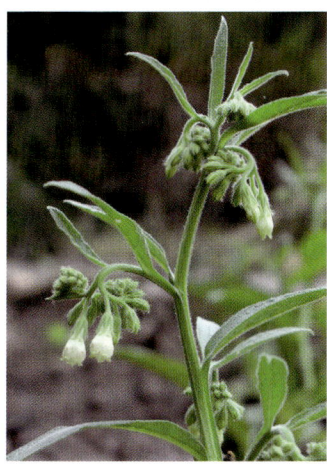

▶ **Abb. 21.2** Symphytum officinale (Beinwell) enthält u.a. beachtliche Mengen von Allantoin.

Soll die Knochenheilung beschleunigen (deutscher Name: Beinwell!).

Dosierung: D12, 2×5 Globuli für 2–3 Wochen

▶ Insektenstiche

Apis mellifica

Ausgeprägte blassrosa Schwellung, die sich heiß anfühlt. Durstlosigkeit. Typische Modalitäten!

< Wärme, Berührung
> Kälte
Dosierung: C30, in Wasser aufgelöst zu Beginn alle 10 Minuten, dann seltener
Alternativ: D6, 6×5 Globuli

in Öl auflösen und auf die Haut auftragen

Ledum palustre

Um die Einstichstelle kommt es zu einer juckenden Rötung. Wenn Apis nicht wirkt.

Dosierung: C30, in Wasser aufgelöst zu Beginn alle 10 Minuten, dann seltener
Alternativ: D6, 6×5 Globuli, später 3×5 Globuli

in Öl auflösen und auf den Haut auftragen

Urtica urens

Starke Quaddelbildung um die Stichstelle mit starkem Brennen.

< kalte Anwendungen
Dosierung: C30, in Wasser aufgelöst zu Beginn alle 10 Minuten, dann seltener
Alternativ: D6, 6×5 Globuli, später 3×5 Globuli

juckender Stich (> Zwiebelsaft

▶ Prellung, Verstauchung, Zerrung

Siehe auch ▶ Wunden, ▶ Frakturen
Geben Sie Arnica montana, aber vergessen Sie die anderen Mittel nicht. Manchmal sind auch diese erforderlich.

Arnica montana

Das erste Mittel bei Prellungen, Zerrungen und Quetschungen, besonders wenn ein großes Hämatom entstanden ist. Das Bett fühlt sich zu hart an, Zerschlagenheitsgefühl.

< Berührung, Erschütterung, Druck, Kälte
Dosierung: C30, in Wasser aufgelöst zu Beginn alle 10 Minuten, dann seltener
Alternativ: D6, 6×5 Globuli, später 3×5 Globuli

Bellis perennis

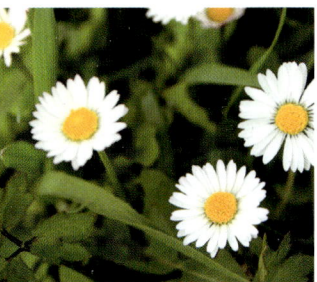

▶ **Abb. 21.3** Bellis perennis (Gänseblümchen) ist ein gutes Mittel bei Verletzungen mit dem Gefühl der Zerschlagenheit.

Kleinflächigere Hämatome, Hauteinblutungen, „Knutschflecke". Oder aber Traumata tief im Inneren des Körpers, z.B. im Abdomen- oder Beckenbereich. Wundheits- und Zerschlagenheitsschmerz. Die verletzte Haut entzündet sich.

< nachts und morgens
> Bewegung
Dosierung: D6, 6×5 Globuli, später 3×5 Globuli

Bryonia alba aut dioica

Die kleinste Bewegung verursacht (stechende) Schmerzen. Ruhe und fester Druck bessern hingegen.

< Bewegung
> Ruhe, Druck, Liegen auf der schmerzhaften Seite
Dosierung: D6, 6×5 Globuli, später 3×5 Globuli

Hypericum perforatum

Wenn nervenreiche Gebiete betroffen sind, z.B. Finger- oder Zehenspitzen. Hypericum perforatum hat sich auch sehr bewährt bei Steißbeinprellungen, die häufig sehr schmerzhaft sind.

Dosierung: C30 oder C200 in Wasser aufgelöst zu Beginn alle 10 Minuten, dann seltener
Alternativ: D6, 6×5 Globuli, später 3×5 Globuli

Rhus toxicodendron

Ein Mittel für Beschwerden aller Art, die durch Überlastung ausgelöst werden, z.B. Sehnen-

scheidenentzündungen, Epikondylitiden oder Lumbalgien. Auch Durchnässung während des Schwitzens, z.B. nach einem Regenguss während des Trainings an frischer Luft, ruft ähnliche Beschwerden hervor. In der Regel führen die Modalitäten schnell zum Mittel.

< zu Beginn der Bewegung, nach langer Bewegung, nach Überlastung, durch Kälte, nach Durchnässung während des Schwitzens
> bei fortgesetzter Bewegung, Wärme
Dosierung: D6, 6×5 Globuli, später 3×5 Globuli

Ruta graveolens

Ruta graveolens wird gerne dann eingesetzt, wenn Periost, Sehnen oder Bänder betroffen sind. Die Patienten sind unruhig und möchten sich dauernd bewegen. Denken Sie an Ruta graveolens, wenn Rhus toxicodendron nicht hilft.

Dosierung: D6, 6×5 Globuli, später 3×5 Globuli

▶ Sonnenbrand

Achten Sie besonders auf die Art der Schmerzen, auf die Beschaffenheit der Haut und auf Begleitsymptome (Kopfschmerzen, Herpes labialis, psychische Konflikte).

Arnica montana

Die Haut ist dunkelrot bis livid. Später auch Bläschenbildung, Extrem berührungsempfindliche Haut.

< Berührung, Druck
Dosierung: D6, 6×5 Globuli, später 3×5 Globuli

Belladonna

Klopfende Schmerzen. Die Haut ist tomatenrot und geschwollen.

< Berührung, Erschütterung
> leichte Bedeckung, Ruhe
Dosierung: D6, 6×5 Globuli, später 3×5 Globuli

Cantharis vesicatoria

Starke, brennende Schmerzen. Sonnenbrand mit Blasenbildung.

> kalte Anwendungen
Dosierung: D6, 6×5 Globuli, später 3×5 Globuli

Glonoinum

Starke Rötung und Pulsieren unter der Haut. Wenn gleichzeitig Kopfschmerzen (oder sogar Übelkeit und Erbrechen) bestehen.

Dosierung: D6, 6×5 Globuli, später 3×5 Globuli

Natrium muriaticum

Das beste Mittel bei Sonnen-
allergie, besonders wenn sich
gleichzeitig ein Herpes labialis
entwickelt. Oft bestehen auch
psychische Konflikte.

Dosierung: D6, 6×5 Globuli,
später 3×5 Globuli
Alternativ: D12, 2–3×5 Globuli

▶ Wunden

Arnica montana

Quetschungen und Prellungen
(siehe dort), besonders wenn
großflächige Hämatome vorliegen. Allgemeines Zerschlagenheitsgefühl. Abneigung,
angefasst zu werden. Das erste
Mittel bei allen Verletzungen,
bei denen Blut ins Gewebe
ausgetreten ist.

< Berührung
Dosierung: D6, 3×5 Globuli,
in den ersten Tagen bis zu 6×5
Globuli

Ledum palustre

An Ledum palustre muss immer gedacht werden, wenn
die Verletzung durch spitze
Gegenstände hervorgerufen
wurde, z.B. durch Nadeln, Nä-
gel. Auch Insektenstiche sind
eine Indikation für Ledum
palustre. Die Wunden fühlen
sich kalt an und jucken.

< Wärme
> Kälte
Dosierung: D6, 3×5 Globuli

Calendula officinalis

Denken Sie an Calendula officinalis, wenn es sich um Riss-
oder Schürfwunden handelt
und ein schmieriger Wundbe-
lag vorliegt.

Dosierung: D6, 3×5 Globuli

Staphysagria

Bewährt nach Schnittver-
letzungen, z.B. auch nach
Operationen. Es soll nach ab-
dominellen Operationen Ver-
wachsungen vorbeugen.

Dosierung: D6, 3×5 Globuli

▶ Wundheilungs-
störungen

Achten Sie auf die Art des Sekrets und auf die Beschaffenheit der Wunde. Die Homöopathie wird oral zur Förderung
der Wundheilung eingesetzt.
Die lokale Wundbehandlung
geschieht nach den Regeln der
ärztlichen Kunst.

Arsenicum album

Nekrotische Wunden. Bren-
nender Schmerz. Typische
Modalitäten!

< nachts, besonders nach Mitter-
nacht, Kälte
> Wärme
Dosierung: D6, 3×5 Globuli

Calcium sulphuricum

Bewährt bei Abszessen, wenn
die Wunde über lange Zeit
Eiter absondert, der gelb, dick
und krümelig ist. Neigung zu
Fistelbildung.

< Kälte
> frische Luft
Dosierung: D6, 3×5 Globuli

Calendula officinalis

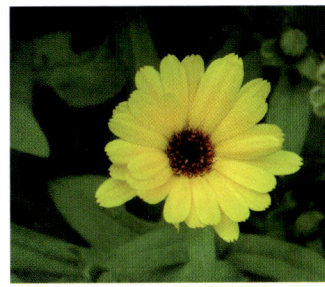

▶ **Abb. 21.5** Calendula officinalis
(Ringelblume): Die Pflanze ist ein
toller Wetterprophet: Sind die Blüten
morgens um 8 Uhr noch geschlossen,
kündigt sich schlechtes Wetter an.

Schmieriger Belag, z.B. bei
Schürfwunden. Das Mittel regt
die Granulation an.

Dosierung: D6, 3×5 Globuli

Hepar sulphuris

Kleine Wunden eitern und sondern reichliches, übel riechendes Sekret ab. Starke Berührungsempfindlichkeit. Stechen (wie von Splittern) und Pochen in den betroffenen Teilen.

< Kälte, die geringste Berührung
> (feuchte) Wärme
Dosierung: D6, 3×5 Globuli

Lachesis muta

Bläulich verfärbte Wundränder mit mangelnder Heilungstendenz.

< Wärme, Druck (z.B. von Kompressionsverbänden)
Dosierung: D12, 2×5 – 3×5 Globuli

Silicea terra

Neigung zur Fistelbildung, mit Absonderung eines dünnflüssigen Sekrets.

< Kälte
> Wärme
Dosierung: D6, 3×5 Globuli

Psyche

▶ Beschwerden durch Kummer

Phosphoricum acidum

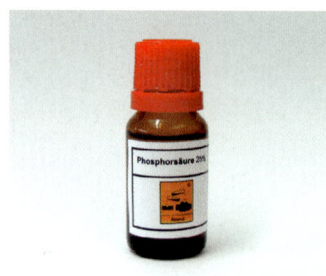

▶ **Abb. 22.1** Phosphoricum acidum (Phosphorsäure) ist verdünnt in Cola vorhanden.

Wenn der Kummer den Patienten völlig ausgelaugt hat. Schwäche, Apathie, Müdigkeit und Langsamkeit. Großes Ruhe- und Schlafbedürfnis. Gefühl, als sei alles zu viel. Verlangen nach Saftigem, Obst und erfrischenden Getränken, z.B. Limonade.

Dosierung: D12, 2×5 Globuli

Aurum metallicum

Wenn der Kummer länger anhält und sich der Patient als Versager fühlt. Er sieht keinen Hoffnungsschimmer. Heftige Wutanfälle. Mitunter kommt eine Neigung zum Beten auf.

< nachts, am frühen Morgen, Kälte
Dosierung: D12, 2×5 Globuli

Causticum Hahnemanni

Ein langer Kummer zehrt an den Patienten. Dennoch fühlen sie fast schon zu stark mit dem Leid anderer Menschen mit. Lähmende Müdigkeit und Schwäche.

< Kälte, Zugluft
> Wärme
Dosierung: D12, 2×5 Globuli

Ignatia amara

Der klassische Liebeskummer mit histrionischer Komponente. Häufiges Seufzen, Kloßgefühl im Hals. Lachen und Weinen, körperliche und seelische Schmerzen wechseln sich rasch und unvorhersehbar ab.

Dosierung: D12, 2×5 Globuli

Natrium muriaticum

Ein langanhaltender, stiller Kummer zehrt an den Patienten. Die Vergangenheit kann nicht losgelassen werden. Tröstende Worte machen alles noch viel schlimmer. Trotz großer Traurigkeit kann der Patient nicht weinen („wie zur Salzsäule erstarrt").

< Trost
> Alleinsein
Dosierung: D12, 2×5 Globuli

Staphysagria

Die Patienten fühlen sich verletzt und gekränkt. Obwohl sie innerlich vor Wut beben, können sie ihre Gefühle nicht äußern.

Dosierung: D12, 2×5 Globuli

▶ **Beschwerden durch Schreck**

Aconitum napellus

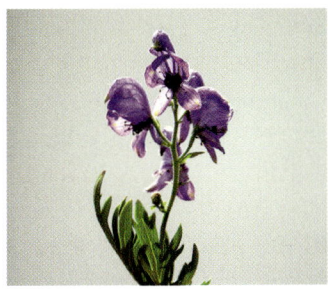

▶ **Abb. 22.2** Aconitum napellus (Eisenhut): Die Urtinktur wird aus der blühenden Pflanze samt der Wurzelknolle hergestellt.

Auslösende Situationen sind z.B. Unfälle, besonders „wenn man dem Tod ins Auge gesehen hat". Anfallsweise Herzrasen, Panikattacken. Das wichtigste Mittel in einer solchen Situation.

Dosierung: C200 als Einmalgabe
Alternativ: D12, 2×5 Globuli

Opium

Wenn die Furcht vor dem Schreck zurückbleibt. Die Betroffenen verhalten sich nach einem Unfall oder ähnlichen Ereignissen auffallend ruhig, wie benommen.

Dosierung: C200 als Einmalgabe
Alternativ: D12, 2×5 Globuli

Gelsemium sempervirens

Wenn Schwäche, Zittrigkeit und Erschöpfung im Vordergrund stehen. Die Patienten fühlen sich wie gelähmt.

< Wärme
Dosierung: C200 als Einmalgabe
Alternativ: D12, 2×5 Globuli

▶ **Lampenfieber**

Argentum nitricum

Große Hektik. Prüfungs-, Erwartungs- und Versagensängste. Durchfall vor der Prüfung.

Dosierung: D6, 3×5 Globuli mit Beginn der Prüfungsangst
Alternativ: D12, 2×5 Globuli

Gelsemium sempervirens

Wenn Schwäche und Zittern im Vordergrund stehen. Vor Angst sind die Patienten wie gelähmt.

Dosierung: D6, 3×5 Globuli mit Beginn der Prüfungsangst
Alternativ: D12, 2×5 Globuli

Aconitum napellus

Regelrechte Panikattacken bei Gedanken an die Prüfung.

Dosierung: C200 als Einmalgabe
Alternativ: D12, 2–3×5 Globuli

Kalium phosphoricum

Wenn vor lauter Lernen nichts mehr in den Kopf will. Angst, die Aufgaben nicht zu bewältigen, Unkonzentriertheit, Vergesslichkeit. Kopfschmerzen nach geistiger Arbeit.

Dosierung: D6, 3×5 Globuli mit Beginn der Prüfungsangst
Alternativ: D12, 2×5 Globuli

Strophantus hispidus

Wenn Herzklopfen vor und während der Prüfung im Vordergrund steht.

Dosierung: D4, alle 2–3 Stunden 5 Globuli

► Erschöpfungs- zustände, Burnout

Cocculus indicus

Schlafmangel durch Jetlag, Schichtarbeit oder Pflege kranker Angehöriger. Tagsüber sind die Patienten müde und müssen häufig gähnen, aber abends können sie nicht einschlafen. Schwindel bei Bewegung. Nervöse Erschöpfung und Reizbarkeit.

< Bewegung, Fahren im Wagen, nach Schlaf
> nach kurzen Ruhephasen
Dosierung: D12, 2×5 Globuli

Helonias dioica

Erschöpfung durch Überanstrengung. Wenn man Familie und Beruf unter einen Hut kriegen muss, und dabei (zu) hohe Ansprüche an sich selbst stellt. Frauen leiden häufig unter begleitenden Unterleibsbeschwerden.

< Denken an die Beschwerden
> Ablenkung
Dosierung: D6, 3×5 Globuli

Kalium carbonicum

Überanstrengung körperlicher oder seelischer Natur, die zu großer Schwäche mit Schweißausbrüchen, Kreuzschmerzen und rascher Ermüdbarkeit führt. Die Patienten sind meist über die Maßen pflichtbewusst und sehr leicht verletzbar. Sie reagieren über-

empfindlich auf Lärm und Gerüche. Auffallende Tränensäcke unter den Augen.

< 2–4 Uhr, Kälte, Luftzug
> Wärme
Dosierung: D12, 2×5 Globuli

Nux vomica

Im Vordergrund steht die Reizbarkeit. Nervöse Erschöpfung mit häufigen und heftigen Wutausbrüchen. Überempfindlichkeit gegen äußere Sinneseindrücke.

< Stressfaktoren, Hektik und Stimulanzen
> Ruhe, Wärme und Niederlegen
Dosierung: D12, 2×5 Globuli

Phosphoricum acidum

Alles erscheint zu viel. Die Patienten sind völlig ausgelaugt und sehnen sich nur noch nach Ruhe und Schlaf. Konzentrationsmangel, im Kopf wie benommen. Folgen von jahrelanger Überanstrengung, schwerer (aber überstandener) Krankheit, Sorgen oder Liebeskummer.

< Licht, Lärm, Kälte
> Wärme
Dosierung: D12, 2×5 Globuli

Silicea terra

Infolge einer Überanstrengung kommt es zu Selbstzweifeln, Zukunftsängsten, Mutlosigkeit und Unentschlossenheit. Die

Patienten erblicken überall nur noch die Risiken, sie sehen alles grau in grau, und sie rechnen bei jeder Unternehmung fest mit Misserfolg. Ständiges Frieren, immer wieder Rückenschmerzen.

< Kälte, Winter
> Wärme
Dosierung: D12, 2×5 Globuli

Kinder

► Dreimonatskoliken

Siehe auch ► Blähungen

Belladonna

Plötzliche Koliken mit starken Schmerzen.

< geringste Erschütterung
Dosierung: D6, 3×3 Globuli

Bryonia alba aut dioica

Reizbare Säuglinge, die nicht getragen oder bewegt werden wollen. Großer Durst. Oft hartnäckige Verstopfung.

Dosierung: D6, 3×3 Globuli

Chamomilla

Reizbare, ungeduldige und ärgerliche Kinder, die, wenn überhaupt, nur dann Frieden geben, wenn sie herumgetragen werden. Eine Wange ist rot, die andere blass.

Dosierung: D6, 3×3 Globuli

Colocynthis

Krampfartige Schmerzen, die das Kind zum Zusammenkrümmen zwingen. Keine Besserung durch Aufstoßen oder Blähungsabgang. Die Kinder werden unzufrieden und reizbar, sie können um sich schlagen vor Schmerzen.

< Essen, Trinken, nachmittags
> Zusammenkrümmen, Wärme, Druck (Über-die-Schulter-Legen)
Dosierung: D6, 3×3 Globuli

Lycopodium clavatum

Starker Blähbauch, schon nach kleinen Mahlzeiten. Kurzfristige Besserung durch Aufstoßen und Blähungsabgang. Rasche Ermüdung beim Trinken.

< 16–20 Uhr, Wärme
> Aufstoßen, Blähungsabgang, frische Luft
Dosierung: D6, 3×3 Globuli

Magnesium phosphoricum

Die Säuglinge ziehen die Beine unter den Bauch. Häufiger Windabgang. Typische Modalitäten!

< Kälte, nachts
> Wärme, Druck, Reiben
Dosierung: D6, 3×3 Globuli

▶ Schlafstörungen

Belladonna

Schreien im Schlaf und Albträume, meist zwischen 22 und 23 Uhr. Zähneknirschen. Überempfindlichkeit gegen Sinneseindrücke aller Art, besonders gegen Geräusche.

Dosierung:
– akuter Fall: D6, stündlich 3 Globuli bis zum Einschlafen
– chronischer Fall: D6, 3×3 Globuli

Coffea cruda

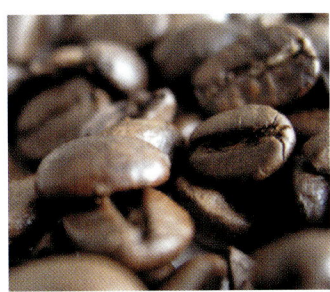

▶**Abb. 23.1** Coffea cruda (Kaffeebohne): Die Urtinktur wird aus ungerösteten Kaffeebohnen hergestellt.

Das Kind ist nach einem aufregenden Tag zu aufgedreht zum Einschlafen. Nachts wacht es wieder auf und ist putzmunter und voller Tatendrang.

Dosierung:
– akuter Fall: D6, stündlich 3 Globuli bis zum Einschlafen
– chronischer Fall: D6, 3×3 Globuli

Cypripedium pubescens

Wenn Coffea cruda nicht hilft. Kinder, die nachts spielend im Bettchen sitzen.

Dosierung:
– akuter Fall: D6, stündlich 3 Globuli bis zum Einschlafen
– chronischer Fall: D6, 3×3 Globuli

Stramonium

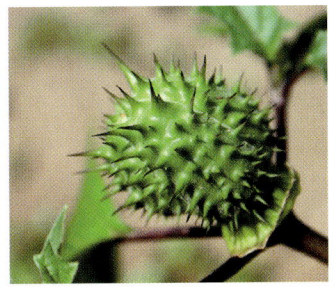

▶**Abb. 23.2** Stramonium (Stechapfel) war schon in der Antike als Rauschgift bekannt.

Das Kind fährt aus dem Schlaf hoch, schreit und ist panisch, ohne richtig wach zu sein. Kann nur bei Licht einschlafen. Angst vor der Dunkelheit.

Dosierung:
– akuter Fall: D6, stündlich 3 Globuli bis zum Einschlafen
– chronischer Fall: D6, 3×3 Globuli

Abbildungsnachweis

Abb. 1.1   EyeWire (Arzt), MEV (Krankenschwester, Apothekerin)

Abb. 2.2   Dr. Rudolf König, Preetz

Abb. 2.3   Thieme Verlagsgruppe

Abb. 2.4   Thieme Verlagsgruppe

Abb. 2.5   Pixelio/Julietta Hoffmann

Abb. 3.2   Pixelio/Peashooter (Mond), Heinz G. Beer, Labor für experimentelle Mikroskopie, Oberasbach (Nosode), Thieme Verlagsgruppe (Schöllkraut), John Foxx Images (Biene)

Abb. 3.3   Thieme Verlagsgruppe

Abb. 4.3   R. Stockinger, Stuttgart (Beinwell)

Abb. 4.8   Pixelio/Walter Huber

Abb. 5.6   Dr. Rudolf König, Preetz

Abb. 5.7   Health&Medicine

Abb. 5.8   Hahnemann S: Gesamte Arzneimittellehre. Stuttgart: Karl F. Haug; 2007: 1375.

Abb. 5.9   Boericke W: Handbuch der homöopathischen Materia medica. Stuttgart: Karl F. Haug; 2004: 320.

Abb. 6.1   Everyday Health

Abb. 7.1   Keller vG, Künzli J: Kents Repertorium der homöopathischen Arzneimittel. 14. Aufl. Stuttgart: Karl F. Haug; 2003: 965.

Abb. 7.7   Gypser KH (Hrsg.): Bönninghausens Therapeutisches Taschenbuch. 3. Aufl. Stuttgart: Sonntag; 2006: 113.

Abb. 8.2   Thieme Verlagsgruppe

Abb. 11.1 PhotoDisc

Abb. 13.1 Thieme Verlagsgruppe

Abb. 13.2 Pixelio/Johannes Becker

Abb. 14.1 Pixelio/Walter Huber

Abb. 14.2 Thieme Verlagsgruppe

Abb. 14.3 Pixelio/Stihl024

Abb. 15.1 John Foxx Images

Abb. 15.2 R. Stockinger, Stuttgart

Abb. 16.1 Dr. Rudolf König, Preetz

Abb. 17.1 Pixelio/Günther Dotzler

Abb. 17.2 R. Stockinger, Stuttgart

Abb. 17.3 Thieme Verlagsgruppe

Abb. 17.4 Pixelio/Karin Schuhmann

Abb. 18.1 Pixelio/Roo

Abb. 18.2 Christian Nockemann, Schallstadt, www.mineralium.com

Abb. 19.1 Thieme Verlagsgruppe

Abb. 19.2 Thieme Verlagsgruppe

Abb. 19.3 Pixelio/Kurt F. Domnik

Abb. 20.1 Dr. Rudolf König, Preetz

Abb. 20.2 Christian Nockemann, Schallstadt, www.mineralium.com

Abb. 21.1 Pixelio/wrw

Abb. 21.2 Pixelio/Sigrid Roßmann

Abb. 21.3 Pixelio/tboggi

Abb. 21.4 Thieme Verlagsgruppe

Abb. 21.5 Pixelio/Maja Dumat

Abb. 22.1 Thieme Verlagsgruppe

Abb. 22.2 Thieme Verlagsgruppe

Abb. 23.1 Pixelio/Adriane

Abb. 23.2 Thieme Verlagsgruppe

Arzneimittelverzeichnis

Sachverzeichnis

A

Abrechnung 128
- Erstanamnese 130
- Ziffern 129
Absonderungen 81
Abszesse 154
Abwarten (als Folgeverordnung) 98
Ähnlichkeitsregel 26, 28
Akupunktur 32
Allergien 18
Allopathie 27
Aloe vera 148
Analogopathie 29
Anamnese 54, 62
- akute Krankheiten 64
- chronische Krankheiten 69
- Folgegespräche 72
- Kinder 70
- Stolpersteine 72
Arzneimittel
- Findung 74
- Herstellung 34
- Prüfung 21, 29
- Prüfung, schwierige 25
- Wahl 143
Arzneimittelhersteller, Auswahl 38
Arzneimittellehre 55
- für das Studium, Auswahl 58
- für den Praxisalltag, Auswahl 59
- kleine, Auswahl 44
- Symptomensammlungen, Auswahl 58
Arzneimittelprüfung 144
Atemwege 140
Auge 137
Ausbildung 128
Auslöser 149

B

Bagatellverletzung 47
Begleitsymptome 68
Beschwerden
- durch Kummer 160
- durch Schreck 161
Blähungen 148
Bodenseeargument 113
Bronchitis, akute 140
Burnout 161

C

C-Potenzen 35, 36
Computerprogramm 54, 83
Cullen, W. 21

D

D-Potenzen 35, 36
Depressionen 18
Diät 126
Diätetik
- antike 126
- homöopathische 125
Dokumentation 68
Dosierung 45, 88
Dreimonatskoliken 162
Durchfall und Erbrechen 148

E

Effective Health Care Bulletin 118
Einglasmethode 35
Einhornargument 113
Einnahmeanweisung, Beispiel 89
Einzelmittelgabe 19
Einzelmittelprinzip 29
Ekzem, atopisches 18
Entzündungen, wiederkehrende 18
Erkrankungen, funktionelle 18
Erschöpfungszustände 161
Erstanamnese 62
Erstreaktion 26

F

Feigwarzenkrankheit 125
Folgearznei 99
Folgegespräche 72
Folgeverordnungen 98
Forschung
- Grundlagen- 115
- innerhomöopathische 118
- klinische 117
Fragebogen, Kent 70
Frakturen 156
Furunkel 154

G

Gastroenteritis 140
Gemüts- und Energieebene 91
General Analysis (Boger) 85
Gerstenkörner 137
Gesamtbehandlungsplan 32
Globulus 37

H

Hahnemann, S. 21, 102
Harnwegsinfektion 151
Hauptarznei 90
Hauterkrankungen 154
Hebamme 128
Heilpraktiker 128
Heilungshindernisse 97
Hering'sche Regel 88
Herstellung, Arzneimittel 34
Herz-Kreislauf-System 140
Heuschnupfen 75, 83, 85, 143
Hierarchisierung 74
Hochpotenzen 36, 53
- bei chronischen Krankheiten 90
Hochschulmedizin 121
Homöopathie
- Geburtsjahr 103
- Geschichte der 101
- Große 49
- Grundprinzipien 20
- Kleine 49
- Metaanalyse zur 113
- naturwissenschaftlich-kritische 107
- Wissenschaftlichkeit 112, 118
Hypotonie 140

I

Impfung 128
Imponderabilien 33
Indikation
- bewährte 41
- Starter- 47
Infekt, grippaler 142
Insektenstich 157
Isopathie 28

K

Kent, J.T. 107
Kombinationsarzneimittel 29, 40
Komplexmittel 29
Konjunktivitis 138
Konstitutionsmittel 99
Kopfschmerzen 135
- chronische 18
Krankengymnastik 32, 127
Krankheiten
- akute 50, 78, 88
- chronische 49, 78, 90
Krätzausschlag 125
Kräutertee 127